Lo que debe saber

antes de ser

Auxiliar de enfermería

en

endocrinología

MARTIN STERLING

Índice

Introducción   17

- Presentación del papel del celador de   18
  endocrinología

- La importancia de la endocrinología en el   19
  sistema sanitario

- Cualidades exigidas a un auxiliar de   21
  enfermería en endocrinología

- Objetivos del libro: Apoyar y animar a   24
  los principiantes en su viaje

Capítulo 1: Entendiendo la   27
endocrinología

1. ¿Qué es la endocrinología?   28

- Definición de endocrinología y glándulas   28
  endocrinas

- Las principales hormonas y sus funciones   29

- Órganos y sistemas relacionados con la   32
  endocrinología

2. Enfermedades endocrinas comunes   35

- Diabetes de tipo 1 y 2   35

- Hipo e hipertiroidismo   37

- Síndrome de Cushing, feocromocitoma   40

- Síndrome de ovario poliquístico (SOP)   44

3. Papel específico del auxiliar de enfermería en endocrinología   47

- Apoyo a pacientes con enfermedades endocrinas   47

- Interacción con enfermeras y médicos   51

- Gestión de los cuidados diarios   54

Capítulo 2: Acogida de los pacientes en el servicio de endocrinología   59

1. Preparación de la recepción   60

- Comunicación con el paciente y el equipo médico   60

- Comprender las expectativas (a menudo crónicas) de los pacientes   63

2. Acogida de nuevos pacientes   67

- La importancia de la primera impresión   67

- Anamnesis: recopilación de información relevante para la asistencia   71

- Instalación en su habitación y presentación del servicio   74

3. Gestión de pacientes habituales y crónicos   78

- Seguimiento de los protocolos asistenciales   78

- Ajustes y seguimiento específicos para pacientes con diabetes, enfermedad tiroidea, etc.   82

Capítulo 3: Cuidados diarios en el servicio de endocrinología   87

1. Cuidados básicos   88

- Ayudar a lavar, alimentar y mover a los pacientes   88

- Higiene y prevención de infecciones   92

2. Control de las constantes vitales   96

- Glucemia capilar: técnicas y frecuencia de medición   96

- Control de los parámetros vitales: tensión arterial, peso, etc.   100

3. Cuidados específicos de las patologías endocrinas   104

- Cuidados del pie diabético   104

- Tratamiento de la hipoglucemia y la hiperglucemia   108

- Prevención de las complicaciones diabéticas (retinopatía, nefropatía)   113

Capítulo 4: Apoyo al tratamiento médico — 119

1. Entender los tratamientos — 120

- Tratamientos hormonales: insulina, levotiroxina, etc. — 120

- Seguimiento de tratamientos crónicos y efectos secundarios — 125

2. El papel del auxiliar de cuidados en la administración de tratamientos — 129

- Preparación y seguimiento de los tratamientos bajo supervisión — 129

- Asistencia con inyecciones de insulina y otros medicamentos — 134

3. Control de efectos adversos y complicaciones — 139

- Reconocer e informar de los signos de hipoglucemia, hipertiroidismo, etc. — 139

- Interacción con el equipo asistencial en caso de anomalías — 144

Capítulo 5: La relación con el paciente — 151

1. Comunicación y educación terapéutica — 152

- La importancia de la escucha y la empatía — 152

- Ayudar a los pacientes a comprender su tratamiento (función educativa) — 156

2. Gestión de situaciones difíciles — 160

- Apoyo a los pacientes con trastornos psicológicos (ansiedad relacionada con la enfermedad)   160

- Apoyo a familiares y amigos   165

3. Respeto de la dignidad y la intimidad de los pacientes   170

- Confidencialidad y respeto a la persona   170

- Gestión profesional de los cuidados íntimos   175

Capítulo 6: Trabajar con el equipo multidisciplinar   181

1. La importancia del trabajo en equipo   182

- Coordinación con enfermeros, médicos y nutricionistas   182

- Participación en reuniones de departamento   187

2. Transmisión y seguimiento de los expedientes   191

- Importancia de la comunicación escrita y oral   191

- Cómo comunicar eficazmente las observaciones clínicas   196

Capítulo 7: Gestión del estrés y el agotamiento — 201

1. Los retos psicológicos del trabajo — 202

- Gestión de los cuidados repetitivos — 202

- Afrontar situaciones de final de vida o sufrimiento crónico — 206

2. Estrategias de gestión del estrés — 211

- Técnicas para preservar el bienestar mental — 211

- La importancia de la conciliación — 215

Capítulo 8: Gestión de urgencias en endocrinología — 221

1. Reconocer y responder rápidamente a las emergencias endocrinas. — 222

- Tratamiento de las crisis hipoglucémicas graves — 222

- Intervención en el coma diabético (cetoacidosis, coma hiperosmolar) — 226

- Signos de tirotoxicosis o hipertiroidismo agudo — 230

2. Trabajar juntos en situaciones críticas — 235

- El papel del auxiliar de enfermería en el equipo de urgencias — 235

- Importancia de una comunicación rápida y eficaz con enfermeras y médicos — 240

- Garantizar la seguridad del paciente   245
mientras espera una intervención médica

**3. Precauciones a tomar tras una emergencia   250
endocrina**

- Cerrar la vigilancia posterior a la   250
emergencia

- Garantizar la reanudación de los cuidados   256
tras una crisis (evaluación, nutrición, etc.)

**Capítulo 9: El papel educativo del   263
auxiliar de enfermería con los pacientes
endocrinológicos**

1. Educación para el control de la diabetes   264

- Enseñar a los pacientes a controlar los   264
niveles de azúcar en sangre

- Consejos prácticos sobre autogestión   269
(dieta, actividad física, toma de
medicamentos)

**2. Asesoramiento sobre control de peso y   274
hábitos alimentarios**

- Ayudar a los pacientes con obesidad o   274
dislipidemia a comprender la importancia
de la nutrición.

- Apoyo en la gestión de las   278
complicaciones relacionadas con el
exceso de peso (hipertensión, problemas
cardíacos).

3. Apoyo a pacientes sometidos a terapia hormonal — 283

- Explicación de los efectos secundarios del tratamiento (hormonoterapia tiroidea, insulinoterapia). — 283

- Apoyo psicológico para los cambios hormonales (menopausia, andropausia, etc.) — 289

Capítulo 10: Manejo de pacientes endocrinológicos pediátricos — 295

1. Las particularidades de las enfermedades endocrinas en los niños — 296

- Diabetes tipo 1 en niños: características específicas y tratamiento — 296

- Hipotiroidismo y retraso del crecimiento: comprender los problemas en pacientes jóvenes — 301

2. Apoyo a los padres — 306

- Tranquilizar y guiar a los padres durante los tratamientos crónicos — 306

- Enseñar a los padres a vigilar las señales de alarma de sus hijos (niveles de azúcar en sangre, comportamiento, etc.). — 310

3. Enfoque psicológico y conductual con los niños — 315

- Adaptar la comunicación y los cuidados a la edad del niño — 315

- Crear un entorno tranquilizador para los pacientes jóvenes ... 320

Capítulo 11: Manejo de pacientes ancianos en endocrinología ... 327

1. Enfermedades endocrinas comunes en los ancianos ... 328

- Hipertiroidismo e hipotiroidismo en personas mayores ... 328

- Diabetes de tipo 2 y gestión de las complicaciones a largo plazo (neuropatía, retinopatía, etc.) ... 333

2. Gestión de las polipatologías ... 338

- Coordinación de la atención entre distintas especialidades (cardiología, nefrología, etc.) ... 338

- Control de las interacciones farmacológicas frecuentes en pacientes de edad avanzada con medicación múltiple ... 343

3. Mantener la independencia y la calidad de vida de los pacientes de edad avanzada ... 349

- Ayuda a la movilidad y la nutrición ... 349

- Prevención de caídas y gestión del riesgo de osteoporosis ... 354

Capítulo 12: Uso de la tecnología para controlar a los pacientes ... 361

1. Nuevas herramientas para controlar la diabetes   362

- Uso de sensores continuos de glucosa   362

- Teleconsultas y seguimiento a distancia de pacientes diabéticos   367

2. Tecnologías para el manejo de la enfermedad tiroidea   372

- Avances en las pruebas de diagnóstico del tiroides   372

- Uso de aplicaciones para controlar los tratamientos hormonales   377

3. Ventajas y limitaciones de la tecnología en la asistencia sanitaria   382

- Cómo los asistentes sanitarios pueden sacar el máximo partido de las nuevas tecnologías   382

- Límites que deben controlarse (cuestiones de confidencialidad, coste, accesibilidad)   387

Capítulo 13: Ética en la función del celador de endocrinología   393

1. Respeto de la autonomía del paciente   394

- Ayudar a los pacientes a tomar decisiones informadas sobre su tratamiento   394

- Cómo tratar las negativas al tratamiento o los desacuerdos con el equipo médico   399

Conclusión 405

- Importancia del papel del celador de endocrinología   406

- Ánimo para perseverar   410

- Mensaje de motivación para los futuros auxiliares de enfermería de endocrinología   414

« *Trabajar en endocrinología es un poco como hacer malabarismos con las hormonas: en un momento todo está en equilibrio y al siguiente, ¡es una bonanza de cortisol y azúcar en sangre!* »

Introducción

- Presentación del papel del celador de endocrinología

El papel del auxiliar de enfermería de endocrinología es esencial para garantizar una atención óptima a los pacientes que sufren patologías endocrinas. Como eslabón central del equipo asistencial, el auxiliar de enfermería acompaña a los pacientes a lo largo de toda su atención, desde que llegan hasta que abandonan el servicio. Contribuyen no sólo a su bienestar físico, sino también a su bienestar psicológico, estando lo más cerca posible de las necesidades cotidianas de los pacientes.

La endocrinología, un campo complejo y fascinante, abarca el tratamiento de trastornos hormonales como la diabetes, las enfermedades tiroideas y la disfunción de las glándulas suprarrenales. Estas enfermedades suelen ser crónicas y requieren una atención especial y un seguimiento regular. El auxiliar de enfermería desempeña un papel clave en este proceso, controlando las constantes vitales de los pacientes, realizando mediciones de la glucemia y garantizando la correcta administración de los tratamientos prescritos, todo ello bajo la supervisión del equipo médico y de enfermería. Su vigilancia les permite detectar los primeros signos de alarma de una complicación, como una hipoglucemia o una crisis tiroidea, y actuar en consecuencia.

Además de la supervisión médica, el auxiliar de enfermería contribuye activamente al bienestar diario de los pacientes proporcionándoles cuidados básicos. Esto incluye ayuda para lavarse, vestirse y alimentarse, especialmente cuando los pacientes están débiles o tienen dificultades para realizar estas tareas. También son responsables de mantener un entorno limpio y cómodo, favoreciendo así la recuperación. Al trabajar estrechamente con los pacientes a diario, los auxiliares sanitarios son capaces de generar confianza y proporcionar un apoyo moral vital, sobre todo en momentos de duda o desánimo cuando los pacientes se enfrentan a una enfermedad crónica.

En el servicio de endocrinología, la dimensión educativa es también una parte importante de las responsabilidades del auxiliar de enfermería. Participan en la educación terapéutica de los pacientes, ayudándoles a comprender la importancia de seguir su tratamiento y adoptar un estilo de vida adecuado. Por ejemplo, en el caso de la diabetes, el auxiliar puede explicar a los pacientes cómo controlar sus niveles de azúcar en sangre, ajustar su dieta y gestionar su actividad física. Este apoyo educativo es crucial para que los pacientes puedan hacerse cargo de su propia salud.

Por último, el auxiliar de enfermería desempeña un papel importante en la coordinación de los distintos miembros del equipo asistencial. Se aseguran de que la información sobre el estado de los pacientes se transmita con claridad y precisión durante los cambios de equipo o las reuniones de departamento. Su estrecha observación de los pacientes, a los que a menudo conocen mejor que nadie, les permite informar rápidamente de cualquier cambio en su estado de salud, ya sea positivo o preocupante. Su colaboración con enfermeras, médicos y otros profesionales sanitarios garantiza que la atención sea fluida y coherente.

De este modo, el papel del celador de endocrinología va mucho más allá de las meras tareas técnicas. Proporcionan un apoyo fundamental tanto a nivel médico como humano, actuando como cuidadores, educadores y confidentes para los pacientes que a menudo se enfrentan a largos y a veces complejos trayectos asistenciales. Su trabajo, aunque discreto, es esencial para el buen funcionamiento del servicio y la calidad de la asistencia prestada.

- La importancia de la endocrinología en el sistema sanitario

La endocrinología ocupa un lugar central en el sistema sanitario debido a la naturaleza fundamental de las hormonas en la regulación del cuerpo humano. Estos mensajeros químicos, producidos por las glándulas endocrinas, controlan una amplia gama de funciones corporales, desde el metabolismo y el crecimiento hasta la reproducción y la gestión emocional. Cualquier alteración de este delicado equilibrio puede provocar enfermedades crónicas o agudas que afectan profundamente a la calidad de vida de los pacientes, de ahí la importancia crucial de esta especialidad en la medicina moderna.

Las enfermedades endocrinas están especialmente extendidas y algunas de ellas, como la diabetes, representan verdaderos retos para la salud pública. La diabetes, sobre todo la de tipo 2, va en aumento en todo el mundo, debido al incremento del sedentarismo y los hábitos alimentarios desequilibrados. La gestión de esta enfermedad es esencial para prevenir complicaciones graves como las enfermedades cardiovasculares, la neuropatía y la insuficiencia renal. Por ello, la endocrinología interviene no sólo en el tratamiento de la enfermedad en sí, sino también en la prevención de sus múltiples complicaciones, lo que convierte a esta especialidad en un pilar de la gestión de las enfermedades crónicas.

Los trastornos tiroideos, otro componente clave de la endocrinología, también afectan a una proporción significativa de la población. Ya se trate de hipotiroidismo, hipertiroidismo o nódulos tiroideos, estas afecciones requieren un seguimiento continuo y un ajuste regular de los tratamientos. El hipotiroidismo, por ejemplo, puede provocar síntomas incapacitantes como fatiga, aumento de peso y problemas cognitivos, mientras que el hipertiroidismo puede causar graves problemas cardiovasculares. Gracias a su profundo conocimiento de las interacciones hormonales, los endocrinólogos desempeñan un papel decisivo en la regulación de estos desequilibrios y la mejora de la calidad de vida de los pacientes.

Además de la diabetes y los trastornos tiroideos, la endocrinología también interviene en el tratamiento de otras enfermedades complejas como la osteoporosis, los síndromes metabólicos, los trastornos de la fertilidad y determinados tumores endocrinos. Cada glándula endocrina -suprarrenal, hipofisaria o gonadal- tiene un gran impacto en la salud general del individuo, y cualquier anomalía en su funcionamiento puede causar desequilibrios multisistémicos. Por ello, la endocrinología interviene en un amplio abanico de campos de la medicina, contribuyendo a la gestión integrada de numerosas patologías.

Además, esta especialidad ocupa una posición estratégica debido a la creciente complejidad de los tratamientos que ofrece. Gracias a los avances de la investigación médica, la endocrinología se beneficia de nuevos enfoques terapéuticos, como la terapia hormonal sustitutiva, la terapia con bomba de insulina para pacientes diabéticos y el uso de bioterapias para determinadas enfermedades raras. Estas innovaciones permiten controlar mejor las enfermedades endocrinas y reducir sus complicaciones, pero también requieren conocimientos específicos para adaptar los tratamientos a las necesidades individuales de cada paciente. Por ello, los endocrinos y los equipos asistenciales que los rodean deben formarse continuamente en los últimos avances médicos para ofrecer una atención óptima.

Por último, la importancia de la endocrinología se manifiesta también en su dimensión preventiva. Muchas patologías endocrinas, aunque inicialmente silenciosas, pueden detectarse en una fase temprana mediante pruebas biológicas y exámenes clínicos adecuados. La prevención y la detección precoz de la diabetes, la hipercolesterolemia o los trastornos tiroideos permiten poner en marcha intervenciones terapéuticas adecuadas antes de que surjan complicaciones graves. De este modo, la endocrinología contribuye activamente a reducir la morbilidad y la mortalidad asociadas a estas enfermedades.

- Cualidades exigidas a un auxiliar de enfermería en endocrinología

Las cualidades que se exigen a un auxiliar de enfermería en endocrinología son muchas y abarcan tanto competencias técnicas como cualidades humanas. Trabajar en este campo concreto requiere una comprensión detallada de las necesidades de los pacientes, que a menudo padecen enfermedades crónicas que requieren un seguimiento cuidadoso y apoyo a largo plazo. Estas patologías, como la diabetes, los trastornos tiroideos o los desequilibrios hormonales, afectan no sólo a la salud física de los pacientes, sino también a su bienestar psicológico, lo que requiere un enfoque atento y empático.

La primera cualidad esencial para un celador de endocrinología es sin duda la empatía. Los pacientes que padecen enfermedades endocrinas tienen que enfrentarse a diario a tratamientos restrictivos, efectos secundarios y a veces incluso complicaciones graves. Los cuidadores deben ser capaces de escuchar y comprender sus preocupaciones, sin juzgarlos, y ofrecerles apoyo moral. Esta empatía se demuestra prestando atención a los detalles: una sonrisa, una palabra de ánimo o un gesto de consuelo pueden suponer una gran diferencia para los pacientes, que a menudo se sienten abrumados por la gestión de su enfermedad. De este modo, el cuidador se convierte en una persona de confianza, con la que los pacientes pueden sentirse comprendidos y apoyados.

La paciencia es otra cualidad clave en este campo. Los cuidados endocrinológicos requieren un seguimiento riguroso y regular de los pacientes, que a veces pueden sentirse ansiosos o frustrados por la lentitud de su recuperación o las limitaciones asociadas a su tratamiento. Tanto si se trata de ayudar a un paciente diabético a ajustar su dieta como de seguir la evolución de un tratamiento hormonal, los auxiliares de cuidados deben ser capaces de repetir instrucciones y apoyar a los pacientes sin perder nunca la compostura, incluso en situaciones de estrés. La paciencia también significa adaptar el ritmo de los cuidados a las capacidades de cada paciente, respetando sus límites físicos y emocionales.

El rigor también es esencial en esta profesión. Las patologías endocrinas, como la diabetes o el hipotiroidismo, requieren un seguimiento preciso de parámetros biológicos como los niveles de azúcar en sangre, el peso y la tensión arterial. El asistente debe asegurarse de que estas mediciones se realizan con precisión y de que los resultados se transmiten correctamente al equipo médico. Cualquier error o negligencia puede tener graves consecuencias para el paciente. El rigor también se refleja en la aplicación estricta de los protocolos asistenciales, ya se trate del control de las inyecciones de insulina o de la administración de tratamientos hormonales. Esta precisión en los gestos y en el seguimiento de las instrucciones es la clave de una asistencia segura y eficaz.

Además de estas competencias técnicas, los auxiliares de enfermería de endocrinología también deben tener una gran capacidad de adaptación. Los pacientes pueden tener perfiles muy diferentes: desde adultos jóvenes que controlan su diabetes de tipo 1 hasta ancianos que padecen varias enfermedades crónicas. Los auxiliares de enfermería deben ajustar su enfoque a cada paciente, teniendo en cuenta su estado de salud, su estilo de vida y su capacidad para participar activamente en su tratamiento. Además, el campo de la endocrinología evoluciona rápidamente con la introducción de nuevas tecnologías y nuevos protocolos asistenciales. Por lo tanto, los auxiliares sanitarios deben ser capaces de adaptarse a las innovaciones, como el uso de bombas de insulina o sensores de glucosa en sangre, e incorporar estos cambios a su práctica diaria.

La capacidad de comunicarse bien también es esencial. Los asistentes sanitarios suelen estar en el centro de las interacciones entre pacientes, familiares y el equipo asistencial. Deben ser capaces de transmitir información con claridad y precisión, ya sea para tranquilizar a un paciente sobre la evolución de su enfermedad o para dar cuenta detallada de los cuidados prestados en las reuniones de equipo. Esta comunicación debe ser fluida, transparente y adaptada a cada persona. Con los pacientes, esto significa simplificar ciertos conceptos médicos para hacerlos comprensibles. Con otros profesionales sanitarios, significa proporcionar información precisa y pertinente para que puedan tomarse decisiones informadas sobre el tratamiento posterior.

Por último, la resiliencia es una cualidad esencial para un celador de endocrinología. Esta profesión, aunque gratificante, puede ser emocionalmente exigente. Los pacientes se enfrentan a menudo a enfermedades crónicas que, en algunos casos, pueden deteriorarse a pesar de sus mejores esfuerzos. Los cuidadores deben ser capaces de gestionar estas situaciones con un alto grado de profesionalidad, manteniendo un nivel constante de atención al tiempo que velan por su propio bienestar. La resiliencia les permite superar los momentos difíciles, mantenerse positivos ante la adversidad y seguir prestando cuidados de calidad, incluso en las situaciones más difíciles.

- Objetivos del libro: Apoyar y animar a los principiantes en su viaje

El principal objetivo de este libro es apoyar y animar a los enfermeros noveles en el inicio de su carrera como auxiliares de enfermería en una planta de endocrinología. Esta profesión, aunque a menudo incomprendida, desempeña un papel crucial en el cuidado de pacientes que padecen enfermedades endocrinas, como diabetes, trastornos tiroideos o complejos desequilibrios hormonales. Por lo tanto, es esencial ofrecer a los recién contratados una visión clara y realista de cómo es la vida diaria en endocrinología, al tiempo que se les proporcionan las herramientas y los conocimientos necesarios para tener éxito en este exigente campo.

El principal objetivo de este libro es ofrecer una guía práctica e inspiradora. Los principiantes, que a menudo se enfrentan a multitud de información, responsabilidades y retos nuevos, pueden sentirse a veces abrumados. Uno de los principales objetivos de este libro es facilitarles esta transición ofreciéndoles indicaciones concretas. Al describir con precisión las tareas diarias y los procedimientos específicos de la endocrinología, y explicar cómo interactuar eficazmente con los pacientes y otros miembros del equipo médico, este libro se convierte en un compañero indispensable para los nuevos auxiliares sanitarios. Les ayuda a entender mejor su papel, a comprender las particularidades del departamento de endocrinología y a adquirir las habilidades que necesitan para sobresalir.

Otro objetivo fundamental de este libro es mostrar que, aunque exigente, esta profesión es profundamente gratificante. No se trata simplemente de proporcionar cuidados técnicos, sino de establecer fuertes vínculos humanos con los pacientes. Las patologías endocrinas son a menudo crónicas, lo que significa que los pacientes vuelven regularmente para recibir atención y seguimiento. Esto permite al asistente sanitario establecer una relación de confianza y convertirse en un verdadero apoyo para estos pacientes. A través de relatos personales, ejemplos concretos y anécdotas de la vida cotidiana, este libro pretende ilustrar la satisfacción que supone contribuir, aunque sea modestamente, a mejorar la calidad de vida de los pacientes.

Además, este libro pretende animar a los principiantes a perseverar ante las dificultades que puedan encontrar. Trabajar en un servicio de endocrinología implica enfrentarse a situaciones a veces complejas o emocionalmente difíciles. Los pacientes pueden enfrentarse a complicaciones graves o vivir momentos de desánimo relacionados con su enfermedad. Este libro aborda con honestidad estos aspectos, a la vez que propone estrategias para superar los retos. Destaca la importancia del trabajo en equipo, el apoyo entre colegas y los recursos disponibles para gestionar el estrés y el agotamiento. Pretende aumentar la confianza de los principiantes mostrándoles que no están solos en su viaje y que pueden confiar en su equipo para ayudarles a avanzar.

Por último, este libro pretende inspirar a los auxiliares de cuidados noveles para que se conviertan en profesionales comprometidos y competentes. Al proporcionarles una base sólida de conocimientos sobre las patologías endocrinas y los cuidados específicos que deben prestar, este libro pretende convertir la teoría en práctica. Pretende demostrar que cada gesto cuenta, y que el papel del auxiliar de enfermería va mucho más allá de la asistencia técnica: se trata de ser un pilar en el itinerario asistencial del paciente, un relevo entre la profesión médica y los pacientes, y una figura de apoyo indispensable.

Capítulo 1

Entender la endocrinología

1. ¿Qué es la endocrinología?

• Definición de endocrinología y glándulas endocrinas

La endocrinología es la rama de la medicina dedicada al estudio de las glándulas endocrinas y las hormonas que segregan. Estas hormonas, que son mensajeros químicos, circulan por la sangre y desempeñan un papel esencial en la regulación de muchas de las funciones vitales del organismo. La endocrinología explora cómo estas hormonas influyen en procesos tan diversos como el metabolismo, el crecimiento, la reproducción y la respuesta al estrés. También estudia las patologías derivadas de disfunciones en estos sistemas hormonales, como la diabetes, los trastornos tiroideos y las enfermedades suprarrenales.

Las glándulas endocrinas, núcleo de esta especialidad, son órganos que segregan sus hormonas directamente al torrente sanguíneo, sin pasar por conductos excretores. A diferencia de las glándulas exocrinas, que liberan sus secreciones en la superficie de la piel o en las cavidades internas del cuerpo (como las glándulas salivales o sudoríparas), las glándulas endocrinas ejercen una influencia sistémica difusa, ya que sus hormonas son transportadas por el sistema circulatorio a órganos diana específicos, a veces distantes.

Las principales glándulas endocrinas son **el tiroides**, que regula el metabolismo e influye en funciones tan variadas como el ritmo cardíaco, la digestión y la temperatura corporal. Las **glándulas suprarrenales**, situadas encima de los riñones, producen hormonas cruciales como el cortisol, que ayuda a controlar el estrés, y la aldosterona, que regula la tensión arterial. El **páncreas**, aunque también tiene una función digestiva, es una glándula endocrina importante por su producción de insulina, que controla los niveles de glucosa en sangre. La disfunción del páncreas, como en la diabetes, puede provocar graves desequilibrios metabólicos.

La **hipófisis**, a menudo llamada glándula maestra, es una pequeña glándula situada en la base del cerebro. Aunque su tamaño es modesto, su función es inmensa: controla la secreción de otras hormonas en muchas glándulas del cuerpo, como la tiroides y las glándulas suprarrenales, así como las gónadas (ovarios y testículos). En colaboración con el **hipotálamo**, una región del cerebro, regula los ciclos del sueño, la temperatura corporal e incluso la gestión del hambre y la sed.

Las **gónadas**, que incluyen los ovarios en las mujeres y los testículos en los hombres, también son glándulas endocrinas esenciales. Producen hormonas sexuales como los estrógenos, la progesterona y la testosterona, que no sólo controlan la reproducción, sino que también influyen en el desarrollo de los caracteres sexuales secundarios, la densidad ósea y la masa muscular.

Por tanto, **la endocrinología** no se limita al estudio de las glándulas individuales, sino que también considera la compleja interacción entre estos distintos órganos. Los desequilibrios hormonales pueden tener repercusiones en todo el organismo, porque las hormonas no funcionan en el vacío. Por ejemplo, una producción excesiva de hormonas tiroideas (hipertiroidismo) puede acelerar el metabolismo y provocar una rápida pérdida de peso, taquicardia y fatiga crónica. Por el contrario, la insuficiencia tiroidea (hipotiroidismo) ralentiza el metabolismo, provocando aumento de peso, depresión y sensibilidad al frío. Del mismo modo, una alteración de la producción de insulina en el páncreas afecta directamente a la regulación de la glucemia y puede provocar enfermedades metabólicas como la diabetes de tipo 1 o de tipo 2.

- Las principales hormonas y sus funciones

Las hormonas desempeñan un papel fundamental en la regulación y el buen funcionamiento del organismo. Estas moléculas, producidas por las glándulas endocrinas, se liberan en el torrente sanguíneo y actúan a distancia sobre los órganos diana para mantener el equilibrio interno del cuerpo, lo que se conoce como homeostasis. Cada hormona tiene una función precisa, pero su acción suele estar interconectada, lo que les permite regular procesos complejos y vitales. He aquí un resumen de las principales hormonas y sus funciones en el cuerpo humano.

La insulina, producida por el páncreas, es sin duda una de las hormonas más conocidas. Regula los niveles de glucemia facilitando la entrada de glucosa en las células, donde se utiliza como fuente de energía o se almacena en forma de glucógeno. Si esta regulación funciona mal, como en la diabetes, la glucosa se acumula en la sangre, lo que provoca graves complicaciones. Por tanto, la insulina es esencial para gestionar la energía y regular el metabolismo de los hidratos de carbono, las grasas y las proteínas.

El glucagón, también producido por el páncreas, actúa como complemento de la insulina. Mientras que la insulina reduce los niveles de glucosa en sangre, el glucagón tiene el efecto contrario. Durante los periodos de ayuno o de bajo nivel de azúcar en sangre, estimula la liberación de la glucosa almacenada en el hígado en forma de glucógeno para mantener unos niveles adecuados de azúcar en sangre. Estas dos hormonas trabajan en sinergia para equilibrar los niveles de azúcar en sangre y suministrar energía a las células.

La **tiroxina** (o T4) y la **triyodotironina** (T3), segregadas por la glándula tiroides, son hormonas cruciales en la regulación del metabolismo básico. Aumentan el consumo de oxígeno y estimulan el metabolismo de los hidratos de carbono, los lípidos y las proteínas en casi todos los tejidos. Estas hormonas también influyen en el crecimiento, el desarrollo cerebral y el ritmo cardíaco. Un exceso de tiroxina, conocido como hipertiroidismo, puede acelerar el metabolismo, mientras que una deficiencia (hipotiroidismo) ralentiza las funciones metabólicas, provocando fatiga, aumento de peso y otras complicaciones.

El cortisol, producido por las glándulas suprarrenales, suele denominarse "hormona del estrés" por su papel en la respuesta del organismo al estrés físico o psicológico. El cortisol ayuda a movilizar las reservas de energía elevando los niveles de azúcar en sangre, liberando ácidos grasos y animando al hígado a producir glucosa. También tiene un efecto antiinflamatorio al regular la respuesta inmunitaria. Aunque esta hormona es vital para hacer frente a situaciones de estrés agudo, una producción excesiva de cortisol a largo plazo puede provocar problemas de salud como el síndrome de Cushing, obesidad e hipertensión.

La adrenalina y la **noradrenalina**, también segregadas por las glándulas suprarrenales, son las hormonas clave en la respuesta de lucha o huida. En respuesta a una amenaza o peligro, aumentan el ritmo cardíaco, dilatan los bronquios para facilitar la respiración y movilizan rápidamente las reservas de energía elevando los niveles de azúcar en sangre. Su efecto es preparar al organismo para reaccionar rápidamente ante una situación de emergencia mejorando la fuerza física y la capacidad de reacción.

Los **estrógenos** y la **progesterona**, producidos por los ovarios de la mujer, desempeñan un papel fundamental en el ciclo menstrual y la reproducción. Los estrógenos favorecen el desarrollo de los caracteres sexuales secundarios, como la maduración de las mamas, y regulan el ciclo menstrual estimulando el crecimiento del revestimiento uterino. La progesterona, por su parte, prepara el útero para un posible embarazo tras la ovulación y mantiene el entorno necesario para el desarrollo del embrión si se produce la fecundación. Estas hormonas también influyen en la densidad ósea y la salud cardiovascular.

La testosterona, producida por los testículos en los hombres (y en menor medida por los ovarios en las mujeres), es la principal hormona responsable del desarrollo de las características sexuales masculinas, como el crecimiento muscular, la voz grave y el crecimiento del vello. También regula la producción de esperma y contribuye a la libido. En los hombres, la testosterona también interviene en el mantenimiento de la densidad ósea y la masa muscular a lo largo de la vida.

La hormona del crecimiento (GH), segregada por la hipófisis, estimula el crecimiento de huesos y tejidos durante la infancia y la adolescencia. También interviene en la regulación del metabolismo de las proteínas, los hidratos de carbono y los lípidos. En los adultos, contribuye a la reparación de los tejidos y a la conservación de la masa muscular y ósea. Un exceso de hormona del crecimiento puede provocar acromegalia, mientras que una deficiencia durante la infancia puede causar retraso del crecimiento.

Por último, la **oxitocina**, a veces llamada "hormona del amor", es segregada por la glándula pituitaria y desempeña un papel clave en el comportamiento social y los vínculos afectivos. Favorece las contracciones uterinas durante el parto y estimula la producción de leche materna. Pero más allá de sus funciones fisiológicas, la oxitocina también interviene en la regulación de las emociones y las interacciones sociales, reforzando los vínculos entre las personas, en particular entre madre e hijo.

• Órganos y sistemas relacionados con la endocrinología

La endocrinología es una especialidad médica que se ocupa de una compleja red de órganos y sistemas interconectados, todos ellos regulados por hormonas. Estas hormonas son producidas por glándulas endocrinas específicas y actúan sobre los órganos diana para mantener el equilibrio interno del cuerpo, también conocido como homeostasis. Cada órgano o sistema relacionado con la endocrinología desempeña un papel crucial en el funcionamiento general del cuerpo, con interacciones a menudo sutiles pero fundamentales entre ellos. He aquí un resumen de los principales órganos y sistemas relacionados con la endocrinología.

El sistema hipotálamo-hipofisario, situado en la base del cerebro, es el conductor de todo el sistema endocrino. El hipotálamo, una pequeña estructura del cerebro, desempeña un papel clave en la vigilancia de las necesidades del organismo y el envío de señales a la hipófisis para que libere o inhiba la producción de hormonas. La hipófisis, a menudo denominada "glándula maestra", se divide en dos partes: la hipófisis anterior y la hipófisis posterior. La hipófisis anterior segrega hormonas como la prolactina, la hormona del crecimiento, las hormonas gonadotrópicas (FSH y LH) y la ACTH, que a su vez influyen en varias otras glándulas endocrinas. La poshipófisis, por su parte, libera hormonas como la oxitocina y la vasopresina, que controlan funciones tan importantes como la contracción uterina durante el parto y el equilibrio hídrico del organismo.

La glándula tiroides, situada en la base del cuello, es un órgano clave del sistema endocrino. Produce principalmente tiroxina (T4) y triyodotironina (T3), dos hormonas que controlan el metabolismo basal, es decir, el ritmo al que el cuerpo consume energía en reposo. Estas hormonas también influyen en el crecimiento, el desarrollo del sistema nervioso y la regulación de la temperatura corporal. La función tiroidea está estrechamente controlada por la hipófisis, que segrega TSH (hormona estimulante del tiroides) para ajustar la producción de hormonas tiroideas a las necesidades del organismo. Un desequilibrio en la producción de estas hormonas puede provocar trastornos como el hipotiroidismo, en el que el metabolismo se ralentiza, o el hipertiroidismo, en el que el metabolismo se acelera en exceso.

Las glándulas suprarrenales, situadas encima de los riñones, desempeñan un papel crucial en la respuesta al estrés y la regulación de muchas funciones vitales. Se dividen en dos partes: la corteza y la médula suprarrenal. La corteza suprarrenal produce hormonas como el cortisol, que ayuda a controlar el estrés y a regular el metabolismo de las grasas, las proteínas y los hidratos de carbono, y la aldosterona, que controla el equilibrio hídrico y electrolítico regulando la reabsorción de sodio en los riñones. La médula suprarrenal produce catecolaminas, principalmente adrenalina y noradrenalina, que preparan al organismo para reacciones rápidas en caso de peligro (respuesta de "lucha o huida"). Estas hormonas aumentan el ritmo cardíaco, elevan la presión arterial y aumentan el flujo sanguíneo a los músculos.

Aunque **el páncreas** tiene una doble función digestiva y endocrina, es más conocido en endocrinología por su papel en la regulación de los niveles de azúcar en sangre. Contiene células especializadas, los islotes de Langerhans, que producen insulina y

33

glucagón. La insulina reduce la glucemia al facilitar la entrada de glucosa en las células, mientras que el glucagón la eleva al estimular la liberación de glucosa del glucógeno almacenado en el hígado. Este sistema es esencial para mantener estables los niveles de glucosa, y un mal funcionamiento en la producción de insulina, como ocurre en la diabetes, puede tener graves consecuencias para la salud.

Las gónadas, es decir, los testículos en el hombre y los ovarios en la mujer, desempeñan un papel fundamental en la reproducción y la producción de hormonas sexuales. En la mujer, los ovarios segregan principalmente estrógenos y progesterona, que regulan el ciclo menstrual, el embarazo y el desarrollo de los caracteres sexuales secundarios. En los hombres, los testículos producen testosterona, responsable de la espermatogénesis y del desarrollo de los caracteres sexuales masculinos. Las hormonas sexuales también influyen en otros sistemas corporales, como la salud ósea y muscular, e incluso en la regulación del estado de ánimo.

Las paratiroides, pequeñas glándulas situadas detrás de la glándula tiroides, se encargan de regular el calcio en la sangre. Producen la hormona paratiroidea (PTH), que aumenta los niveles de calcio en sangre estimulando su liberación de los huesos, su absorción por los intestinos y su reabsorción por los riñones. El calcio es esencial no sólo para unos huesos y dientes fuertes, sino también para la contracción muscular, la conducción nerviosa y la coagulación de la sangre. La desregulación de las glándulas paratiroides puede provocar graves desequilibrios, como hipocalcemia o hipercalcemia, que afectan a muchas funciones corporales.

Por último, la endocrinología no sólo se ocupa de glándulas específicas, sino que también está estrechamente vinculada a otros sistemas del organismo, como **el sistema nervioso**. La interacción entre las hormonas y el cerebro es crucial para regular comportamientos complejos como la gestión del estrés, el hambre, la sed e incluso las emociones. Así pues, el sistema endocrino está en constante diálogo con el sistema nervioso a través de estructuras como el hipotálamo, lo que permite una respuesta coordinada a las necesidades internas y a los estímulos externos.

2. Enfermedades endocrinas comunes

- Diabetes de tipo 1 y 2

La diabetes es una enfermedad crónica que se caracteriza por un exceso de glucosa en la sangre, debido a un mal funcionamiento en la producción o utilización de la insulina, hormona esencial para regular los niveles de azúcar en sangre. Existen dos formas principales de diabetes: la de tipo 1 y la de tipo 2. Aunque estos dos tipos comparten una característica común -la hiperglucemia-, sus causas, mecanismos y tratamiento difieren considerablemente.

La diabetes de tipo 1 es una enfermedad autoinmune que suele aparecer en niños, adolescentes o adultos jóvenes, pero que también puede desarrollarse a cualquier edad. En este tipo de diabetes, el sistema inmunitario ataca por error las células beta del páncreas, encargadas de producir insulina. La insulina es la hormona que permite que la glucosa entre en las células para ser utilizada como fuente de energía, y su destrucción provoca una incapacidad para regular los niveles de azúcar en sangre. Sin insulina, la glucosa se acumula en la sangre, lo que provoca hiperglucemia. Las causas exactas de esta reacción autoinmune no se conocen del todo, pero factores genéticos, ambientales y posiblemente víricos parecen desempeñar un papel en el desencadenamiento de este ataque autoinmune.

La ausencia total o casi total de insulina en la diabetes de tipo 1 significa que los enfermos dependen totalmente de la insulina exógena para sobrevivir. Por lo tanto, son necesarias las inyecciones de insulina o el uso de bombas de insulina para regular los niveles de glucosa en sangre. Además del tratamiento con insulina, el tratamiento de la diabetes de tipo 1 implica un control constante de los niveles de azúcar en sangre, una atención especial a la dieta y el ajuste de las dosis de insulina en función de la actividad física y la ingesta de alimentos. Un control riguroso es crucial para prevenir complicaciones agudas como la cetoacidosis diabética, una emergencia médica que puede producirse cuando no se controlan los niveles de glucosa y el organismo, en ausencia de insulina, empieza a utilizar la grasa como fuente de energía, liberando cuerpos cetónicos tóxicos.

La diabetes de tipo 2, en cambio, es mucho más frecuente y representa alrededor del 90% de los casos de diabetes en el mundo. Afecta principalmente a adultos, aunque cada vez se diagnostica más en jóvenes debido al aumento del sobrepeso y el sedentarismo. A diferencia de la de tipo 1, la diabetes de tipo 2 no está causada por un ataque autoinmune. Se produce como resultado de la resistencia a la insulina, cuando las células del cuerpo ya no reaccionan eficazmente a la acción de la insulina, combinada con una producción insuficiente de insulina por parte del páncreas. Por tanto, aunque se siga produciendo insulina, ésta no consigue regular adecuadamente los niveles de glucosa en sangre.

Los factores de riesgo de la diabetes de tipo 2 incluyen la obesidad, una dieta poco saludable rica en azúcares y grasas, un estilo de vida sedentario y una predisposición genética. Las personas con exceso de grasa abdominal corren especial riesgo, ya que esta grasa favorece el desarrollo de resistencia a la insulina. Este tipo de diabetes se desarrolla gradualmente, a menudo sin síntomas visibles al principio, lo que dificulta su detección antes de que aparezcan complicaciones como enfermedades cardiovasculares, hipertensión o problemas renales.

El tratamiento de la diabetes de tipo 2 se basa principalmente en cambios en el estilo de vida. Una dieta equilibrada rica en fibra y baja en azúcares rápidos, combinada con ejercicio regular, puede ayudar a reducir la resistencia a la insulina y mejorar la regulación de la glucemia. En muchos casos, estas medidas son suficientes para controlar la enfermedad, pero algunos pacientes también requieren tratamiento farmacológico, como agentes antidiabéticos orales (metformina, sulfonilureas) o, en casos más avanzados, insulina.

Aunque los dos tipos de diabetes tienen mecanismos diferentes, comparten un riesgo común de complicaciones a largo plazo si no se controlan adecuadamente los niveles de azúcar en sangre. Estas complicaciones incluyen daños en los vasos sanguíneos (microangiopatía y macroangiopatía), que pueden afectar a muchos órganos. La retinopatía diabética, que daña los pequeños vasos sanguíneos de la retina, puede provocar ceguera. La nefropatía diabética afecta a los riñones y puede evolucionar a insuficiencia renal. También pueden dañarse los nervios, dando lugar a la neuropatía diabética, que provoca dolor, entumecimiento o infecciones graves, sobre todo en los pies (pie diabético). La diabetes también aumenta considerablemente el riesgo de enfermedades cardiovasculares como el infarto de miocardio y el ictus.

- Hipo e hipertiroidismo

El hipotiroidismo y el hipertiroidismo son dos trastornos importantes de la glándula tiroides, una pequeña glándula con forma de mariposa situada en la base del cuello, pero cuya influencia en el funcionamiento del organismo es inmensa. Estas dos afecciones, aunque diametralmente opuestas en términos de actividad hormonal, tienen un profundo impacto en el metabolismo y el bienestar general. El tiroides produce dos hormonas principales: la tiroxina (T4) y la triyodotironina (T3), que regulan el metabolismo, es decir, el ritmo al que el cuerpo utiliza la energía, así como muchas otras funciones corporales como la temperatura, la frecuencia cardiaca y la digestión.

Hipotiroidismo: ralentización del metabolismo

El hipotiroidismo se produce cuando la glándula tiroides no produce suficiente hormona tiroidea para satisfacer las necesidades del organismo. Esta falta de hormonas provoca una ralentización general de las funciones metabólicas. Esta afección puede deberse a varias causas, pero la más común es la tiroiditis de Hashimoto, una enfermedad autoinmune en la que el sistema inmunitario ataca la glándula tiroides, incapacitándola progresivamente para producir suficientes hormonas. Otras causas son las intervenciones quirúrgicas (como la ablación tiroidea), el tratamiento con yodo radiactivo para el hipertiroidismo, determinados fármacos y la carencia de yodo, aunque esta última es poco frecuente en los países desarrollados.

Los síntomas del hipotiroidismo suelen ser insidiosos, ya que aparecen gradualmente y pueden atribuirse a otros problemas de salud o al envejecimiento. Sin embargo, todos reflejan una ralentización del metabolismo. Los pacientes suelen padecer fatiga crónica, aumento de peso inexplicable, mayor sensibilidad al frío, estreñimiento y trastornos del estado de ánimo como depresión o irritabilidad. El pelo puede volverse fino y seco, y la piel más gruesa y áspera. El hipotiroidismo no tratado también puede provocar complicaciones cardiovasculares, como hipercolesterolemia, debido a la reducción del metabolismo de los lípidos. En las mujeres, puede alterar el ciclo menstrual e incluso causar problemas de fertilidad.

El diagnóstico del hipotiroidismo se basa principalmente en un análisis de sangre para la TSH (hormona estimulante del tiroides). Cuando los niveles de hormona tiroidea son bajos, la hipófisis aumenta la producción de TSH para estimular la glándula tiroides. Un nivel elevado de TSH junto con un nivel bajo de T4 o T3 suele confirmar el diagnóstico.

El tratamiento del hipotiroidismo es sencillo y eficaz: se basa en la toma diaria de levotiroxina, un sustituto de la hormona tiroidea que restablece los niveles hormonales normales en la sangre. Una vez ajustado correctamente, el reemplazo permite a los pacientes recuperar una calidad de vida normal, aunque este tratamiento debe tomarse de por vida.

Hipertiroidismo: estimulación metabólica excesiva

El hipertiroidismo, por su parte, está causado por una producción excesiva de hormonas tiroideas, lo que conduce a un metabolismo más rápido. La causa más común de hipertiroidismo es la enfermedad de Graves, otra enfermedad autoinmune en la que los anticuerpos sobreestimulan el tiroides, haciendo que produzca demasiadas hormonas. El hipertiroidismo también puede estar causado por nódulos tiroideos hiperactivos (bocio multinodular tóxico o adenoma tóxico) o por tiroiditis, una inflamación temporal de la glándula que provoca una liberación masiva de hormonas.

Los síntomas del hipertiroidismo reflejan este exceso de actividad metabólica. Los pacientes suelen experimentar nerviosismo o ansiedad exacerbados, pérdida rápida de peso a pesar de un apetito normal o aumentado, palpitaciones, sudoración excesiva e intolerancia al calor. El hipertiroidismo también puede causar temblores, debilidad muscular y trastornos del sueño. A veces los pacientes desarrollan el exoftalmos (protrusión de los ojos) característico de la enfermedad de Graves, causado por la inflamación de los tejidos que rodean los ojos.

El diagnóstico del hipertiroidismo es similar al del hipotiroidismo, pero a la inversa: los niveles de TSH son bajos porque la hipófisis está intentando frenar la glándula tiroides, mientras que los niveles de T3 y T4 son altos. Pueden ser necesarias pruebas adicionales, como la gammagrafía tiroidea, para determinar la causa exacta del hipertiroidismo.

El tratamiento del hipertiroidismo depende de la causa y la gravedad de los síntomas. Suelen utilizarse fármacos antitiroideos, como el metimazol o el propiltiouracilo, para reducir la producción hormonal de la glándula tiroides. En el caso de la enfermedad de Graves, estos fármacos pueden conducir a la remisión tras varios meses de tratamiento. En otros casos, como los nódulos hiperactivos, puede ser necesario el tratamiento con yodo radiactivo para destruir parcial o totalmente la glándula tiroides. La extirpación quirúrgica de la glándula también puede considerarse en determinados casos, sobre todo cuando fracasan otros tratamientos o se sospecha la existencia de nódulos cancerosos.

Una complicación frecuente de los tratamientos definitivos (como el yodo radiactivo o la cirugía) es el hipotiroidismo secundario, que requiere la sustitución de por vida con hormonas tiroideas.

Un delicado equilibrio que mantener

Aunque el hipotiroidismo y el hipertiroidismo son afecciones opuestas en términos de producción hormonal, comparten la necesidad de una regulación metabólica precisa. Los desequilibrios hormonales tiroideos pueden tener graves consecuencias para la salud si no se tratan correctamente, ya se trate de los efectos de un metabolismo lento en el hipotiroidismo o de una estimulación excesiva en el hipertiroidismo. El tratamiento adecuado de estas afecciones, a menudo mediante una combinación de tratamiento farmacológico, ajustes hormonales y, en ocasiones, cirugía, puede restablecer en general un equilibrio hormonal saludable y mejorar considerablemente la calidad de vida de los pacientes.

- Síndrome de Cushing, feocromocitoma

El síndrome de Cushing y el feocromocitoma son dos patologías endocrinas relativamente raras, pero con consecuencias potencialmente graves para la salud debido a la sobreproducción de hormonas. Aunque estas dos afecciones afectan a glándulas diferentes, tienen algo en común: provocan una desregulación hormonal que altera profundamente el equilibrio del organismo.

Síndrome de Cushing: exceso de cortisol

El síndrome de Cushing se caracteriza por una producción excesiva de cortisol, una hormona producida por las glándulas suprarrenales. El cortisol, a menudo conocido como la "hormona del estrés", desempeña un papel crucial en la gestión de las respuestas del organismo ante situaciones estresantes. También regula el metabolismo de las grasas, las proteínas y los hidratos de carbono, e influye en la respuesta inmunitaria y la presión arterial. Sin embargo, un exceso de cortisol durante un periodo prolongado, como es el caso del síndrome de Cushing, puede tener efectos devastadores en el organismo.

La causa más común del síndrome de Cushing es el uso prolongado de corticosteroides, utilizados para tratar enfermedades inflamatorias como el asma, la artritis o el lupus. También existen formas endógenas del síndrome, a menudo relacionadas con un tumor que estimula la producción excesiva de cortisol. En algunos casos, este tumor se localiza directamente en la glándula suprarrenal, pero en otros puede afectar a la hipófisis, que controla la producción de hormonas por las glándulas suprarrenales. Este tipo de síndrome de Cushing, conocido como enfermedad de Cushing, está causado por un tumor benigno de la hipófisis que produce un exceso de la hormona ACTH (hormona adrenocorticotrópica), estimulando las glándulas suprarrenales para que produzcan cortisol.

Los síntomas del síndrome de Cushing son variados, pero los más característicos son el aumento de peso, sobre todo en la cara (cara de luna), el abdomen y el cuello (joroba de búfalo). En cambio, los brazos y las piernas pueden permanecer relativamente delgados. Otros signos son una mayor fragilidad de la piel, estrías violáceas en el abdomen, debilidad muscular, hipertensión arterial, hiperglucemia que puede derivar en diabetes y osteoporosis debida a la descomposición del tejido óseo. En las mujeres son frecuentes los trastornos menstruales, y los hombres pueden sufrir disminución de la libido y disfunción eréctil.

El diagnóstico del síndrome de Cushing se basa en una serie de pruebas hormonales para medir los niveles de cortisol en sangre, orina o saliva. Pueden ser necesarias pruebas para suprimir la producción de cortisol y exámenes de imagen, como resonancia magnética o tomografía computarizada, para localizar cualquier tumor responsable del exceso de producción.

El tratamiento depende de la causa subyacente. Si la enfermedad está relacionada con el uso prolongado de corticosteroides, es esencial la reducción gradual de estos fármacos bajo supervisión médica. En caso de tumores, puede considerarse la cirugía para extirpar el tumor suprarrenal o hipofisario. En algunos casos, también puede recurrirse a la radioterapia o a fármacos para bloquear la producción de cortisol.

Feocromocitoma: un tumor suprarrenal raro pero peligroso

El feocromocitoma es un tumor poco frecuente, generalmente benigno, que se desarrolla en la médula suprarrenal, la parte central de las glándulas suprarrenales. Este tumor provoca una sobreproducción de catecolaminas, principalmente adrenalina y noradrenalina, hormonas que regulan la respuesta de "lucha o huida" del organismo. Cuando estas hormonas se liberan en exceso, provocan picos repentinos e incontrolados de la tensión arterial, así como otros síntomas graves.

Los signos más característicos del feocromocitoma son las crisis hipertensivas súbitas, acompañadas de sudoración profusa, palpitaciones, cefaleas violentas y, a veces, ansiedad o pánico. Estos ataques pueden ocurrir esporádicamente y durar desde unos minutos hasta varias horas. Entre un ataque y otro, algunos pacientes pueden experimentar una hipertensión arterial persistente. Otros síntomas son pérdida de peso, fatiga intensa y a veces dolor abdominal.

Aunque el feocromocitoma suele ser benigno, es potencialmente mortal por los graves efectos que puede tener sobre el corazón y los vasos sanguíneos. Las crisis hipertensivas no tratadas pueden dar lugar a complicaciones graves como accidentes cerebrovasculares, infartos de miocardio o daños renales. Por eso es esencial un diagnóstico rápido y un tratamiento adecuado.

El diagnóstico se basa en análisis de sangre y orina para medir los niveles de catecolaminas y sus derivados, las metanefrinas. Una vez confirmado el diagnóstico, se utilizan pruebas de imagen, como la tomografía computarizada o la resonancia magnética, para localizar el tumor.

El tratamiento estándar del feocromocitoma es la extirpación quirúrgica del tumor. Sin embargo, antes de la intervención quirúrgica, es fundamental estabilizar la tensión arterial del paciente con fármacos, en particular alfabloqueantes, que ayudan a prevenir complicaciones hipertensivas durante la operación. En los casos en que la cirugía no es posible, pueden prescribirse fármacos para bloquear los efectos de las catecolaminas o reducir su producción. Si el feocromocitoma es maligno (lo cual es poco frecuente), pueden ser necesarios tratamientos adicionales, como quimioterapia o radioterapia.

Trastornos hormonales con repercusiones importantes

El síndrome de Cushing y el feocromocitoma son dos ejemplos sorprendentes de la importancia de las glándulas suprarrenales en la regulación del equilibrio hormonal del organismo. Mientras que el síndrome de Cushing se caracteriza por una sobreproducción de cortisol y sus efectos nocivos sobre el metabolismo y los tejidos del organismo, el feocromocitoma provoca una sobreproducción de adrenalina y noradrenalina, con graves consecuencias para el sistema cardiovascular. Estas dos afecciones, aunque diferentes en su manifestación clínica, requieren una atención médica rápida y rigurosa para evitar complicaciones potencialmente mortales. El tratamiento, a menudo centrado en la cirugía, restablece en la mayoría de los casos un equilibrio hormonal normal y mejora la calidad de vida de los pacientes.

- Síndrome de ovario poliquístico (SOP)

El síndrome de ovario poliquístico (SOP) es un trastorno endocrino frecuente que afecta a alrededor del 10% de las mujeres en edad fértil. El síndrome se caracteriza por un desequilibrio hormonal que altera el funcionamiento de los ovarios y repercute en diversos aspectos de la salud reproductiva y metabólica. El SOP se manifiesta mediante una combinación de síntomas que varían de una mujer a otra, pero se define por tres criterios principales: ciclos menstruales irregulares, hiperandrogenismo (exceso de hormonas masculinas) y presencia de múltiples quistes pequeños en los ovarios visibles en la ecografía.

Los mecanismos subyacentes del SOP

El SOP es el resultado de una alteración del equilibrio hormonal que afecta a varias glándulas y sistemas del organismo. Una de las principales características de esta afección es la sobreproducción de andrógenos, hormonas masculinas como la testosterona, por parte de los ovarios. Aunque los andrógenos están presentes de forma natural en pequeñas cantidades en las mujeres, un exceso puede provocar una serie de síntomas, como acné, crecimiento excesivo de vello (hirsutismo) y caída del cabello de patrón masculino (alopecia androgénica). Este hiperandrogenismo es uno de los signos clínicos más frecuentes del SOP.

El desequilibrio hormonal del SOP también altera la ovulación. En las mujeres con SOP, los ovarios no siempre liberan óvulos con regularidad, lo que provoca ciclos menstruales irregulares o la ausencia total de menstruación (amenorrea). Esta anovulación crónica es una causa frecuente de infertilidad en las mujeres con SOP, ya que sin una ovulación regular, la fecundación resulta difícil. Otra característica típica es el desarrollo de multitud de pequeños folículos en los ovarios, que a menudo se confunden con quistes. Estos folículos no se desarrollan adecuadamente y permanecen estancados en una fase inmadura, impidiendo la liberación del óvulo.

Otro mecanismo clave del SOP es la resistencia a la insulina. Muchas mujeres con este síndrome tienen niveles elevados de insulina, lo que significa que su organismo se vuelve menos sensible a la acción de esta hormona, esencial para regular los niveles de azúcar en sangre. En respuesta, el páncreas produce más insulina para compensar, lo que agrava el desequilibrio hormonal y favorece aún más la producción de andrógenos por los ovarios. Esta resistencia a la insulina también expone a las mujeres con SOP a un mayor riesgo de desarrollar diabetes de tipo 2, así como otras complicaciones metabólicas como hipertensión e hipercolesterolemia.

Los síntomas del SOP

Los síntomas del síndrome de ovario poliquístico pueden variar considerablemente en cuanto a gravedad y presentación, pero suelen aparecer a partir de la adolescencia. Las irregularidades menstruales son uno de los primeros signos, con periodos que pueden ser infrecuentes, impredecibles o totalmente ausentes. En algunas mujeres, la menstruación puede ser muy abundante cuando finalmente se produce la ovulación tras varios meses de ciclos anovulatorios.

El hiperandrogenismo provoca síntomas físicos que pueden afectar a la autoestima. Uno de los síntomas más comunes es el hirsutismo, que se manifiesta por un crecimiento excesivo de vello en zonas típicamente masculinas como la cara, el pecho o la espalda. También son frecuentes el acné persistente y la caída del cabello de patrón masculino (adelgazamiento en la parte superior del cuero cabelludo).

El peso es otro factor a menudo relacionado con el SOP. Aunque no todas las mujeres con SOP tienen sobrepeso, muchas aumentan de peso, sobre todo alrededor del abdomen, debido a la resistencia a la insulina. Este aumento de peso puede exacerbar los síntomas y dificultar el tratamiento del síndrome.

La infertilidad es otro problema importante asociado al SOP, debido a la anovulación crónica. Las mujeres que intentan concebir pueden tener dificultades para quedarse embarazadas de forma natural. Sin embargo, con un tratamiento adecuado, como la inducción de la ovulación con medicación, muchas mujeres con SOP pueden concebir con éxito.

Diagnóstico del SOP

El diagnóstico del SOP se basa en varios criterios clínicos y biológicos. Los criterios de Rotterdam son los más utilizados: estipulan que son necesarios al menos dos de los tres criterios siguientes para hacer un diagnóstico: ciclos menstruales irregulares o ausentes, hiperandrogenismo clínico o biológico (síntomas o niveles elevados de andrógenos) y presencia de múltiples folículos en los ovarios en la ecografía. Es importante descartar otras causas de estos síntomas, como trastornos tiroideos o hiperplasia suprarrenal congénita, antes de hacer un diagnóstico de SOP.

Tratamiento del SOP

El tratamiento del SOP se adapta a los síntomas y objetivos específicos de cada mujer, ya sea para regular los ciclos menstruales, tratar el hiperandrogenismo o favorecer la fertilidad. A las mujeres que no desean concebir se les suelen recetar anticonceptivos orales para regular los ciclos menstruales, reducir el hiperandrogenismo y prevenir el riesgo de hiperplasia endometrial, causada por ciclos anovulatorios prolongados.

Para combatir la resistencia a la insulina, los médicos pueden recetar metformina, un fármaco utilizado para tratar la diabetes de tipo 2. Este fármaco ayuda a mejorar la sensibilidad a la insulina y a reducir los niveles de andrógenos, al tiempo que favorece la regulación del ciclo. Además, se recomiendan modificaciones del estilo de vida, como una dieta equilibrada y actividad física regular, para controlar el peso, mejorar la sensibilidad a la insulina y reducir el riesgo de complicaciones metabólicas.

Para tratar los síntomas del hiperandrogenismo, como el hirsutismo o el acné, pueden recetarse fármacos antiandrógenos como la espironolactona. Estos tratamientos reducen la producción o los efectos de los andrógenos, mejorando así el aspecto físico y el confort de los pacientes.

Por último, para las mujeres que desean tener hijos, el tratamiento de la infertilidad relacionada con el SOP suele implicar tratamientos para inducir la ovulación. El citrato de clomifeno y el letrozol suelen utilizarse para estimular la ovulación en pacientes anovulatorias. En casos más complejos, puede considerarse la fecundación in vitro (FIV).

Consecuencias a largo plazo del SOP

El SOP no se limita a los problemas reproductivos. Debido a la resistencia a la insulina, las mujeres con SOP tienen mayor riesgo de desarrollar diabetes de tipo 2, enfermedades cardiovasculares y trastornos metabólicos. Por eso es necesario un tratamiento a largo plazo para prevenir estas complicaciones, con revisiones médicas periódicas y un estilo de vida saludable.

3. Papel específico del auxiliar de enfermería en endocrinología

• Apoyo a pacientes con enfermedades endocrinas

El apoyo a los pacientes con enfermedades endocrinas es un proceso complejo y multidimensional que va más allá del simple tratamiento médico. Requiere un enfoque integral que tenga en cuenta los aspectos físicos, psicológicos y educativos de la atención. Las enfermedades endocrinas como la diabetes, los trastornos tiroideos, el síndrome de Cushing y el síndrome de ovario poliquístico tienen un impacto significativo en la vida de los pacientes, a menudo a largo plazo. El apoyo en este ámbito se basa en una estrecha colaboración entre los profesionales sanitarios y los pacientes para garantizar una gestión eficaz de estas afecciones crónicas.

Escuchar y generar confianza

El primer pilar del apoyo es la escucha activa y el establecimiento de una relación de confianza con el paciente. Las enfermedades endocrinas, aunque a menudo invisibles a simple vista, provocan síntomas desestabilizadores en los pacientes. La fatiga crónica, el aumento o la pérdida de peso, los trastornos del estado de ánimo y la infertilidad pueden afectar profundamente a la calidad de vida y la autoestima. En este contexto, es esencial que el cuidador se tome el tiempo necesario para escuchar las preocupaciones del paciente, sin juzgarle y con empatía. La experiencia de cada paciente con su enfermedad es única, y un enfoque centrado en la persona ayuda a comprender mejor sus sentimientos y necesidades específicas.

La relación de confianza que se desarrolla a través de este diálogo abierto es crucial para una buena adherencia terapéutica. Los tratamientos endocrinos, en particular para enfermedades como la diabetes o el hipotiroidismo, requieren que los pacientes tomen medicación de forma regular, a menudo de por vida. Por lo tanto, es esencial que los pacientes se sientan apoyados y comprendidos en este proceso, para que puedan implicarse más en la gestión de su propia salud.

Educación terapéutica: la clave de la autonomía

Otro aspecto fundamental del apoyo es la educación terapéutica. Las enfermedades endocrinas, en particular la diabetes o el hipotiroidismo, requieren una gestión activa y cotidiana por parte del paciente. El papel de los profesionales sanitarios, en particular enfermeras, médicos y auxiliares, es dotar a los pacientes de los conocimientos y habilidades que necesitan para hacerse cargo de su propia salud.

En el caso de la diabetes, por ejemplo, la educación terapéutica implica aprender técnicas de autocontrol de los niveles de glucosa en sangre, reconocer los síntomas de hipoglucemia o hiperglucemia y adaptar la dieta y la actividad física. Los pacientes deben ser capaces de comprender el impacto de sus elecciones dietéticas y su estilo de vida en el control glucémico, al tiempo que aprenden a ajustar sus dosis de insulina en función de sus necesidades. El objetivo de esta educación no es sólo prevenir las complicaciones agudas, como los ataques de hipoglucemia, sino también reducir los riesgos a largo plazo, como las complicaciones cardiovasculares, renales o del sistema nervioso.

Para otras afecciones, como los trastornos tiroideos, la educación terapéutica consiste en explicar la importancia de tomar la medicación con regularidad y las posibles consecuencias de las fluctuaciones hormonales. También hay que informar a los pacientes de los síntomas a los que deben estar atentos y saber cuándo buscar ayuda en caso de desequilibrio, como cambios importantes de peso o palpitaciones.

El objetivo de esta educación es dar a los pacientes una mejor comprensión de su enfermedad, ayudarles a adquirir los reflejos que necesitan para gestionarla más eficazmente a diario y permitirles alcanzar un nivel satisfactorio de autonomía. Este enfoque, basado en la educación y la transparencia, permite a los pacientes sentirse menos indefensos ante su enfermedad y tomar las riendas de su propia salud.

Apoyo psicológico: un aspecto esencial

El apoyo a los pacientes que padecen enfermedades endocrinas no estaría completo sin tener en cuenta las dimensiones psicológicas y emocionales de la enfermedad. Estas patologías, a menudo crónicas y a veces invisibles, pueden provocar un malestar psicológico importante. La ansiedad asociada a la gestión cotidiana de los tratamientos, el miedo a las complicaciones a largo plazo y el impacto físico y social de los síntomas (como el aumento de peso y el hirsutismo en el SOP, o los efectos del síndrome de Cushing) son fuentes importantes de estrés y frustración para los pacientes.

En este contexto, el apoyo psicológico es fundamental. Hay que animar a los pacientes a expresar sus miedos, frustraciones y dudas. El personal de enfermería, y en particular los celadores que a menudo están en contacto directo con los pacientes, desempeñan un papel clave en este apoyo. Se trata de mostrar amabilidad y ayudar a los pacientes a gestionar los aspectos emocionales de su enfermedad. En algunos casos, puede ser necesario el tratamiento de un psicólogo para ayudar a los pacientes a hacer frente al impacto emocional de su enfermedad, mejorar su autoestima y desarrollar estrategias de resiliencia para afrontar los retos diarios de su enfermedad.

Coordinación de cuidados y apoyo a largo plazo

Las enfermedades endocrinas suelen requerir un tratamiento a largo plazo, con un seguimiento médico regular para ajustar los tratamientos y controlar la evolución de la enfermedad. Este seguimiento suele implicar una estrecha colaboración entre varios profesionales sanitarios: endocrinólogos, enfermeras, nutricionistas, auxiliares de cuidados y, a veces, incluso psicólogos. La coordinación de los cuidados es, por tanto, un aspecto esencial del apoyo al paciente.

Los cuidadores deben asegurarse de que los distintos miembros del equipo médico compartan toda la información pertinente sobre el estado del paciente, para que el seguimiento sea coherente y se adapte a las necesidades del paciente. Los pacientes, por su parte, deben ser informados de las distintas etapas de su tratamiento y animados a participar activamente en las decisiones relativas al mismo. Este seguimiento a largo plazo permite adaptar las terapias a la evolución clínica y prevenir la aparición de complicaciones.

- Interacción con enfermeras y médicos

La interacción entre celadores, enfermeros y médicos es fundamental para el buen funcionamiento de cualquier equipo asistencial, especialmente en un departamento tan complejo como el de endocrinología. Esta colaboración estrecha y armoniosa es esencial para garantizar una atención óptima a los pacientes, que a menudo padecen enfermedades crónicas que requieren un seguimiento continuo y una gestión rigurosa. Cada uno de los profesionales sanitarios tiene una función específica, y su interacción contribuye a crear una sinergia en la que las competencias de cada uno se complementan para satisfacer las variadas necesidades de los pacientes.

El papel fundamental del asistente en el equipo

El auxiliar de enfermería es a menudo la persona que más tiempo pasa junto a la cama del paciente, debido a la naturaleza de sus tareas: asistencia en los cuidados diarios, ayuda en el aseo, la movilidad y la alimentación, así como seguimiento del estado general del paciente. Esta estrecha relación con los pacientes sitúa al auxiliar de enfermería en una posición privilegiada para observar su evolución, detectar cualquier signo de deterioro o mejoría e informar de estas observaciones al equipo médico o de enfermería. Desempeñan una función de relevo esencial al transmitir información crucial a las enfermeras y los médicos, lo que permite ajustar rápidamente los tratamientos y las intervenciones.

En endocrinología, donde afecciones como la diabetes, los trastornos tiroideos y el síndrome de Cushing requieren una atención constante a los detalles, el asistente sanitario suele estar al frente del seguimiento de los síntomas y el estado general de los pacientes. Por ejemplo, en el caso de un paciente diabético, el asistente puede tener que realizar pruebas periódicas de glucosa en sangre y vigilar los signos de hipoglucemia o hiperglucemia. Estos datos, aunque técnicos, deben interpretarse en el contexto más amplio del seguimiento del paciente y comunicarse a la enfermera responsable o al médico para poder ajustar el tratamiento en caso necesario.

Coordinación con el personal de enfermería

La interacción entre el auxiliar de enfermería y las enfermeras se basa en una comunicación constante y eficaz. Las enfermeras supervisan directamente los cuidados al paciente, y la auxiliar de enfermería trabaja bajo su dirección para llevar a cabo gran parte de los cuidados básicos. Esta colaboración es fluida, con intercambios frecuentes durante las comunicaciones diarias o en momentos críticos en los que el estado del paciente puede requerir una atención especial.

Las enfermeras se basan en las observaciones de los auxiliares para tomar decisiones informadas sobre los cuidados. Por ejemplo, si un paciente presenta síntomas inusuales, como fatiga extrema o pérdida repentina de apetito, el auxiliar informa inmediatamente a la enfermera, que puede decidir vigilar más de cerca las constantes vitales o realizar pruebas adicionales. Esta información es crucial en un servicio como el de endocrinología, donde la progresión de los síntomas puede ser lenta pero significativa.

Los enfermeros, por su parte, se encargan de gestionar los aspectos más técnicos de los cuidados, como la administración de medicamentos o el manejo de dispositivos médicos complejos (como bombas de insulina), pero dependen de la vigilancia de los auxiliares de enfermería para garantizar el seguimiento continuo de los pacientes entre una intervención y otra. Este reparto de tareas crea una relación complementaria en la que todos contribuyen a la calidad de los cuidados, respetando al mismo tiempo sus propias competencias.

Trabajar con médicos

La interacción con los médicos sigue una lógica similar, aunque suele estar más estructurada y centrada en la transmisión de datos clínicos esenciales. Los médicos, ya sean endocrinos o generalistas, se basan en la información facilitada por el equipo asistencial para evaluar el estado de los pacientes y ajustar los tratamientos. Los auxiliares asistenciales desempeñan un papel de intermediarios, transmitiendo las observaciones que han realizado sobre la evolución diaria de los pacientes, especialmente en términos de síntomas, comodidad y capacidad de respuesta al tratamiento.

En los departamentos de endocrinología, los médicos se basan en una evaluación precisa del estado de los pacientes para adaptar tratamientos a menudo complejos, como dietas insulinodependientes o ajustes hormonales. Los médicos pueden pedir información sobre aspectos concretos, como el apetito del paciente, la frecuencia con que orina (en el caso de la diabetes) o signos de complicaciones como edemas o heridas que no cicatrizan bien. A través de su contacto diario con los pacientes, los auxiliares sanitarios pueden proporcionar información detallada que puede no ser inmediatamente evidente durante las visitas médicas más ocasionales.

Durante las reuniones del departamento o las visitas médicas, los auxiliares de enfermería suelen participar en los informes, aportando detalles sobre el estado de los pacientes y destacando los aspectos que pueden mejorar o preocupar. Estos intercambios permiten a los médicos tomar decisiones con conocimiento de causa y seguir de cerca la evolución del tratamiento.

Trabajo en equipo para el bienestar de los pacientes

Uno de los elementos clave de esta interacción entre auxiliares asistenciales, enfermeras y médicos es la comunicación fluida. Una buena transmisión de la información es esencial para garantizar la continuidad de los cuidados, especialmente en el contexto de las enfermedades endocrinas, donde las variaciones hormonales pueden provocar cambios sutiles pero significativos en el estado de salud de los pacientes. Las reuniones de equipo, los informes escritos u orales y las conversaciones informales entre los miembros del equipo brindan a todos la oportunidad de aportar su punto de vista, lo que permite que la atención se adapte lo más posible a las necesidades individuales de los pacientes.

Esta coordinación entre distintas profesiones es especialmente importante en el tratamiento de enfermedades crónicas como la diabetes, en las que el estado del paciente puede fluctuar en función de diversos factores. La estrecha colaboración entre cuidadores permite prevenir complicaciones, ajustar rápidamente los tratamientos y garantizar que los pacientes reciban una atención constante, tanto física como psicológica.

Reconocimiento mutuo de competencias

Por último, la interacción entre auxiliares asistenciales, enfermeros y médicos se basa en el reconocimiento mutuo de las competencias de cada uno. Cada miembro del equipo tiene una función y unos conocimientos específicos, y el respeto de estas competencias es fundamental para una colaboración eficaz. Aunque no están a cargo de las decisiones terapéuticas, los auxiliares de enfermería tienen un conocimiento inestimable del estado cotidiano de los pacientes, y esta experiencia debe ser valorada por todo el equipo asistencial.

* Gestión de los cuidados diarios
La gestión de los cuidados cotidianos en el servicio de endocrinología es una tarea rigurosa y meticulosa, basada en una serie de intervenciones destinadas a garantizar el confort, la seguridad y el bienestar de los pacientes, al tiempo que se sigue de cerca la evolución de sus patologías. Los pacientes de endocrinología suelen padecer enfermedades crónicas, como diabetes, trastornos tiroideos o síndrome de Cushing, que requieren cuidados continuos y atención constante. El papel del auxiliar de enfermería es estar cerca del paciente y en el centro de estos cuidados cotidianos.

La importancia de los cuidados básicos

Los cuidados básicos son una de las piedras angulares de la gestión diaria en endocrinología. Incluye tareas esenciales como la asistencia en el aseo, la higiene personal, la alimentación, la movilización de pacientes y la prevención de complicaciones asociadas a la inmovilidad, como las úlceras por presión. Al ocuparse de estos aspectos, los auxiliares de cuidados contribuyen a mantener el confort físico de los pacientes, al tiempo que previenen la aparición de problemas secundarios.

En un contexto endocrino, estos cuidados adquieren una dimensión particular. Por ejemplo, en los pacientes diabéticos, es vital vigilar el estado de la piel, sobre todo en los pies, para prevenir complicaciones como úlceras o infecciones, que pueden degenerar rápidamente debido a la alteración de la circulación sanguínea y a la formación de cicatrices. Por ello, el auxiliar de enfermería está atento a cualquier cambio, por pequeño que sea, e informa inmediatamente al equipo médico o de enfermería de cualquier signo preocupante.

Además, la gestión de los cuidados básicos también tiene en cuenta el estado psicológico de los pacientes. Las enfermedades endocrinas suelen provocar fatiga crónica, pérdida de motivación o trastornos del estado de ánimo, como ocurre con frecuencia en el caso del hipotiroidismo. Al estar cerca del paciente e interactuar con él a diario, el asistente sanitario puede proporcionarle apoyo moral, ofrecerle momentos de intercambio y, a veces, simplemente ser una presencia reconfortante. Esta dimensión humana de la asistencia es tan crucial como la asistencia técnica.

Control de parámetros vitales y específicos

La gestión diaria de los cuidados en endocrinología incluye un seguimiento riguroso de los parámetros vitales e indicadores específicos de cada patología. La monitorización de los niveles de azúcar en sangre en pacientes diabéticos es un ejemplo perfecto.

Los cuidadores, que a menudo son responsables de realizar pruebas de glucemia capilar varias veces al día, deben ser capaces de interpretar los resultados y detectar rápidamente signos de hiperglucemia o hipoglucemia, dos condiciones potencialmente peligrosas. En caso de niveles anormalmente altos o bajos de azúcar en sangre, deben alertar inmediatamente a la enfermera o al médico para que se pueda ajustar el tratamiento, ya sea administrando insulina o hidratos de carbono en caso de hipoglucemia.

Por supuesto, la gestión de las constantes vitales clásicas, como la temperatura, la tensión arterial y la frecuencia cardiaca, sigue siendo un aspecto central de los cuidados diarios. En afecciones como el hipertiroidismo, por ejemplo, el control de la frecuencia cardiaca es esencial para evitar complicaciones cardiovasculares. Del mismo modo, en los pacientes que padecen el síndrome de Cushing, la hipertensión es un síntoma frecuente, y su control diario es crucial para evitar complicaciones graves como el ictus.

Este estrecho seguimiento permite anticipar las complicaciones y actuar rápidamente en caso de que aparezcan signos de descompensación. El auxiliar de enfermería, en colaboración con las enfermeras y los médicos, se encarga de que esta información se transmita sin problemas, garantizando un seguimiento personalizado y adaptado a cada paciente.

Gestión de cuidados específicos relacionados con patologías endocrinas

La asistencia diaria en endocrinología también incluye la gestión de tratamientos específicos para las patologías de los pacientes. En el caso de la diabetes, esto puede significar ayudar en la administración de insulina, ya sea en forma de inyecciones o a través de una bomba de insulina. Aunque no es directamente responsable de prescribir o ajustar las dosis, el cuidador debe estar familiarizado con las técnicas de administración y ser capaz de reconocer los signos de una mala gestión del tratamiento, como fluctuaciones significativas en los niveles de azúcar en sangre.

En el caso de los trastornos tiroideos, el cumplimiento escrupuloso de la terapia hormonal sustitutiva del tiroides es esencial para mantener un buen equilibrio hormonal. El cuidador se asegura de que el paciente tome su medicación a horas fijas y siguiendo instrucciones precisas, como tomarla con el estómago vacío para una absorción óptima. También se asegura de que el paciente conozca los síntomas a los que debe estar atento en caso de dosis insuficiente o excesiva, como la fatiga o la agitación.

En los casos más complejos, como el síndrome de Cushing o la acromegalia, la gestión de los cuidados diarios también implica vigilar la aparición de síntomas relacionados con el exceso de hormonas, como hipertensión, obesidad abdominal o trastornos cutáneos. Los cuidadores deben estar atentos a cualquier cambio físico o de comportamiento, sobre todo en pacientes sometidos a tratamiento hormonal o tras una intervención quirúrgica para corregir estas anomalías.

Adaptar la asistencia al estado psicológico del paciente

Las enfermedades endocrinas suelen tener un impacto significativo en la salud mental de los pacientes. El hipotiroidismo puede provocar depresión y fatiga crónica, mientras que el hipertiroidismo puede causar ansiedad y trastornos del sueño. Afecciones como el síndrome de Cushing o el síndrome de ovario poliquístico pueden alterar la imagen corporal de los pacientes a través de cambios físicos como el aumento de peso, el acné o el crecimiento excesivo de vello.

En este contexto, el auxiliar de enfermería desempeña un papel crucial en la prestación de apoyo psicológico cotidiano. Ayudan a los pacientes a superar los momentos de desánimo, ofreciéndoles una escucha atenta y, a menudo, ánimos sencillos pero eficaces. Esta dimensión humana de los cuidados es especialmente importante en el caso de las enfermedades crónicas, en las que la aceptación de la enfermedad y la adaptación al tratamiento requieren tiempo y un apoyo constante.

Trabajar juntos y transmitir información

La gestión de la asistencia diaria en endocrinología también requiere una comunicación fluida y continua entre los distintos miembros del equipo sanitario. El celador, que es quien está más cerca del paciente, suele ser quien observa los primeros signos de cambio, ya sean positivos o negativos. Esta información debe comunicarse con rapidez y claridad al personal de enfermería y a los médicos, para que puedan tomarse decisiones informadas sobre el ajuste de los tratamientos o la introducción de nuevas intervenciones.

Esta colaboración es especialmente importante en contextos en los que las condiciones de los pacientes pueden cambiar rápidamente, como durante las crisis hiperglucémicas o hipoglucémicas en diabéticos, o en la gestión de complicaciones cardiovasculares en pacientes que sufren trastornos hormonales.

Capítulo 2

Recibir a los pacientes en el servicio de endocrinología

1. Preparación de la recepción

• Comunicación con el paciente y el equipo médico

La comunicación con los pacientes y el equipo médico está en el centro de la calidad de la asistencia prestada en endocrinología. Garantiza que la atención sea fluida, coherente y adaptada a las necesidades de los pacientes, que a menudo se enfrentan a enfermedades complejas y crónicas. Una comunicación eficaz es esencial en todas las etapas del proceso asistencial, ya que garantiza que se comprendan los aspectos en juego, que se transmita la información crucial y que se establezca una relación de confianza, tanto con el paciente como con los distintos profesionales sanitarios.

Comunicación con el paciente: la clave de la confianza y la adherencia al tratamiento

En el contexto de las enfermedades endocrinas, donde los tratamientos suelen ser largos y requieren una gestión activa por parte del propio paciente, la comunicación es vital. Los pacientes no sólo necesitan comprender su enfermedad, sino también estar plenamente informados sobre las distintas etapas de su tratamiento, los tratamientos que deben seguir y las medidas que pueden tomar para mejorar su estado de salud. Esta transmisión de conocimientos comienza en el momento del diagnóstico y continúa a lo largo de todo el tratamiento.

La forma de comunicar la información a los pacientes desempeña un papel crucial en su adherencia al tratamiento. Es fundamental adaptar el mensaje a la capacidad de comprensión del paciente, utilizando un lenguaje claro y accesible, sin descuidar los aspectos técnicos que le ayudarán a entender mejor su enfermedad. En endocrinología, esto puede implicar explicar conceptos complejos como la resistencia a la insulina, la importancia de la regulación hormonal o los efectos a largo plazo de ciertas patologías, como la diabetes o el hipotiroidismo.

Los cuidadores, y en particular los que interactúan a diario con los pacientes, deben estar atentos a sus preguntas, preocupaciones y dudas. Una buena comunicación permite detectar malentendidos, temores o resistencias al tratamiento, ya sea en relación con la toma regular de la medicación o con el control de los síntomas. Por ejemplo, un paciente diabético puede expresar su temor ante las inyecciones de insulina o el control de la glucemia. El papel del cuidador es explicar con calma, tranquilizar y motivar al paciente mostrándole los beneficios tangibles de controlar su tratamiento adecuadamente.

La relación de confianza que se establece gracias a esta comunicación abierta también es esencial para abordar temas más delicados. Los pacientes con enfermedades endocrinas pueden sufrir síntomas físicos que afectan a su autoestima, como el aumento de peso, el crecimiento excesivo de vello en el síndrome de ovario poliquístico (SOP) o los cambios corporales debidos al síndrome de Cushing. En estos casos, el cuidador debe mostrar una gran sensibilidad, ofreciendo un oído comprensivo y evitando cualquier juicio. Este diálogo ayuda a los pacientes a aceptar su enfermedad y sus efectos, y fomenta un seguimiento regular.

El papel de la comunicación en la educación terapéutica

En endocrinología, la comunicación no se limita a la transmisión de información sobre la enfermedad y los tratamientos; también incluye la educación terapéutica, que es un aspecto fundamental de la asistencia. Los pacientes deben aprender a gestionar su enfermedad de forma independiente, y esto requiere una comunicación eficaz con sus cuidadores.

La educación terapéutica es un proceso de aprendizaje destinado a mejorar las habilidades de los pacientes para que puedan gestionar mejor su enfermedad en el día a día. Para ser eficaz, esta educación debe basarse en una comunicación clara e interactiva. Por ejemplo, en el caso de un paciente diabético, es esencial explicar detalladamente cómo controlar los niveles de azúcar en sangre, interpretar los resultados, ajustar la dieta o la dosis de insulina en función de estos resultados y reconocer los primeros signos de hiperglucemia o hipoglucemia.

Esta comunicación debe ser progresiva y adaptarse al ritmo de aprendizaje del paciente. El cuidador, ya sea auxiliar, enfermero o médico, debe evaluar los conocimientos del paciente y adaptar sus explicaciones en función de su comprensión y sus capacidades. Este enfoque centrado en el paciente capacita y apoya a los pacientes, permitiéndoles gestionar su enfermedad de forma más independiente y prevenir complicaciones.

La comunicación dentro del equipo médico: clave de la continuidad asistencial

La calidad de la asistencia también depende en gran medida de la comunicación entre los distintos miembros del equipo médico. En endocrinología, donde las patologías suelen ser crónicas y progresivas, la coordinación entre los cuidadores es crucial para garantizar una atención óptima. Cada profesional sanitario, ya sea médico, enfermero o auxiliar asistencial, tiene un papel específico, pero la interacción entre ellos garantiza la coherencia de los cuidados y permite ajustar las intervenciones en función de la evolución del paciente.

Las enfermeras, en particular, desempeñan un papel clave en esta comunicación, ya que están en estrecho contacto con los pacientes a diario. A menudo son los primeros en observar cambios en el estado general del paciente, ya sean fluctuaciones en los niveles de azúcar en sangre, signos de complicaciones o variaciones en el estado de ánimo o la energía. Estas observaciones deben comunicarse con precisión y rapidez al equipo de enfermería y al médico para que puedan introducirse los ajustes terapéuticos necesarios.

La comunicación, ya sea oral en los cambios de turno o escrita en las historias clínicas, es un momento crucial en el que se comparte toda la información relevante. Una buena comunicación en este contexto garantiza que cada miembro del equipo conozca las necesidades específicas del paciente, la evolución de sus síntomas y las medidas que deben tomarse. Por ejemplo, si un paciente diabético muestra signos de hipoglucemia recurrente, el auxiliar de cuidados debe informar rápidamente a la enfermera, que puede entonces ajustar la monitorización o discutir un ajuste terapéutico con el médico.

Comunicación y toma de decisiones compartida

La comunicación también desempeña un papel en la toma de decisiones compartida, un concepto clave en la medicina moderna, donde se anima a los pacientes a participar activamente en las decisiones relativas a su salud. En endocrinología, donde los tratamientos son a menudo complejos y deben ajustarse periódicamente, es importante que los pacientes comprendan las opciones terapéuticas de que disponen, sus beneficios y sus riesgos.

El cuidador desempeña el papel de intermediario, traduciendo la información médica a términos comprensibles para el paciente y transmitiendo sus expectativas y preferencias a los médicos. De este modo, el paciente participa plenamente en su proceso de tratamiento, lo que aumenta la adherencia al mismo y mejora los resultados a largo plazo.

- Comprender las expectativas (a menudo crónicas) de los pacientes

Comprender las expectativas de los pacientes, sobre todo de los que padecen enfermedades crónicas, es un aspecto esencial de la atención endocrinológica. Estos pacientes a menudo conviven con su enfermedad durante un largo periodo, a veces toda su vida, lo que crea necesidades específicas no sólo en términos de atención médica, sino también emocional, psicológica y socialmente. Como cuidador, es crucial adoptar un enfoque empático y holístico para comprender estas expectativas y responder adecuadamente.

Necesidad de estabilidad y control de la enfermedad

Una de las expectativas fundamentales de los pacientes crónicos es tener una sensación de control sobre su enfermedad. Enfermedades endocrinas como la diabetes, el hipotiroidismo o el síndrome de ovario poliquístico exigen una rigurosa gestión diaria de los síntomas y los tratamientos. A menudo, los pacientes buscan recuperar cierta estabilidad en sus vidas, a pesar de las fluctuaciones en su estado de salud. Quieren comprender mejor su enfermedad para poder controlarla con mayor eficacia, y aquí es donde el papel del equipo sanitario, en particular de los auxiliares de enfermería, enfermeros y médicos, se vuelve crucial.

Los pacientes esperan que sus cuidadores les proporcionen información clara y precisa sobre su estado de salud, los tratamientos actuales y las adaptaciones necesarias. Este conocimiento les permite tomar decisiones con conocimiento de causa y participar en su propio tratamiento. Por ejemplo, los pacientes diabéticos pueden esperar aprender a ajustar ellos mismos sus dosis de insulina, en función de su dieta o actividad física, para evitar complicaciones como la hiperglucemia o la hipoglucemia. Esta necesidad de autonomía es una expectativa legítima que los cuidadores deben fomentar mediante la educación terapéutica y el apoyo continuo.

Necesidad de escuchar y empatizar

Los pacientes con enfermedades crónicas suelen sentir una fuerte necesidad de ser escuchados y empatizar con ellos. Vivir con una enfermedad que afecta diariamente al cuerpo y a la mente puede ser agotador, tanto física como psicológicamente. Las fluctuaciones hormonales, por ejemplo, pueden provocar cambios de peso, trastornos del estado de ánimo y fatiga constante, todo lo cual repercute profundamente en la calidad de vida de los pacientes. En este contexto, los pacientes necesitan sentirse comprendidos y apoyados por su equipo sanitario.

La empatía que se espera de los cuidadores va mucho más allá del tratamiento médico. Los auxiliares de cuidados y las enfermeras deben reconocer el impacto emocional de la enfermedad y hablar a los pacientes con amabilidad. Esta empatía ayuda a establecer una relación de confianza, esencial para que los pacientes se sientan cómodos compartiendo sus dificultades y preocupaciones. Por ejemplo, un paciente que sufre complicaciones de la diabetes, como neuropatía o dolor crónico, puede sentirse aislado y desanimado. En esos momentos, la escucha atenta y las palabras tranquilizadoras del cuidador pueden marcar una gran diferencia y ayudar al paciente a sentirse menos solo con su enfermedad.

Necesidad de adaptar y personalizar la asistencia

Cada paciente es único, y esta singularidad es aún más pronunciada en las personas con enfermedades crónicas. Aunque compartan un diagnóstico común, los pacientes experimentan su enfermedad de formas distintas en función de su edad, estilo de vida, historial médico y estado emocional. Por eso esperan que la atención que reciben se adapte a sus necesidades individuales. Esta personalización de la atención es una expectativa importante, especialmente en un departamento como el de endocrinología, donde las enfermedades pueden manifestarse de formas muy diversas.

Un paciente con síndrome de Cushing, por ejemplo, puede estar especialmente preocupado por el aumento de peso y los cambios físicos causados por la enfermedad, mientras que otro paciente con problemas de tiroides puede estar más preocupado por los trastornos del estado de ánimo o la fatiga extrema. Cada paciente espera que su equipo sanitario tenga en cuenta estas especificidades y adapte los cuidados y consejos en consecuencia. Por lo tanto, los cuidadores deben ser capaces de personalizar su enfoque, ajustando las recomendaciones y respetando las expectativas específicas de cada individuo.

Necesidad de ayuda a largo plazo

Otra expectativa común entre los pacientes crónicos es la necesidad de apoyo a largo plazo. A diferencia de las enfermedades agudas, que a menudo pueden curarse con un tratamiento puntual, las enfermedades endocrinas suelen ser afecciones a largo plazo o incluso permanentes. Esto significa que los pacientes no sólo buscan un alivio inmediato de sus síntomas, sino también un apoyo continuo para mantener su calidad de vida a largo plazo.

Esta necesidad de apoyo se manifiesta en la expectativa de un seguimiento regular, una atención constante y un ajuste progresivo de los tratamientos. Por ejemplo, un paciente diabético puede esperar un apoyo regular para ajustar sus dosis de insulina o adaptar su dieta a medida que evoluciona su enfermedad. Del mismo modo, un paciente con hipotiroidismo puede esperar que se controlen sus niveles hormonales para garantizar que su tratamiento siga adaptándose a sus necesidades. Este apoyo continuo es crucial para evitar complicaciones y mantener la salud del paciente.

Por lo tanto, los cuidadores deben estar disponibles y responder a estas expectativas de seguimiento a largo plazo. Deben establecer rutinas de seguimiento, organizar citas periódicas y asegurarse de que los pacientes no se sientan abandonados entre las consultas médicas. Este apoyo constante ayuda a reforzar la confianza de los pacientes y a mantener su compromiso con el control de su enfermedad.

Necesidad de información sobre nuevos enfoques terapéuticos

Por último, los pacientes con enfermedades crónicas suelen esperar que se les mantenga informados de los nuevos avances terapéuticos. Con la rápida evolución de los tratamientos, sobre todo en endocrinología, los pacientes esperan que su equipo sanitario esté al tanto de los nuevos descubrimientos médicos, las nuevas tecnologías (como las bombas de insulina o los sensores de glucosa en sangre) y las innovaciones en fármacos o terapias. Esta expectativa de estar a la vanguardia de la asistencia demuestra hasta qué punto los pacientes desean tener acceso a las mejores opciones posibles para controlar su enfermedad.

Como cuidador, es importante formarse e informarse continuamente sobre las nuevas prácticas e innovaciones médicas. Facilitar información clara y actualizada sobre las opciones terapéuticas disponibles no sólo contribuye a satisfacer las expectativas de los pacientes, sino también a mejorar su atención.

2. Acogida de nuevos pacientes

- La importancia de la primera impresión

La primera impresión desempeña un papel crucial en la relación entre el cuidador y el paciente, especialmente en un departamento como el de endocrinología, donde las patologías suelen ser crónicas y requieren un tratamiento a largo plazo. Desde el primer momento del encuentro, se establece una dinámica entre el paciente y el equipo sanitario que determina la confianza, la cooperación y la adherencia a los cuidados. Esta primera impresión, aunque pueda parecer insignificante, sienta las bases de una relación que puede durar meses o incluso años, y tiene una gran influencia en la forma en que los pacientes viven su asistencia.

Crear un clima de confianza

La primera impresión es esencial para establecer un clima de confianza, elemento clave en cualquier relación terapéutica. Cuando los pacientes llegan a una sala, a menudo estresados o preocupados por su estado de salud, son inmediatamente sensibles a la actitud de los cuidadores. Una acogida cálida, atenta y tranquilizadora hace que los pacientes se sientan atendidos y escuchados. Esta atención, visible desde los primeros momentos, les permite relajar parte de su ansiedad, sabiendo que están en buenas manos.

Este clima de confianza se forja a través de varios elementos: el lenguaje no verbal, como la sonrisa y el contacto visual, pero también las primeras palabras intercambiadas, que deben ser empáticas y claras. En endocrinología, donde las patologías son a menudo complejas y los tratamientos a veces restrictivos, es esencial que el paciente se sienta apoyado desde el principio. Si siente que sus cuidadores están disponibles y atentos a sus necesidades, estará más dispuesto a expresar sus preocupaciones y a abrirse sobre su experiencia de la enfermedad.

La importancia de la escucha activa

Desde el principio, la escucha activa del paciente es un factor determinante para causar una primera impresión. Cuando los pacientes, especialmente los que padecen enfermedades crónicas, son recibidos por cuidadores que muestran un interés genuino por sus síntomas, expectativas e historial médico, se sienten inmediatamente respetados y valorados. Este primer encuentro suele ser una oportunidad para que los pacientes compartan sus temores, preguntas y expectativas. Si estos sentimientos son escuchados y comprendidos, se crea una dinámica positiva en la que el paciente no sólo se siente escuchado, sino también tenido en cuenta como persona en su totalidad.

La escucha activa consiste en dejar que el paciente se exprese libremente y demostrarle que se le entiende. Para ello hay que formular preguntas abiertas, reformularlas para validar la comprensión y fomentar los signos no verbales, como asentir con la cabeza o mantener un contacto visual regular. Este tipo de escucha, que se establece desde la primera impresión, muestra a los pacientes que sus palabras son importantes y que son el centro del tratamiento, lo que aumentará su confianza en la atención futura.

Preparar a los pacientes para su itinerario asistencial

La primera impresión es también una oportunidad para preparar a los pacientes para lo que les espera a lo largo del tratamiento. En endocrinología, los tratamientos son a menudo largos e implican una gestión diaria, ya sea mediante controles regulares de azúcar en sangre para los diabéticos o ajustes hormonales para los pacientes que sufren trastornos tiroideos. Por lo tanto, desde el primer encuentro, es importante sentar las bases para una comprensión clara de las etapas que nos esperan. Una explicación sencilla pero precisa de las diferentes etapas del tratamiento, las citas que hay que concertar y los objetivos de cada intervención ayudarán a reducir la ansiedad del paciente y a tranquilizarle, ya que le guiarán a lo largo de todo el proceso.

Cuando los pacientes perciben, desde las primeras interacciones, que los cuidados serán organizados y personalizados, es más fácil que se proyecten en su tratamiento y se adhieran a las recomendaciones. El equipo sanitario también puede aprovechar este intercambio inicial para insistir en la importancia de la cooperación y la comunicación periódica entre el paciente y los cuidadores, lo que facilitará el seguimiento de los cuidados y responderá mejor a las necesidades específicas del paciente.

Reforzar el cumplimiento terapéutico

La primera impresión desempeña un papel fundamental en la adherencia terapéutica. Si los pacientes se sienten bienvenidos, escuchados e informados, estarán más dispuestos a seguir escrupulosamente las recomendaciones de los profesionales sanitarios. Por el contrario, una primera impresión negativa, en la que el paciente se sienta incomprendido, ignorado o mal informado, puede alterar esta adherencia y provocar resistencia o incluso desvinculación de la asistencia. En endocrinología, donde la gestión de las patologías requiere la implicación activa del paciente (sobre todo en el caso de la diabetes o el uso regular de tratamientos hormonales), esta adherencia es crucial para evitar complicaciones y mejorar la calidad de vida del paciente.

Al ofrecer una acogida atenta y explicar claramente los aspectos relacionados con el tratamiento desde el primer encuentro, los cuidadores crean un contexto que anima a los pacientes a implicarse en su atención. Esta actitud proactiva anima a los pacientes a hacer preguntas, a comprender las razones de cada intervención y a adoptar un enfoque activo para controlar su estado de salud.

Impacto en el viaje emocional del paciente

Más allá del aspecto técnico, la primera impresión tiene un impacto significativo en el estado emocional del paciente. Ante una enfermedad crónica, muchos pacientes sienten miedo, incertidumbre o desánimo. El primer contacto con el cuidador puede desempeñar un papel decisivo para calmar estas emociones. Una acogida calurosa, explicaciones tranquilizadoras y una presencia atenta contribuyen a reducir la ansiedad inicial y dan a los pacientes una sensación de seguridad.

Este apoyo emocional, aunque a menudo implícito, es esencial para los pacientes endocrinos. Saber que el equipo sanitario está disponible para responder a sus preguntas y apoyarle en los momentos difíciles ayuda a crear una relación terapéutica basada en la confianza, en la que el paciente se siente respaldado en los momentos de duda o incertidumbre.

- Anamnesis: recopilación de información relevante para la asistencia

La anamnesis es una etapa fundamental en la atención al paciente, sobre todo en un servicio de endocrinología donde las patologías son a menudo complejas y crónicas. Es el momento en el que el cuidador recopila información esencial sobre los antecedentes médicos, los síntomas, el estilo de vida y los antecedentes familiares y personales del paciente. Esta recopilación de datos permite comprender mejor el estado de salud general del paciente y sienta las bases de una asistencia adaptada y personalizada. La historia clínica es algo más que un cuestionario médico: es un auténtico diálogo, un intercambio entre el cuidador y el paciente, destinado a establecer una relación de confianza al tiempo que se recaba la información necesaria para una asistencia de calidad.

La importancia de la historia en endocrinología

En endocrinología, la anamnesis es especialmente importante porque las patologías endocrinas, como la diabetes, los trastornos tiroideos o el síndrome de Cushing, suelen presentar síntomas difusos y pueden afectar a varios sistemas del organismo. A veces, estas enfermedades se manifiestan a través de signos sutiles, como fatiga inexplicable, variaciones de peso o trastornos del estado de ánimo, que requieren una evaluación en profundidad para ser interpretados correctamente.

La historia clínica ayuda a establecer la relación entre los distintos síntomas y a orientar las investigaciones médicas hacia un diagnóstico preciso. Por ejemplo, en el caso de un paciente que presenta un rápido aumento de peso y fatiga crónica, la anamnesis podría revelar antecedentes familiares de trastornos tiroideos o una exposición prolongada a los corticosteroides, lo que orientaría al médico hacia el hipotiroidismo o el síndrome de Cushing. Esta información, recogida cuidadosamente desde el primer encuentro, ayuda a afinar las hipótesis diagnósticas y a adaptar mejor los tratamientos.

Elementos clave que deben recopilarse durante el proceso de elaboración del historial

La anamnesis se basa en una serie de elementos clave que el cuidador debe explorar metódicamente para obtener una visión completa del paciente. Entre ellos figuran :

1. **Síntomas actuales**: El punto de partida de la anamnesis es la descripción de los síntomas que han llevado al paciente a consultar al médico. Es fundamental dejar que el paciente se exprese libremente sobre lo que siente, para obtener un cuadro lo más detallado posible. En endocrinología, los síntomas pueden ser variados y a veces inespecíficos, como fatiga, sed excesiva, cambios de peso, trastornos del sueño o problemas de concentración. Es esencial preguntar al paciente sobre la duración, la intensidad y la evolución de estos síntomas para evaluar su importancia clínica.

2. **Historial médico personal**: El historial médico del paciente proporciona un marco importante para comprender su estado de salud actual. Las patologías previas, aunque estén resueltas, pueden influir en la aparición de nuevas afecciones. En endocrinología, los antecedentes de enfermedades metabólicas, cardiovasculares u hormonales son especialmente relevantes. Además, algunos tratamientos anteriores, como los corticosteroides o la radioterapia, pueden tener consecuencias endocrinas a largo plazo.

3. **Antecedentes familiares**: Muchas enfermedades endocrinas tienen un componente hereditario. Por ello, es importante recabar información sobre las patologías presentes en familiares cercanos, como diabetes, enfermedades tiroideas, tumores endocrinos o trastornos metabólicos como la hipercolesterolemia. El descubrimiento de tales afecciones en los antecedentes familiares puede orientar hacia un diagnóstico más preciso

y justificar la realización de pruebas complementarias para detectar patologías similares.

4. **Estilo de vida y hábitos cotidianos**: La historia clínica también debe explorar los hábitos de vida del paciente, que tienen un impacto directo en su estado de salud. Los hábitos alimentarios, los niveles de actividad física, el consumo de alcohol y tabaco y los niveles de estrés son factores esenciales que deben tenerse en cuenta, sobre todo en el caso de las enfermedades endocrinas. Por ejemplo, un paciente diabético que consuma habitualmente alimentos azucarados o un paciente hipotiroideo sedentario requerirán ajustes específicos en su tratamiento y seguimiento. Del mismo modo, las alteraciones del sueño o los signos de depresión pueden ser indicadores de desequilibrios hormonales que requieren una atención especial.

5. **Tratamientos actuales**: Es esencial hacer un balance de los tratamientos que el paciente está tomando actualmente, estén o no relacionados con la enfermedad endocrina. Ciertos medicamentos, en particular los tratamientos hormonales o los medicamentos que influyen en el metabolismo, pueden interactuar con el tratamiento endocrino o enmascarar ciertos efectos. Por lo tanto, es necesario conocer las dosis, la duración del tratamiento y las posibles reacciones a la medicación, con el fin de adaptar la gestión terapéutica de la forma más eficaz posible.

6. **Antecedentes ginecológicos y reproductivos (en mujeres)**: En endocrinología, es importante que las pacientes comenten aspectos relacionados con los ciclos menstruales, la fertilidad, los embarazos anteriores y la menopausia. Los ciclos irregulares, los problemas de concepción o los síntomas relacionados con la menopausia pueden ser pistas valiosas para el diagnóstico de trastornos

hormonales como el síndrome de ovario poliquístico (SOP) o la insuficiencia ovárica.

Un diálogo abierto y empático

Además de recoger datos médicos, la anamnesis debe ser un momento de discusión empática, en el que los pacientes se sientan cómodos hablando de sus síntomas, sus preocupaciones y sus experiencias de la enfermedad. Es importante que el cuidador adopte una actitud afectuosa y formule preguntas abiertas para animar al paciente a expresarse libremente. Esto no sólo ayuda a recabar información médica, sino también a comprender el impacto psicológico y social de la enfermedad en la vida diaria del paciente.

Por ejemplo, un paciente con diabetes podría hablar no sólo de los retos que supone controlar los niveles de azúcar en sangre, sino también de las repercusiones emocionales de la enfermedad, como el estrés de las posibles complicaciones o la fatiga de gestionar las inyecciones diarias de insulina. Estos elementos, aunque no sean estrictamente médicos, son esenciales para comprender la situación general del paciente y adaptar el apoyo que se le presta, incluido el apoyo psicológico o los consejos sobre cómo gestionar mejor el estrés y la ansiedad.

- Instalación en su habitación y presentación del servicio

Instalarse en la habitación del paciente y conocer el servicio son etapas cruciales en la entrada de un paciente en un servicio asistencial, sobre todo en endocrinología, donde las estancias pueden ser prolongadas debido al carácter a menudo crónico de las enfermedades. Estas etapas iniciales desempeñan un papel esencial en la creación de un entorno asistencial tranquilizador y cómodo para el paciente. El éxito de la instalación no sólo ayuda a satisfacer las necesidades inmediatas de los pacientes, sino que también facilita su adaptación al entorno hospitalario y los integra gradualmente en un proceso asistencial que puede ser largo y complejo.

Una cálida bienvenida a los pacientes

En cuanto los pacientes llegan a la sala, es esencial ofrecerles una bienvenida cálida y amable. Esta bienvenida marca la pauta y crea una primera impresión positiva, que fomentará una buena relación con el equipo asistencial. El traslado a la habitación del paciente no es un simple trámite administrativo; también es un momento en el que los pacientes, que a menudo están estresados o preocupados por su enfermedad o su estancia en el hospital, necesitan que se les tranquilice.

Por lo tanto, el cuidador, a menudo el auxiliar de enfermería, debe tomarse el tiempo necesario para presentarse al paciente y explicarle cómo va a instalarse. El tono utilizado debe ser tranquilo y empático, cuidando de hacer las preguntas necesarias sobre la comodidad del paciente, como sus preferencias a la hora de comer o dormir, o si tiene algún dolor o síntoma que requiera atención inmediata. Esta primera interacción es también una oportunidad para asegurar al paciente que todo el equipo está ahí para velar por su bienestar.

Instalación física en la sala

Una vez recibido el paciente, la instalación física en la habitación debe realizarse con cuidado y atención al detalle. El paciente debe ser guiado y asistido durante sus primeros momentos en la habitación. Si es necesario, el cuidador ayudará al paciente a cambiarse y a instalarse cómodamente en la cama. Es importante asegurarse de que el paciente tenga a mano todo lo que pueda necesitar: sus objetos personales, gafas, teléfono y agua. Si el paciente tiene problemas de movilidad o sufre dolores crónicos, hay que procurar que esté en una posición cómoda, utilizando cojines o ayudas específicas para aliviar la tensión corporal.

La preparación de la sala también incluye ajustar el equipo médico a las necesidades del paciente. En un servicio de endocrinología, esto puede incluir dispositivos de control para pacientes diabéticos, como bombas de insulina o sensores de glucosa en sangre, o equipos para medir periódicamente las constantes vitales, como la tensión arterial y la temperatura. Asegurarse de que todo funciona correctamente desde el principio garantizará un seguimiento continuo y evitará problemas técnicos más adelante.

El cuidador también debe asegurarse de que el paciente entiende cómo utilizar determinados dispositivos de la habitación, como el timbre para llamar al personal en caso necesario. Es esencial que el paciente se sienta seguro y que sepa que puede recibir ayuda en cualquier momento, ya sea para cuestiones médicas o para sentirse cómodo.

Presentación del servicio y rutinas diarias

Una vez que el paciente se ha instalado, es importante explicarle cómo funciona el servicio de endocrinología, sobre todo si la estancia va a durar varios días. Esta presentación ayuda a estructurar la estancia y a tranquilizar al paciente dándole un sentido de orientación. La atención endocrinológica suele requerir un seguimiento regular, exámenes frecuentes y ajustes terapéuticos, por lo que es esencial que los pacientes comprendan cómo funciona el departamento y qué pueden esperar.

El cuidador puede empezar explicando las rutinas diarias: los horarios de las comidas, cuándo deben tomarse los medicamentos y las horas reservadas para las visitas o exploraciones médicas. Saber de antemano cuándo tendrán lugar estos momentos importantes ayuda al paciente a prepararse mejor mental y físicamente. También puede ser útil explicar a los pacientes que pueden desempeñar un papel activo en su tratamiento, por ejemplo controlando sus niveles de azúcar en sangre o anotando sus síntomas para comentarlos con el equipo sanitario.

Al mismo tiempo, es importante presentar al paciente al equipo asistencial. Además del auxiliar asistencial, que proporciona los cuidados diarios, los pacientes interactuarán con enfermeras, médicos y quizás nutricionistas o fisioterapeutas, en función de sus necesidades. Conocer el papel de cada uno facilita al paciente orientarse y saber a quién dirigirse si tiene preguntas o necesidades. Este enfoque multidisciplinar es esencial en endocrinología, ya que permite una gestión integral tanto de los aspectos médicos como del día a día de la enfermedad.

Diálogo y escucha de las necesidades del paciente

La instalación en la habitación es también el momento de entablar un diálogo abierto con el paciente. El cuidador debe aprovechar esta oportunidad para hacer preguntas sobre las expectativas del paciente y sus necesidades específicas, ya estén relacionadas con su patología o con su comodidad. Al recabar esta información desde el principio, el cuidador puede anticiparse a los ajustes que puedan ser necesarios durante la estancia.

Por ejemplo, un paciente diabético puede necesitar ajustes específicos de su dieta o consejos sobre cómo administrar su tratamiento de insulina durante su estancia. Si el paciente expresa temores o preguntas sobre su tratamiento o los próximos exámenes, es esencial responder a sus preguntas de forma clara y tranquilizadora. Esta conversación inicial ayuda a establecer un vínculo de confianza que facilitará las conversaciones a lo largo de la estancia.

Preparar a los pacientes para el resto del tratamiento

Por último, la instalación en su habitación y una presentación del departamento ayudan a preparar a los pacientes para las distintas etapas de su tratamiento. En un servicio de endocrinología, donde las enfermedades crónicas requieren un seguimiento riguroso y continuo, es importante que los pacientes comprendan no sólo lo que ocurrirá durante su estancia en el hospital, sino también cómo continuará su atención una vez que se hayan marchado.

De este modo, el cuidador puede comentar con el paciente los próximos exámenes que se le realizarán, los posibles ajustes del tratamiento que puedan ser necesarios y las medidas que deben adoptarse para optimizar su atención tras la hospitalización, ya sea mediante consultas periódicas o seguimiento a distancia. Al preparar a los pacientes para la siguiente etapa de su tratamiento, les ayudamos a proyectarse en el futuro y a comprender mejor los retos de su enfermedad.

3. Gestión de pacientes habituales y crónicos

• Seguimiento de los protocolos asistenciales

El seguimiento de protocolos asistenciales es un aspecto esencial del trabajo de los equipos médicos, especialmente en un departamento como el de endocrinología, donde los pacientes suelen padecer enfermedades crónicas que requieren una atención rigurosa y personalizada. Estos protocolos, elaborados a partir de las mejores prácticas y recomendaciones científicas, están diseñados para garantizar una atención uniforme, segura y de calidad, al tiempo que permiten adaptarse a las necesidades específicas de cada paciente. El cumplimiento de estos protocolos es crucial para garantizar la continuidad de los cuidados, prevenir complicaciones y mejorar la eficacia del tratamiento.

La importancia de los protocolos asistenciales en endocrinología

En un servicio de endocrinología, los protocolos asistenciales abarcan un amplio abanico de situaciones, desde el seguimiento diario de pacientes diabéticos hasta el tratamiento de trastornos tiroideos o enfermedades más raras como el síndrome de Cushing. Estas patologías suelen requerir un seguimiento constante y ajustes frecuentes de los tratamientos, ya sea para regular los niveles de glucosa en sangre, estabilizar las hormonas tiroideas o vigilar la evolución de los síntomas de la enfermedad suprarrenal.

Los protocolos asistenciales permiten estandarizar estas prácticas para que cada paciente reciba una atención coherente, independientemente del equipo presente. Por ejemplo, un protocolo de tratamiento de la diabetes puede incluir recomendaciones precisas sobre la frecuencia de los controles de glucosa en sangre, los umbrales de alerta de hipoglucemia o hiperglucemia y las medidas que deben tomarse en función de los resultados. Así se garantiza que todos los miembros del equipo, ya sean médicos, enfermeros o cuidadores, sigan las mismas directrices, lo que garantiza una atención coherente y eficaz.

Aplicación rigurosa de los protocolos

El seguimiento de los protocolos asistenciales se basa en la aplicación rigurosa de procedimientos definidos. Esto implica que cada cuidador, en función de su función, aplique las recomendaciones con precisión. En el contexto de los cuidados cotidianos, esto puede incluir una amplia gama de acciones: control regular de los parámetros vitales, administración de medicación en dosis y momentos definidos, seguimiento de la evolución de los síntomas o realización de exámenes específicos.

Tomemos el ejemplo de un paciente con diabetes. El protocolo asistencial puede indicar con qué frecuencia deben analizarse los niveles de azúcar en sangre, qué medidas deben tomarse en caso de variaciones anormales (como una inyección adicional de insulina o la ingesta de carbohidratos en caso de hipoglucemia) y qué parámetros deben transmitirse al equipo médico para ajustar el tratamiento. Estas acciones se llevan a cabo sistemáticamente para garantizar un seguimiento continuo del paciente. Cada etapa del protocolo se registra cuidadosamente en el expediente médico del paciente, lo que garantiza una trazabilidad completa de la asistencia y facilita las decisiones médicas futuras.

En endocrinología, donde los tratamientos suelen ser a largo plazo, la aplicación rigurosa de los protocolos también ayuda a prevenir las complicaciones a largo plazo de las enfermedades crónicas. Para un paciente que sufre hipotiroidismo, por ejemplo, seguir rigurosamente el protocolo de sustitución hormonal ayuda a evitar complicaciones como la fatiga extrema, el aumento excesivo de peso o los problemas cardiovasculares. Por tanto, el cumplimiento de los protocolos garantiza no sólo el tratamiento inmediato de los síntomas, sino también una atención preventiva eficaz.

Adaptar los protocolos a las necesidades individuales

Aunque los protocolos asistenciales están estandarizados para ofrecer unas pautas claras, no son rígidos y a menudo deben adaptarse a las necesidades específicas de cada paciente. Cada individuo responde de forma diferente al tratamiento, en función de factores como la edad, el estilo de vida, los antecedentes médicos y las comorbilidades. Por lo tanto, los protocolos deben ser lo suficientemente flexibles como para responder a situaciones específicas.

Un protocolo puede adaptarse en consulta con el equipo médico. Por ejemplo, un paciente que padezca el síndrome de Cushing, cuyo tratamiento consiste en reducir la producción excesiva de cortisol, puede presentar complicaciones específicas que requieran ajustes de las dosis o un seguimiento de los síntomas. En ese caso, el protocolo puede adaptarse para incluir pruebas adicionales, un seguimiento más estrecho o tratamientos complementarios.

Los cuidadores desempeñan un papel clave en la identificación de estas necesidades específicas. Al estar en estrecho contacto con el paciente a diario, pueden observar signos que pueden requerir la adaptación del protocolo inicial. Estas observaciones se comunican al médico responsable, que puede decidir modificar algunos aspectos del protocolo para responder mejor a las necesidades del paciente. De este modo, el cumplimiento del protocolo va acompañado de la flexibilidad necesaria para personalizar los cuidados respetando las pautas establecidas.

Comunicación y colaboración en materia de protocolos

El cumplimiento de los protocolos asistenciales depende también de una comunicación fluida y una colaboración eficaz entre todos los miembros del equipo asistencial. Los protocolos suelen ser complejos e implican a varias personas en distintos momentos del proceso asistencial. Para que se apliquen de forma coherente, es esencial que cada miembro del equipo asistencial sepa cuál es su lugar en el proceso y cuándo debe intervenir.

La comunicación entre los equipos, sobre todo en los cambios de turno o en las reuniones de departamento, es un momento ideal para hablar de los protocolos actuales y de los ajustes necesarios. Son oportunidades para compartir observaciones clínicas, evaluar la eficacia de la atención prestada y ajustar el protocolo si es necesario. Por ejemplo, si un paciente en tratamiento por hipertiroidismo muestra signos de agitación o palpitaciones, el cuidador debe informar inmediatamente de estos síntomas para que el equipo médico pueda evaluar si es necesario modificar el tratamiento.

Esta comunicación también es crucial para garantizar la continuidad de la atención. Todos los implicados deben estar informados de las acciones anteriores para evitar errores o repeticiones innecesarias. La trazabilidad de los cuidados, registrada en la historia clínica, permite a todos los cuidadores seguir la evolución del paciente y atenerse escrupulosamente al protocolo establecido, al tiempo que se les informa de las adaptaciones realizadas con el paso del tiempo.

Formación continua para cuidadores

El seguimiento de los protocolos asistenciales también requiere una formación continua de los cuidadores. Los protocolos evolucionan en función de los avances médicos y científicos, y es esencial que los cuidadores estén al día de las nuevas recomendaciones. En endocrinología, donde los tratamientos pueden cambiar con los nuevos descubrimientos sobre los mecanismos hormonales o las innovaciones tecnológicas (como las nuevas bombas de insulina), la formación continua es esencial para garantizar una atención de calidad.

Por ello, los equipos médicos deben recibir formación periódica sobre los nuevos protocolos o las actualizaciones de los ya existentes. Esta formación no sólo contribuye a mejorar la atención al paciente, sino que también reduce los posibles errores que podrían producirse por falta de información o conocimiento sobre los procedimientos a seguir.

- Ajustes y seguimiento específicos para pacientes con diabetes, enfermedad tiroidea, etc.

Los pacientes con enfermedades endocrinas, como diabetes o trastornos tiroideos, requieren ajustes periódicos de sus tratamientos y un seguimiento riguroso para garantizar una gestión eficaz de su enfermedad. Estas enfermedades crónicas, que afectan a complejos sistemas hormonales, suelen evolucionar de forma sutil y requieren una atención constante por parte de los cuidadores. Ya se trate de mantener el control glucémico en un paciente diabético o de regular las hormonas tiroideas en un paciente hipotiroideo o hipertiroideo, cada paciente requiere una atención adaptada a sus necesidades específicas, basada en un seguimiento personalizado y ajustes terapéuticos periódicos.

Ajustes y seguimiento en pacientes diabéticos

El control de la diabetes, ya sea de tipo 1 o de tipo 2, implica principalmente la monitorización periódica de los niveles de glucosa en sangre y el ajuste de las dosis de insulina o de fármacos antidiabéticos. Estos ajustes son esenciales para mantener estables los niveles de glucosa en sangre y prevenir complicaciones agudas, como la hipoglucemia o la hiperglucemia, así como complicaciones crónicas, como enfermedades cardiovasculares, renales o nerviosas.

Para un paciente diabético, controlar los niveles de azúcar en sangre es una parte crucial de la vida diaria. Debe hacerse varias veces al día, sobre todo antes y después de las comidas, y a veces incluso durante la noche, según la gravedad de la diabetes. Estas mediciones permiten ajustar las dosis de insulina en función de los resultados obtenidos, la dieta y la actividad física. Especialmente en el caso de los pacientes en tratamiento con insulina, los ajustes de las dosis de insulina rápida o basal se realizan en tiempo real, en función de los valores de glucemia observados. Los auxiliares asistenciales, enfermeros y médicos desempeñan un papel fundamental en este seguimiento, explicando a los pacientes cómo interpretar sus resultados y ajustar su tratamiento de forma autónoma.

El seguimiento regular también incluye el control de otros parámetros como el peso, la tensión arterial y el estado de los pies (para prevenir complicaciones diabéticas como las úlceras del pie). Debe prestarse especial atención a los signos de descompensación, como poliuria (micción frecuente), polidipsia (sed excesiva) o fatiga extrema, que pueden indicar un desequilibrio glucémico. En estos casos, es necesario ajustar las dosis de insulina o los fármacos antidiabéticos para estabilizar la situación.

El cuidado diario de los pacientes diabéticos también incluye una dimensión educativa. Los cuidadores deben enseñar a los pacientes a controlar sus niveles de azúcar en sangre, reconocer los signos de hipo o hiperglucemia y controlar su dieta. Por ejemplo, los pacientes en tratamiento con insulina deberán ajustar sus inyecciones en función de su ingesta de carbohidratos y su nivel de actividad física. Estos ajustes son esenciales para mantener el control glucémico y prevenir complicaciones.

Ajustes y seguimiento en pacientes con trastornos tiroideos

Los pacientes que padecen trastornos tiroideos, ya sea hipotiroidismo o hipertiroidismo, también requieren un seguimiento específico y ajustes regulares de sus tratamientos hormonales para garantizar un equilibrio tiroideo adecuado. El tiroides regula muchas funciones corporales esenciales, como el metabolismo, la temperatura corporal, la frecuencia cardiaca y la digestión. Cualquier desequilibrio en la producción de hormonas tiroideas (T3 y T4) puede provocar una serie de síntomas que afectan a la calidad de vida del paciente.

En los pacientes con hipotiroidismo, generalmente se necesita levotiroxina, un sustituto de la hormona tiroidea, para compensar la baja producción de la glándula tiroides. Es esencial ajustar la dosis de levotiroxina, ya que una dosis inadecuada puede provocar síntomas persistentes de hipotiroidismo (fatiga, aumento de peso, depresión) o, por el contrario, síntomas de hipertiroidismo (palpitaciones, nerviosismo, insomnio) si la dosis es demasiado alta. El tratamiento se controla mediante análisis de sangre periódicos de hormonas tiroideas y TSH (hormona estimulante del tiroides), que permiten ajustar la dosis de levotiroxina en función de las necesidades individuales del paciente.

Para los pacientes hipertiroideos, cuya glándula tiroides produce demasiadas hormonas, el tratamiento puede incluir fármacos antitiroideos para reducir la producción de hormonas, o incluso la extirpación parcial de la glándula tiroides en los casos más graves. También en este caso son necesarios ajustes regulares para evitar que el paciente caiga en un hipotiroidismo posterior al tratamiento. El seguimiento clínico es importante: la pérdida rápida de peso, la sudoración excesiva, las palpitaciones o un nerviosismo inusual son signos de desequilibrio que obligan a reevaluar el tratamiento.

Además de la monitorización biológica, los cuidadores deben vigilar de cerca los cambios en los síntomas clínicos. Por ejemplo, la fatiga persistente o la intolerancia al frío pueden sugerir niveles inadecuados de hormonas tiroideas en un paciente hipotiroideo. Por el contrario, en un paciente hipertiroideo, signos como un ritmo cardíaco acelerado o temblores pueden indicar una sobreproducción de hormonas. Estas observaciones clínicas, combinadas con los resultados de los análisis de sangre, orientan los ajustes terapéuticos.

Ajustes específicos para otras patologías endocrinas

Además de la diabetes y los trastornos tiroideos, otras enfermedades endocrinas también requieren un seguimiento y ajustes específicos. El síndrome de Cushing, por ejemplo, se caracteriza por una producción excesiva de cortisol por las glándulas suprarrenales. El tratamiento de esta enfermedad puede incluir medicación para reducir la producción de cortisol o cirugía para extirpar un tumor suprarrenal. Es crucial controlar los niveles de cortisol, ya que una reducción demasiado rápida puede provocar síntomas de deficiencia de cortisol, como fatiga, tensión arterial baja o dolor abdominal.

El feocromocitoma, un tumor poco frecuente de la glándula suprarrenal, provoca una producción excesiva de catecolaminas (adrenalina y noradrenalina), causando episodios de crisis hipertensivas y palpitaciones. El seguimiento en este caso consiste principalmente en controlar la tensión arterial y administrar medicación antihipertensiva, a la espera de la intervención quirúrgica para extirpar el tumor. Los ajustes del tratamiento son esenciales para estabilizar al paciente y prevenir las crisis hipertensivas graves.

El papel de los cuidadores en la adaptación y el seguimiento

Los cuidadores desempeñan un papel clave en el ajuste de los tratamientos y el seguimiento diario de los pacientes con enfermedades endocrinas. Su presencia constante con los pacientes les permite detectar rápidamente cualquier signo de desequilibrio hormonal y alertar al equipo médico en consecuencia. También son responsables de aplicar los ajustes terapéuticos, ya sea modificando las dosis de insulina, hormonas tiroideas u otros fármacos.

Los auxiliares sanitarios y las enfermeras también contribuyen a la educación terapéutica de los pacientes, ayudándoles a comprender la importancia del seguimiento regular de sus síntomas y de la adherencia al tratamiento. Explicándoles cómo ajustar sus dosis de insulina en función de su dieta o actividad física, o ayudándoles a reconocer los signos de desequilibrio tiroideo, los cuidadores desempeñan un papel activo en la autogestión de los pacientes.

Capítulo 3

Atención diaria en el servicio de endocrinología

1. Cuidados básicos

* Ayudar a lavar, alimentar y mover a los pacientes

Ayudar a los pacientes a lavarse, comer y moverse es un aspecto fundamental de la asistencia diaria en el hospital, sobre todo en el caso de pacientes con enfermedades crónicas, como los tratados en endocrinología. Aunque aparentemente sencillos, estos cuidados desempeñan un papel crucial en el bienestar físico y mental de los pacientes, al tiempo que contribuyen a prevenir complicaciones relacionadas con la inmovilidad, la desnutrición o los problemas de higiene. Cada gesto cuenta a la hora de apoyar a los pacientes, y estos cuidados básicos deben prestarse con atención, respeto y sensibilidad.

Asistencia en el aseo: garantizar la dignidad y la comodidad

El aseo es uno de los momentos clave del día para los pacientes que no son autosuficientes. No es sólo un acto técnico; es también un momento de cuidado que contribuye al bienestar, la dignidad y la comodidad del paciente. Mantener una higiene corporal adecuada es esencial para prevenir infecciones cutáneas, irritaciones y escaras, además de proporcionar a los pacientes una sensación de frescor y bienestar.

El auxiliar de enfermería, que a menudo interviene para realizar el aseo, debe velar por que este momento sea respetuoso con el pudor y las necesidades específicas de la paciente. Esto significa proporcionar un entorno íntimo y respetar las preferencias del paciente, ya sea en cuanto a la temperatura del agua, los productos de higiene utilizados o el ritmo de la limpieza. Como cada paciente es diferente, algunos pueden preferir lavarse completamente en la cama, mientras que otros, con un poco de ayuda, pueden ir al baño a lavarse de forma más independiente.

Para los pacientes endocrinológicos, como los diabéticos, hay que prestar especial atención a ciertas partes del cuerpo, sobre todo los pies. El pie diabético, por ejemplo, es una complicación frecuente debida a la mala circulación sanguínea y a problemas de cicatrización. Por ello, es esencial comprobar el estado de los pies al lavarlos e informar al equipo de enfermería de cualquier llaga, enrojecimiento o infección. Estos cuidados preventivos ayudan a evitar complicaciones graves como úlceras o infecciones, que pueden requerir un tratamiento más extenso.

Por último, además del aspecto médico, la asistencia en el aseo es también un momento de relación especial con el paciente. Dedicando tiempo a escuchar sus necesidades y respetando su ritmo, los cuidadores pueden reforzar su confianza en sí mismo y su autoestima, a menudo mermadas por la pérdida de autonomía que provoca la enfermedad.

Ayudar a comer: un acto esencial de cuidado

La nutrición es otro aspecto fundamental de los cuidados diarios, sobre todo para los pacientes hospitalizados. Una dieta adecuada y equilibrada es crucial para mantener la salud y prevenir complicaciones relacionadas con la malnutrición, sobre todo en pacientes con enfermedades crónicas como diabetes o trastornos tiroideos. El apoyo nutricional implica no sólo ayudar a los pacientes a comer si lo necesitan, sino también garantizar que su ingesta nutricional se corresponda con sus necesidades específicas.

En endocrinología, la dieta suele ser una palanca importante en el tratamiento de las patologías. En los pacientes diabéticos, por ejemplo, la gestión de los hidratos de carbono es crucial para estabilizar los niveles de azúcar en sangre. Por lo tanto, es esencial seguir las recomendaciones nutricionales adecuadas, teniendo en cuenta la ingesta de carbohidratos del paciente y sus necesidades de insulina. El papel del cuidador y de la enfermera no es sólo acompañar al paciente durante las comidas, sino también comprobar que comprende la importancia de estas elecciones alimentarias en el control de su enfermedad.

Para los pacientes con dificultades, ya estén debilitados por una enfermedad o sufran problemas motores, la asistencia para comer puede incluir la preparación de la bandeja de comida, el corte de los alimentos o incluso la ayuda directa para darles de comer. Es importante adaptar esta asistencia al ritmo del paciente, respetar sus gustos y asegurarse de que come en condiciones cómodas, bien sentado y relajado. Los pacientes que sienten que se escuchan y respetan sus hábitos alimentarios serán más propensos a comer con placer, incluso si se enfrentan a restricciones dietéticas.

Por último, el control de la ingesta de líquidos es igualmente importante, sobre todo en los pacientes endocrinos que pueden sufrir desequilibrios hídricos. El auxiliar de enfermería se asegura de que el paciente esté suficientemente hidratado, al tiempo que tiene en cuenta cualquier recomendación médica relativa a la restricción o el aumento de la ingesta de líquidos.

Movilización de pacientes: prevención de complicaciones y mantenimiento de la autonomía

La movilización de los pacientes es otro componente esencial de los cuidados diarios, especialmente en el caso de pacientes que pasan largos periodos en cama o que sufren patologías que conllevan una pérdida de movilidad. La inmovilidad prolongada expone a los pacientes a riesgos como úlceras por presión, desgaste muscular, problemas respiratorios y trombosis venosa profunda. Para prevenir estas complicaciones, es vital garantizar que los pacientes se movilicen regularmente de forma adaptada a su estado.

En endocrinología, ciertas patologías pueden tener un impacto directo en la movilidad de los pacientes. Por ejemplo, los pacientes con neuropatía diabética pueden experimentar dolor o entumecimiento en las piernas, lo que limita su capacidad de movimiento. Otros pacientes, como los que padecen hipotiroidismo grave, pueden experimentar fatiga extrema o debilidad muscular que dificulta el movimiento.

El papel del cuidador es ayudar a estos pacientes en su movilidad, procurando respetar su ritmo y utilizando técnicas adecuadas para evitar caídas o lesiones. Esto puede incluir ayuda para levantarse de la cama, caminar por la habitación o ir al baño. En algunos casos, pueden ser necesarias ayudas técnicas como andadores o sillas de ruedas, y el cuidador debe asegurarse de que el paciente sabe utilizarlas con seguridad.

La movilización también puede incluir ejercicios de reeducación, en colaboración con fisioterapeutas, para fortalecer los músculos y mantener la flexibilidad de las articulaciones. Animar a los pacientes a mantenerse activos en la medida de sus posibilidades ayuda a preservar su independencia y a prevenir el deterioro físico debido a la inmovilidad. Incluso pequeñas acciones, como ayudar a un paciente a sentarse en una silla en lugar de permanecer en cama todo el día, pueden tener un impacto positivo en su estado de ánimo y su recuperación.

Apoyo integral centrado en el bienestar del paciente

Ayudar a los pacientes a lavarse, comer y moverse es algo más que una tarea técnica; forma parte de un enfoque holístico de la asistencia, centrado en el bienestar y la dignidad del paciente. Esta atención básica, aunque cotidiana, es un momento ideal para establecer una relación de confianza con los pacientes, escucharlos y adaptar los cuidados a sus necesidades específicas.

Para los pacientes que padecen enfermedades endocrinas, que a menudo conviven con su dolencia a largo plazo, estos momentos de atención son también oportunidades para reforzar su autonomía y ayudarles a gestionar mejor su enfermedad en el día a día. Ya sea vigilando los pies de un paciente diabético, adaptando la ayuda alimentaria a sus necesidades nutricionales o ayudándole a desplazarse, cada gesto contribuye a mejorar la atención global.

- Higiene y prevención de infecciones

La higiene y la prevención de infecciones son aspectos fundamentales de la asistencia hospitalaria y desempeñan un papel vital en la seguridad y el bienestar de los pacientes. En un servicio como el de endocrinología, donde los pacientes suelen padecer enfermedades crónicas que debilitan sus defensas inmunitarias, como la diabetes, es esencial mantener un alto nivel de higiene. Estas medidas preventivas no sólo protegen a los pacientes de las infecciones nosocomiales (infecciones contraídas en el hospital), sino que también limitan la propagación de agentes infecciosos dentro del establecimiento. Para los cuidadores, esto significa una atención constante a la higiene personal, la higiene del paciente y la higiene del entorno hospitalario.

La importancia de la higiene de las manos

La higiene de las manos es la primera y más importante medida de prevención de infecciones. Las manos de los cuidadores son el principal vector patógenos de transmisión de de un paciente a otro, o de un cuidador a otro. Una higiene rigurosa de las manos puede romper esta cadena de transmisión y reducir significativamente el riesgo de infecciones nosocomiales.

Las manos deben lavarse con agua y jabón o desinfectarse con soluciones hidroalcohólicas antes y después de cualquier contacto con un paciente, antes de cualquier procedimiento sanitario, después de tocar superficies potencialmente contaminadas y después de quitarse los guantes. En el contexto de la endocrinología, los pacientes diabéticos, por ejemplo, son especialmente vulnerables a las infecciones, sobre todo en el caso de heridas mal curadas (como en el caso del pie diabético). Por lo tanto, es esencial una higiene perfecta de las manos antes de manipular a un paciente o tratar una herida.

Los cuidadores también deben concienciar a los pacientes de la importancia de la higiene de las manos, sobre todo antes de las comidas o después de ir al baño. Una buena higiene de las manos no sólo contribuye a la seguridad del paciente, sino que también favorece un entorno hospitalario más seguro para todos los presentes, incluidos otros pacientes y cuidadores.

Higiene personal de los pacientes

La higiene personal de los pacientes es otro pilar de la prevención de infecciones. Al ayudar a los pacientes a mantener una higiene personal adecuada, los cuidadores contribuyen no sólo a su comodidad y bienestar, sino también a la prevención de determinadas infecciones cutáneas. Los pacientes hospitalizados, sobre todo los que están encamados o padecen enfermedades crónicas, suelen ser más vulnerables a las infecciones cutáneas, las escaras y las irritaciones causadas por la inmovilidad.

En endocrinología, los pacientes diabéticos son especialmente propensos a las infecciones cutáneas, sobre todo de los pies. El pie diabético, causado por la mala circulación sanguínea y la neuropatía (daño nervioso), puede provocar heridas difíciles de curar y susceptibles de infección rápida. Durante los cuidados diarios, los cuidadores deben prestar especial atención al estado de la piel del paciente, inspeccionando las zonas sensibles e informando de cualquier enrojecimiento, llaga o signo de infección. En particular, debe garantizarse rigurosamente la higiene de los pies, procurando secar las zonas entre los dedos y aplicando cremas hidratantes cuando sea necesario para evitar que la piel se reseque.

Ayudar en el aseo también es un momento ideal para aplicar normas de higiene adecuadas, utilizando productos respetuosos con la piel y evitando fricciones excesivas que puedan irritar la frágil piel del paciente. En el caso de los pacientes con heridas, es esencial limpiarlas y desinfectarlas con regularidad, siguiendo protocolos de cuidado adecuados para evitar la contaminación.

Control de las infecciones nosocomiales

Las infecciones nosocomiales, es decir, las contraídas en el hospital, representan un riesgo importante para los pacientes, sobre todo los que tienen el sistema inmunitario debilitado, como los pacientes endocrinos que padecen diabetes o trastornos tiroideos. Estas infecciones, causadas por bacterias resistentes como Staphylococcus aureus o agentes infecciosos como Clostridium difficile, pueden tener graves consecuencias para la salud de los pacientes.

La prevención de estas infecciones se basa en una serie de estrictas medidas de higiene en el entorno hospitalario. La limpieza periódica de las superficies, el uso de equipos estériles, la desinfección de los dispositivos médicos y el aislamiento de los pacientes infectados son medidas que se ponen en práctica para limitar la propagación de patógenos.

Los cuidadores deben asegurarse de que todo el equipo utilizado para los cuidados esté esterilizado y se desinfecte adecuadamente entre cada uso. Esto se aplica no sólo a los instrumentos médicos (jeringuillas, catéteres, medidores de glucosa), sino también a las superficies con las que el paciente entra en contacto, como las bandejas de comida, los carros de cuidados o los equipos de medición de las constantes vitales. Además, deben utilizarse guantes para los cuidados de alto riesgo, pero no sustituyen al lavado de manos: la desinfección de las manos antes y después de utilizar guantes es esencial para evitar la contaminación cruzada.

Higiene en el entorno hospitalario

El propio entorno hospitalario debe mantenerse en un estado de limpieza impecable para limitar la proliferación de bacterias y otros agentes patógenos. Esto incluye la limpieza diaria de las habitaciones, los baños y los pasillos, así como las zonas de cuidados, como los vestuarios y los quirófanos. El personal de limpieza, que forma parte integrante del equipo de prevención de infecciones, debe seguir procedimientos estrictos de limpieza y desinfección.

En las habitaciones de los pacientes, la ropa de cama debe cambiarse con regularidad y los residuos, especialmente los médicos, deben eliminarse correctamente de acuerdo con los protocolos de gestión de residuos del hospital. Se puede concienciar a los propios pacientes de la necesidad de mantener un entorno limpio a su alrededor, por ejemplo tirando los pañuelos u otros objetos contaminados en las papeleras habilitadas.

Además, las habitaciones deben ventilarse para renovar el aire y reducir la humedad, que favorece la aparición de moho y bacterias. La ventilación regular de las zonas de estar de los pacientes, siempre que sea posible, ayuda a mejorar la calidad del aire y a prevenir las infecciones respiratorias.

Sensibilización de cuidadores y pacientes

La prevención de infecciones también depende de la concienciación de todos los implicados en el hospital: los cuidadores, por supuesto, pero también los pacientes y sus familias. Los cuidadores necesitan formación periódica sobre protocolos de higiene y gestión del riesgo de infección, sobre todo en los departamentos donde los pacientes son más vulnerables, como endocrinología. La formación sobre la higiene de las manos, el uso de equipos de protección individual (EPI) y el tratamiento de los pacientes infectados es esencial para garantizar la aplicación rigurosa de las normas de prevención.

Los pacientes, por su parte, deben ser informados de las sencillas medidas que pueden tomar ellos mismos para evitar las infecciones: lavarse las manos con regularidad, evitar tocar las zonas sensibles (heridas, catéteres) y respetar las normas de higiene al desplazarse por el hospital. Estas acciones contribuyen a la seguridad colectiva al limitar la propagación de agentes patógenos.

2. Control de las constantes vitales

• Glucemia capilar: técnicas y frecuencia de medición
La medición de la glucemia capilar es un elemento esencial del tratamiento de los pacientes diabéticos, ya sean de tipo 1 o de tipo 2. Este control periódico permite vigilar las variaciones de la glucemia, ajustar el tratamiento, en particular las dosis de insulina, y prevenir las complicaciones vinculadas a los desequilibrios glucémicos, como la hipoglucemia o la hiperglucemia. Para los cuidadores, dominar las técnicas de medición y saber adaptar la frecuencia de los controles es fundamental para garantizar un seguimiento óptimo de los pacientes, tanto en el hospital como en casa.

Objetivos e importancia de la medición de la glucemia capilar

La glucemia capilar consiste en medir el nivel de azúcar en la sangre a partir de una gota de sangre extraída de la yema del dedo, utilizando un glucómetro. Esta medición es esencial para evaluar la eficacia del tratamiento en tiempo real, sobre todo en pacientes diabéticos en tratamiento con insulina. Permite ajustar las dosis de insulina, controlar el impacto de las comidas o el ejercicio físico en los niveles de azúcar en sangre y anticiparse a las fluctuaciones importantes de los niveles de glucosa. Un seguimiento riguroso ayuda a prevenir las complicaciones agudas (como la hipoglucemia grave, que puede provocar malestar o coma) y las complicaciones a largo plazo (como las complicaciones cardiovasculares o la nefropatía diabética).

Medir los niveles de azúcar en sangre es también una herramienta educativa para los pacientes. Al enseñarles a interpretar los resultados, los cuidadores les ayudan a comprender mejor su enfermedad y a ser independientes en la gestión de su tratamiento.

Técnicas de medición de la glucemia capilar

La técnica de medición de la glucemia capilar debe realizarse con precisión para obtener resultados fiables. Estos son los pasos que debe seguir para realizar la prueba correctamente:

1. **Preparación del equipo**: Antes de cualquier medición, es importante asegurarse de que el equipo está limpio y en buen estado. Esto incluye el glucómetro, las tiras reactivas compatibles con el glucómetro, un dispositivo de punción (un dispositivo que contiene una pequeña aguja para pinchar el dedo) y algodón o compresas.

2. **Higiene de las manos**: El paciente o el cuidador deben lavarse siempre las manos con agua y jabón antes de realizar la prueba. Si no hay lavabo, puede utilizarse solución hidroalcohólica, pero las manos deben estar bien secas antes de pinchar, ya que el alcohol puede distorsionar los resultados. De este modo se garantiza que la medición no esté contaminada por restos de azúcar u otras sustancias presentes en la piel.

3. **Elección del dedo y de la zona de toma de muestras**: Se recomienda que la gota de sangre se tome del lado de la yema del dedo, ya que esta zona es menos dolorosa y facilita la obtención de una gota de sangre. Los cuidadores o el paciente deben variar los dedos utilizados para evitar irritar constantemente la misma zona, lo que podría provocar un aumento de la sensibilidad o el endurecimiento de la piel.

4. **Extracción de sangre**: Una vez cargado el dispositivo de punción, basta con aplicarlo en el lateral del dedo y activar la punción. La presión del dispositivo de punción debe ajustarse para evitar que la aguja se introduzca demasiado, al tiempo que se garantiza una extracción de sangre suficiente. Si la gota de sangre es demasiado pequeña, puede ser necesario masajear suavemente el dedo,

trabajando desde la base hacia la zona pinchada, para extraer la sangre.

5. **Aplicación a la** tira reactiva: En cuanto vea una gota de sangre, aplíquela rápidamente a la tira reactiva insertada en el medidor. El aparato muestra el nivel de glucosa al cabo de unos segundos. Una vez realizada la medición, es importante desechar correctamente las tiras y lancetas usadas, de acuerdo con los protocolos de gestión de residuos médicos.

6. **Interpretación de los resultados**: Los valores obtenidos deben anotarse e interpretarse de acuerdo con las recomendaciones médicas. Los valores normales de glucemia capilar en ayunas se sitúan generalmente entre 70 y 100 mg/dL (3,9 a 5,5 mmol/L). Después de una comida, no deben superar los 140 mg/dL (7,8 mmol/L). En caso de valores anormales (hipoglucemia por debajo de 70 mg/dL o hiperglucemia por encima de 180 mg/dL), los pacientes deben ajustar su tratamiento o ponerse en contacto con su equipo médico si es necesario.

Frecuencia de las mediciones

La frecuencia de los análisis de glucemia capilar varía en función del tipo de diabetes, la intensidad del tratamiento y el estado general de salud del paciente. La determina el médico en función de los objetivos terapéuticos y el estilo de vida del paciente.

1. **En pacientes con diabetes de tipo 1**: Los pacientes en tratamiento intensivo con insulina necesitan medir sus niveles de azúcar en sangre varias veces al día. Por lo general, la glucemia se mide antes de las comidas principales (desayuno, comida, cena) y al acostarse. Pueden ser necesarios controles adicionales después de las comidas, durante la noche o después de la actividad física. Los controles frecuentes permiten ajustar la dosis de

insulina rápida en función de la ingesta de hidratos de carbono y de los resultados obtenidos.

2. **Pacientes con diabetes de tipo 2**: En el caso de los pacientes que toman medicación antidiabética oral o que siguen un tratamiento más ligero con insulina, la frecuencia de las mediciones puede ser menos importante. Una o dos mediciones diarias en momentos clave (por la mañana en ayunas, antes o después de las comidas) pueden ser suficientes. Sin embargo, en caso de desequilibrio glucémico o de cambio de tratamiento, pueden recomendarse controles más frecuentes.

3. **Situaciones específicas**: En determinadas situaciones, como enfermedades intercurrentes (infecciones, fiebre), cambios importantes en la dieta, viajes o periodos de estrés, es aconsejable aumentar la frecuencia de los controles de glucemia, ya que estos acontecimientos pueden alterar la regulación de la glucemia.

4. **Controles durante el embarazo (diabetes gestacional)**: Las mujeres embarazadas con diabetes gestacional necesitan controles frecuentes, normalmente de cuatro a seis veces al día, para evitar cualquier desequilibrio que pueda afectar al feto. Las mediciones suelen hacerse en ayunas y después de cada comida.

La importancia de la educación terapéutica

La medición de la glucemia capilar forma parte integrante de la educación terapéutica de los pacientes diabéticos. Al aprender a utilizar correctamente el medidor, interpretar los resultados y ajustar su tratamiento, los pacientes adquieren mayor independencia en el control de su enfermedad. Los profesionales sanitarios desempeñan un papel clave en esta educación, explicando la técnica y tranquilizando a los pacientes, sobre todo a los que sienten aprensión ante la inyección.

Los pacientes también deben comprender la importancia de registrar regularmente sus niveles de azúcar en sangre y compartirlos con su médico durante las consultas. Recopilar datos de este modo permite seguir la evolución de la enfermedad, ajustar los tratamientos y prevenir complicaciones a largo plazo.

- Control de los parámetros vitales: tensión arterial, peso, etc.

La monitorización de parámetros vitales como la tensión arterial y el peso es una parte fundamental del tratamiento de los pacientes, sobre todo de los que padecen enfermedades endocrinas como diabetes, trastornos tiroideos o síndrome de Cushing. Estos parámetros proporcionan información valiosa sobre el estado general de salud del paciente y permiten detectar posibles desequilibrios o complicaciones. El control periódico de la tensión arterial y el peso es crucial no sólo para ajustar los tratamientos, sino también para prevenir el riesgo de complicaciones graves, sobre todo cardiovasculares.

Tensión arterial: un indicador clave del equilibrio cardiovascular

La presión arterial, que mide la fuerza ejercida por la sangre sobre las paredes de las arterias, es un parámetro esencial que hay que controlar en los pacientes, sobre todo en endocrinología. Muchas enfermedades endocrinas pueden afectar a la presión arterial, ya sea directamente a través de desequilibrios hormonales o indirectamente a través de sus efectos sobre el metabolismo y los órganos vitales. Por ejemplo, los pacientes diabéticos tienen un mayor riesgo de hipertensión debido al daño que la diabetes causa en los vasos sanguíneos. Del mismo modo, los trastornos tiroideos (hipertiroidismo o hipotiroidismo) también pueden alterar la regulación de la presión arterial.

Técnica de medición de la tensión arterial

La tensión arterial debe medirse con precisión para garantizar unos resultados fiables. Para ello suele utilizarse un tensiómetro, que puede ser manual (con manguito y estetoscopio) o electrónico.

1. **Posición del paciente**: El paciente debe estar sentado en posición relajada, con la espalda bien apoyada y el brazo a la altura del corazón. Es importante que el paciente haya evitado cualquier esfuerzo físico o consumo de cafeína en los minutos anteriores a la medición, ya que estos factores pueden aumentar temporalmente la tensión arterial. En algunos casos, la tensión arterial también puede medirse tumbado o de pie, en función de las indicaciones médicas.

2. **Colocación del manguito**: El manguito del tensiómetro se coloca alrededor de la parte superior del brazo, unos centímetros por encima del codo. Es esencial que el manguito sea del tamaño adecuado, ya que un manguito demasiado pequeño o demasiado grande puede distorsionar los resultados. A continuación, se infla el manguito para comprimir la arteria braquial y luego se desinfla gradualmente para poder leer la presión sistólica (la presión máxima cuando el corazón se contrae) y la presión diastólica (la presión mínima entre latidos).

3. **Interpretación de los resultados**: Los valores normales de tensión arterial suelen ser inferiores a 120/80 mmHg. Los valores superiores a 140/90 mmHg indican hipertensión, mientras que los valores inferiores a 90/60 mmHg pueden indicar hipotensión. En los pacientes endocrinos, en particular los diabéticos, es necesaria una estrecha vigilancia para evitar complicaciones relacionadas con la hipertensión, como cardiopatías o accidentes cerebrovasculares.

En caso de presión arterial anormal, deben tomarse medidas para ajustar el tratamiento o realizar pruebas adicionales. Por ejemplo, en un paciente diabético con hipertensión persistente, puede plantearse un tratamiento antihipertensivo para reducir el riesgo de complicaciones cardiovasculares.

Frecuencia del control de la tensión arterial

La frecuencia de las mediciones de la tensión arterial varía en función del estado de salud del paciente y de las recomendaciones médicas. Para los pacientes que padecen hipertensión o enfermedades crónicas como la diabetes, la tensión arterial debe medirse con regularidad, al menos una vez a la semana, o incluso con más frecuencia si se están realizando ajustes terapéuticos. Los pacientes en fase aguda o que presenten síntomas como cefaleas, mareos o palpitaciones también deben ser objeto de un estrecho seguimiento. En todos los casos, los valores medidos deben anotarse y compartirse con el equipo médico para un seguimiento eficaz.

El peso: un parámetro metabólico revelador

El peso es otro parámetro clave que hay que vigilar en los pacientes, sobre todo en los que padecen enfermedades endocrinas. Las fluctuaciones de peso, ya sean aumentos o pérdidas rápidas, pueden indicar desequilibrios hormonales o metabólicos que requieren intervención. Por ejemplo, un aumento rápido de peso puede indicar una retención de líquidos ligada a un problema cardíaco o renal, mientras que una pérdida de peso inexplicable puede ser un signo de descompensación en caso de hipertiroidismo.

En la diabetes, el control del peso también es esencial, ya que la obesidad es un factor agravante de la resistencia a la insulina y de las complicaciones cardiovasculares. En los pacientes con síndrome de Cushing, el aumento de peso localizado (sobre todo alrededor de la cara, el abdomen y el cuello) puede indicar una sobreproducción de cortisol, por lo que debe vigilarse de cerca para ajustar el tratamiento.

Técnica de medición del peso

La medición del peso debe realizarse con regularidad y rigor para controlar los cambios en el estado del paciente. He aquí algunas recomendaciones para una medición fiable:

1. **Condiciones de medición**: Lo ideal es medir el peso a la misma hora del día, preferiblemente por la mañana, con el estómago vacío y después de ir al baño. El paciente debe estar de pie, sin zapatos, sobre una báscula debidamente calibrada y estable.

2. **Precisión de la báscula**: Es importante utilizar una báscula de calidad médica que sea lo suficientemente precisa como para detectar pequeñas variaciones de peso, que a menudo son significativas en pacientes sometidos a tratamiento. Deben anotarse las variaciones de peso y notificarse cualquier aumento o pérdida rápidos.

Frecuencia del control del peso

La frecuencia de la medición del peso depende del perfil del paciente. Para los pacientes con diabetes de tipo 2, en particular los obesos o los que siguen una dieta, puede recomendarse un control semanal. En cambio, para los pacientes con enfermedades que provocan cambios rápidos de peso (como el síndrome de Cushing o los trastornos tiroideos), pueden ser necesarios controles más frecuentes, a veces incluso diarios, sobre todo en el medio hospitalario.

La importancia de la vigilancia combinada

El control de la tensión arterial y el peso deben considerarse factores complementarios en el tratamiento de las enfermedades endocrinas. Estos dos parámetros suelen estar estrechamente relacionados. Por ejemplo, un aumento de peso significativo puede contribuir a un aumento de la tensión arterial, sobre todo en pacientes diabéticos o con sobrepeso. A la inversa, la pérdida de peso puede ir acompañada de una reducción de la necesidad de fármacos antihipertensivos o antidiabéticos.

Por lo tanto, los cuidadores deben interpretar estas variaciones a la luz del cuadro clínico general del paciente, con el fin de ajustar los tratamientos de forma precisa e individualizada. También desempeñan un papel clave en la educación de los pacientes sobre la importancia de controlar regularmente estos parámetros, ya sea en casa o en el hospital.

3. Cuidados específicos de las patologías endocrinas

•   Cuidados del pie diabético

El cuidado del pie diabético es un aspecto esencial del tratamiento de los pacientes con diabetes, ya que son especialmente vulnerables a las complicaciones graves del pie. En efecto, como consecuencia de una mala regulación de la glucemia a largo plazo, los pacientes diabéticos son propensos a desarrollar problemas circulatorios y nerviosos, en particular neuropatía diabética y arteriopatía. Estas complicaciones pueden provocar heridas graves, úlceras o infecciones, e incluso, en los casos más graves, amputaciones. Por lo tanto, es esencial prestar especial atención a la higiene, la prevención y el seguimiento de los pies para evitar estas dramáticas consecuencias.

La importancia del cuidado de los pies en los pacientes diabéticos

La neuropatía diabética, que afecta a los nervios periféricos, puede causar una pérdida de sensibilidad en los pies. Como consecuencia, los pacientes pueden no sentir dolor o sufrir lesiones leves como cortes, ampollas o callos. Si estas lesiones no se detectan y tratan rápidamente, pueden infectarse y convertirse en úlceras, difíciles de curar. Al mismo tiempo, la arteriopatía diabética reduce el riego sanguíneo de las extremidades, lo que limita la capacidad de curación y aumenta el riesgo de infección.

En este contexto, deben prestarse cuidados específicos y preventivos a los pies de los pacientes diabéticos para reducir estos riesgos. Esto incluye medidas de higiene diaria, inspecciones periódicas y actuaciones específicas en caso de heridas o infecciones.

Higiene diaria del pie diabético

Una buena higiene de los pies es el primer paso para prevenir las complicaciones en los pacientes diabéticos. La higiene diaria debe ser rigurosa pero suave para no dañar la piel, que suele estar debilitada en estos pacientes. He aquí algunas recomendaciones para garantizar un cuidado adecuado:

1. **Lavado regular y secado minucioso**: Los pies deben lavarse todos los días con agua tibia y jabón suave. Es importante comprobar la temperatura del agua con el codo o con un termómetro, ya que un paciente con neuropatía puede no notar si el agua está demasiado caliente, con el riesgo de sufrir quemaduras. Tras el lavado, es crucial un secado cuidadoso, especialmente entre los dedos de los pies, ya que la humedad residual puede favorecer la proliferación de bacterias y hongos, aumentando el riesgo de infección.

2. **Hidratación de la piel**: La piel de los pies de los pacientes diabéticos puede ser seca y propensa a agrietarse, lo que supone un punto de entrada para las infecciones. Por lo tanto, se recomienda la aplicación diaria de una crema hidratante adecuada para mantener la piel flexible. Sin embargo, la crema no debe aplicarse entre los dedos de los pies para evitar crear un exceso de humedad en estas zonas, lo que podría favorecer el desarrollo de hongos.

Inspección periódica de los pies

La inspección periódica de los pies es un aspecto central de los cuidados preventivos de los pacientes diabéticos. Si son independientes, hay que animarles a que se examinen los pies todos los días, a ser posible utilizando un espejo para observar la planta del pie, o a que pidan ayuda si no pueden hacerlo por sí mismos. Esta inspección permite detectar precozmente cualquier anomalía, como enrojecimiento, ampollas, cortes o callosidades, antes de que se agraven. Si el paciente no puede realizar esta inspección, el cuidador debe encargarse de esta tarea durante los cuidados diarios.

Entre las señales a las que hay que prestar atención se incluyen

- Llagas o ampollas que no cicatrizan rápidamente.
- Decoloración de la piel (zonas rojas, violáceas o negras), que puede indicar mala circulación.
- Hinchazón anormal, que podría indicar infección o mala cicatrización.
- Zonas de la piel especialmente calientes al tacto, signo de inflamación o infección.

Cuidados específicos de heridas y úlceras

A pesar de los rigurosos cuidados preventivos, es posible que aparezcan heridas en los pacientes diabéticos. Cuando se detecta una herida o úlcera, se requiere un tratamiento inmediato y adecuado para evitar que empeore. Las heridas diabéticas pueden complicarse rápidamente debido a la mala circulación sanguínea y a la lenta cicatrización. El cuidado de estas heridas debe seguir protocolos rigurosos para favorecer la cicatrización.

1. **Limpieza y desinfección de las heridas**: Una herida debe limpiarse suavemente con suero fisiológico y desinfectarse con un antiséptico adecuado. No se recomienda el uso de productos demasiado agresivos, como alcohol o peróxido de hidrógeno, ya que pueden retrasar la cicatrización. El cuidador debe asegurarse de que el paciente no descuida

esta etapa y de que la herida permanece limpia para evitar cualquier sobreinfección.

2. **Apósitos específicos**: La aplicación del apósito adecuado es crucial para proteger la herida de la infección. A menudo se utilizan apósitos hidrocoloides o de hidrofibra, ya que crean un entorno húmedo propicio para la cicatrización al tiempo que protegen la herida de la contaminación externa. El apósito debe cambiarse con regularidad, siguiendo las recomendaciones médicas, y la herida debe reevaluarse en cada cambio para asegurarse de que está cicatrizando correctamente.

3. **Seguimiento médico riguroso**: las úlceras del pie diabético suelen requerir un seguimiento médico regular, sobre todo si la herida es profunda o está infectada. En algunos casos, puede ser necesario aliviar completamente el pie para evitar que se agrave la herida. Esto puede incluir el uso de zapatos especiales, plantillas o dispositivos para aliviar la presión en las zonas afectadas.

Prevenir las complicaciones eligiendo el calzado adecuado

La elección del calzado es un aspecto que a menudo se pasa por alto, pero que resulta fundamental para prevenir las complicaciones asociadas al pie diabético. Los pacientes diabéticos necesitan llevar un calzado cómodo y que se adapte a la forma de sus pies. Los zapatos demasiado apretados o demasiado anchos pueden provocar rozaduras, ampollas o callosidades, que pueden convertirse en llagas.

He aquí algunos consejos sobre calzado para pacientes diabéticos:

- Evite los zapatos con puntera puntiaguda o sin la sujeción adecuada.
- Elige zapatos de piel suave con plantilla amortiguadora.

- Lleva siempre calcetines de algodón sin costuras abultadas para evitar rozaduras.
- Acuda regularmente a un podólogo para que le revise los pies, sobre todo si presentan deformidades o zonas de presión anormales.

El papel del cuidador en la educación del paciente

El cuidado del pie diabético no se limita al tratamiento médico de heridas o infecciones. La educación del paciente es un aspecto central de la prevención a largo plazo. El cuidador debe concienciar al paciente de la importancia de la inspección diaria de sus pies, de las medidas de higiene que debe observar y de la importancia de consultar rápidamente a un médico en caso de cualquier lesión o dolor inusual.

Los pacientes deben comprender que, incluso en ausencia de dolor, un simple corte puede convertirse rápidamente en una úlcera. Al explicarles los riesgos y las precauciones que deben tomar, los cuidadores animan a los pacientes a seguir un control periódico y una higiene rigurosa. Este papel de apoyo y educación es esencial para prevenir las graves complicaciones asociadas al pie diabético.

- Tratamiento de la hipoglucemia y la hiperglucemia

El control de la hipoglucemia y la hiperglucemia es una prioridad clave en el tratamiento de los pacientes con diabetes, ya que estos desequilibrios de la glucemia pueden tener graves consecuencias a corto y largo plazo. La hipoglucemia, cuando los niveles de azúcar en sangre son demasiado bajos, y la hiperglucemia, cuando hay demasiada glucosa en sangre, requieren una intervención inmediata y adecuada para evitar complicaciones graves. Para los cuidadores, es crucial ser capaces de reconocer rápidamente los signos de estos desequilibrios y aplicar las medidas adecuadas para restablecer el equilibrio de la glucemia.

Control de la hipoglucemia

La hipoglucemia se produce cuando los niveles de glucosa en sangre descienden por debajo de 70 mg/dL (3,9 mmol/L), aunque algunas personas pueden experimentar síntomas con niveles ligeramente superiores. Este descenso de la glucemia puede deberse a diversos factores, como una inyección excesiva de insulina, un uso inadecuado de la medicación antidiabética, una actividad física intensa sin ajustar la dieta, o comidas insuficientes u omitidas. La hipoglucemia debe tratarse inmediatamente, ya que puede provocar malestar, convulsiones, pérdida de conciencia e incluso coma diabético en casos graves.

Reconocer los signos de hipoglucemia

Los signos de hipoglucemia pueden ser variados y evolucionar rápidamente. Es esencial identificarlos ante los primeros síntomas para poder intervenir antes de que la situación empeore. Los principales síntomas son

- Temblores o sudores fríos.
- Hambre intensa o dolor de estómago.
- Palpitaciones o taquicardia.
- Sensación de debilidad, cansancio o mareo.
- Dolores de cabeza, dificultad para concentrarse o confusión.
- Problemas visuales, como visión borrosa.
- En casos más graves, pérdida de conocimiento o convulsiones.

Los cuidadores deben estar especialmente atentos a estos signos, sobre todo en pacientes a los que les resulta difícil reconocerlos por sí mismos, como los ancianos o los pacientes con neuropatía diabética, una complicación que puede reducir los síntomas de la hipoglucemia.

Intervención en caso de hipoglucemia

El tratamiento de la hipoglucemia depende de su gravedad, pero en todos los casos es importante actuar con rapidez para restablecer los niveles de glucosa en sangre.

1. **Hipoglucemia leve a moderada**: Si el paciente aún está consciente y puede comer, el primer paso es administrar una fuente de azúcar de absorción rápida. Por lo general, se recomienda consumir 15 gramos de hidratos de carbono de absorción rápida, como :

   ○ 3 ó 4 comprimidos de glucosa.
   ○ Un vaso de zumo de fruta (unos 150 ml).
   ○ Una cucharada de azúcar disuelta en agua.
   ○ Una bebida azucarada no dietética (unos 150 ml).

2. Tras ingerir estos carbohidratos rápidos, es aconsejable esperar unos 15 minutos y volver a comprobar los niveles de azúcar en sangre. Si los niveles de azúcar en sangre siguen siendo bajos, administre otra ración de 15 gramos de hidratos de carbono rápidos. Una vez estabilizados los niveles de azúcar en sangre, es aconsejable tomar un tentempié que contenga hidratos de carbono complejos y proteínas (como un sándwich o un yogur) para evitar que los niveles de azúcar en sangre vuelvan a bajar.

3. **Hipoglucemia grave**: Si el paciente está inconsciente o no puede comer, se trata de una urgencia médica. En este caso, debe administrarse inmediatamente una inyección de glucagón, un fármaco que estimula la liberación de glucosa del hígado. Los cuidadores, así como los familiares del paciente, deben recibir formación sobre el uso del kit de glucagón. Si no se dispone de una inyección de glucagón, debe llamarse a los servicios de urgencias para un tratamiento inmediato. Una vez recuperada la consciencia, el paciente debe tomar un tentempié para estabilizar los niveles de azúcar en sangre a largo plazo.

Control de la hiperglucemia

La hiperglucemia se produce cuando los niveles de azúcar en sangre son demasiado elevados, generalmente por encima de 180 mg/dL (10 mmol/L) después de una comida o por encima de 130 mg/dL (7,2 mmol/L) con el estómago vacío. La hiperglucemia prolongada o repetida puede dar lugar a complicaciones graves, como la cetoacidosis diabética (especialmente en pacientes con diabetes de tipo 1), que puede ser mortal, o el síndrome hiperosmolar, que se observa con más frecuencia en pacientes con diabetes de tipo 2. La hiperglucemia puede deberse a una dosis insuficiente de insulina, una dieta rica en hidratos de carbono, la falta de actividad física, una infección o un estrés grave.

Reconocer los signos de hiperglucemia

Los síntomas de la hiperglucemia suelen desarrollarse más lentamente que los de la hipoglucemia, pero es importante reconocerlos pronto para evitar que empeoren:

- Sed intensa y persistente.
- Micción frecuente.
- Fatiga excesiva.
- Visión borrosa.
- Dolores de cabeza.
- Mayor sensación de hambre.
- Pérdida de peso inexplicable en los casos más graves.
- Aliento afrutado, en caso de cetoacidosis diabética.

Intervención en caso de hiperglucemia

El control de la hiperglucemia consiste en reducir los niveles de azúcar en sangre evitando al mismo tiempo descensos excesivamente rápidos que podrían provocar una hipoglucemia. Estas son las principales medidas que hay que tomar:

1. **Medición de los niveles de azúcar en sangre**: Tan pronto como aparezcan los síntomas de hiperglucemia, es importante medir los niveles de azúcar en sangre

utilizando un glucómetro para confirmar la hiperglucemia. Si los niveles de azúcar en sangre superan los 250 mg/dL, el riesgo de cetoacidosis es mayor y se requiere una intervención rápida.

2. **Corrección con insulina**: Si el paciente está en tratamiento con insulina, puede administrarse una dosis correctora de insulina de acción rápida o ultrarrápida según las recomendaciones del médico. El paciente debe ser entrenado para ajustar las dosis de insulina en función de los niveles de glucosa en sangre y de la ingesta de carbohidratos, lo que permite corregir la hiperglucemia de forma rápida y eficaz.

3. **Hidratación**: Es esencial animar a los pacientes a beber mucha agua para prevenir la deshidratación y ayudar al organismo a eliminar el exceso de azúcar a través de la orina. Por otro lado, deben evitarse las bebidas azucaradas, ya que pueden agravar la hiperglucemia.

4. **Control de los** cuerpos cetónicos: en caso de hiperglucemia persistente, sobre todo en los pacientes de tipo 1, es importante comprobar la presencia de cuerpos cetónicos en la orina o la sangre. Su acumulación es un signo de cetoacidosis diabética, una complicación grave que requiere tratamiento hospitalario inmediato.

5. **Actividad física moderada**: Si la hiperglucemia es de leve a moderada, y en ausencia de cetonas, la actividad física ligera (como caminar) puede ayudar a reducir los niveles de azúcar en sangre. Sin embargo, si los niveles de azúcar en sangre son muy elevados o hay presencia de cetonas, el ejercicio físico puede empeorar la situación, por lo que no se recomienda.

Prevención de la hipoglucemia y la hiperglucemia

El tratamiento a largo plazo de la hipoglucemia y la hiperglucemia se basa principalmente en la prevención, que ayuda a mantener estables los niveles de azúcar en sangre y a evitar fluctuaciones peligrosas. He aquí algunas medidas clave para prevenir estos desequilibrios de la glucemia:

- **Educación terapéutica**: enseñar a los pacientes a reconocer los signos de alarma de la hipoglucemia y la hiperglucemia y a ajustar su tratamiento en función de su dieta, actividad física y estado general de salud.
- **Control regular**: Anime a los pacientes a controlar regularmente sus niveles de glucosa en sangre, a anotar cualquier variación y a compartir esta información con su equipo médico para poder ajustar el tratamiento de la forma más eficaz posible.
- **Dieta equilibrada**: aconsejar a los pacientes sobre la importancia de una dieta equilibrada, con una gestión estricta de la ingesta de carbohidratos, sobre todo para evitar los picos de azúcar en sangre después de las comidas.
- **Adaptar el tratamiento**: Ajustar las dosis de insulina o los fármacos antidiabéticos en función de cambios en la rutina diaria, como actividad física, enfermedad o viajes.

- Prevención de las complicaciones diabéticas (retinopatía, nefropatía)

La prevención de las complicaciones de la diabetes, como la retinopatía y la nefropatía, es una cuestión central en el tratamiento de esta enfermedad crónica. Estas complicaciones, que afectan a los ojos y los riñones respectivamente, pueden tener consecuencias graves o incluso irreversibles si no se detectan y tratan a tiempo. Una gestión preventiva cuidadosa puede ralentizar o incluso evitar su progresión. Para los pacientes diabéticos, la prevención se basa en una gestión óptima de los niveles de azúcar en sangre, un seguimiento regular y una estrecha supervisión médica.

Retinopatía diabética: prevenir los daños oculares

La retinopatía diabética es una de las principales complicaciones microvasculares de la diabetes. Se produce cuando la hiperglucemia crónica daña los pequeños vasos sanguíneos de la retina, el tejido nervioso de la parte posterior del ojo responsable de la visión. Este daño puede provocar hemorragias, pérdidas de líquido en la retina y, en última instancia, pérdida progresiva de visión. La retinopatía diabética es una de las principales causas de ceguera en las personas con diabetes, pero puede prevenirse o controlarse mediante un tratamiento riguroso de la enfermedad.

Control estricto de los niveles de azúcar en sangre

El factor más importante para prevenir la retinopatía diabética es mantener un control estricto de los niveles de azúcar en sangre. Unos niveles de glucemia mal controlados favorecen el daño de los vasos sanguíneos de la retina. Los estudios demuestran que cuanto mejor es el control glucémico, menor es el riesgo de desarrollar retinopatía. La hemoglobina glicosilada (HbA1c), que refleja el nivel medio de azúcar en sangre durante un periodo de dos a tres meses, debe controlarse periódicamente. En general, el objetivo es mantener un nivel de HbA1c inferior al 7% para minimizar el riesgo de complicaciones oculares.

Además, es esencial evitar las variaciones bruscas de los niveles de azúcar en sangre, que pueden agravar las lesiones retinianas. Hay que enseñar a los pacientes a controlar regularmente sus niveles de glucemia capilar y ajustar su tratamiento en función de los resultados, sobre todo en caso de comidas ricas en hidratos de carbono, enfermedad o actividad física intensa.

Cribado ocular y seguimiento

La detección periódica de la retinopatía diabética es un factor clave en la prevención. La retinopatía puede desarrollarse de forma asintomática a lo largo de varios años antes de provocar un deterioro de la visión, por eso es tan importante someterse a un control oftalmológico aunque no haya síntomas visuales. Las directrices médicas recomiendan una visita anual al oftalmólogo para un examen del fondo de ojo, con el fin de detectar los primeros signos de retinopatía e intervenir antes de que la visión se vea afectada.

En algunos casos, puede realizarse una angiografía fluoresceínica (una prueba para visualizar los vasos sanguíneos de la retina) para evaluar el alcance del daño. Si se detecta retinopatía, pueden considerarse tratamientos específicos, como la fotocoagulación con láser o las inyecciones intravítreas, para estabilizar la enfermedad.

Control de la tensión arterial y el colesterol

Además de los niveles de azúcar en sangre, el control de la tensión arterial y el colesterol desempeña un papel importante en la prevención de la retinopatía diabética. La hipertensión y la dislipidemia (niveles elevados de colesterol o triglicéridos) agravan el daño a los vasos sanguíneos y aumentan el riesgo de complicaciones oculares. Se recomienda un control estricto de la tensión arterial, con un objetivo inferior a 130/80 mmHg, para proteger los ojos de los pacientes diabéticos. Del mismo modo, puede prescribirse un tratamiento hipolipemiante (estatinas) para reducir el riesgo de complicaciones microvasculares.

Nefropatía diabética: protección de la función renal

La nefropatía diabética es otra de las principales complicaciones de la diabetes, que afecta a los riñones. Está causada por daños en los pequeños vasos sanguíneos de los glomérulos, las unidades funcionales de los riñones encargadas de filtrar la sangre. Este daño provoca una reducción progresiva de la función renal, que puede evolucionar a una insuficiencia renal terminal que requiera diálisis o trasplante. Sin embargo, la nefropatía diabética puede evitarse o retrasarse con medidas preventivas adecuadas.

Control de la glucemia y la tensión arterial

Al igual que ocurre con la retinopatía, el control estricto de los niveles de azúcar en sangre es esencial para prevenir la nefropatía diabética. La hiperglucemia crónica daña los riñones, aumentando la permeabilidad de los glomérulos y provocando pérdidas de proteínas en la orina (proteinuria). La reducción de la HbA1c ayuda a limitar este daño renal. Un buen control de la glucemia debe combinarse con un seguimiento regular de la función renal, en particular mediante la medición de la creatinina en sangre y la albuminuria (presencia de proteínas en la orina).

El control de la presión arterial es igualmente crucial para prevenir la enfermedad renal. La hipertensión no controlada agrava el daño renal y acelera la progresión hacia la insuficiencia renal. Los objetivos de presión arterial deben ser estrictos, generalmente por debajo de 130/80 mmHg. A menudo se recetan inhibidores de la enzima convertidora de la angiotensina (IECA) o antagonistas de los receptores de la angiotensina II (ARA-II), ya que tienen un efecto protector específico sobre los riñones.

Detección y control de la función renal

La detección precoz de la nefropatía diabética se basa en el control regular de la microalbuminuria, es decir, la presencia de pequeñas cantidades de proteínas en la orina. Se recomienda realizar una prueba de albuminuria al menos una vez al año a los pacientes diabéticos, ya que la aparición de proteínas en la orina es uno de los primeros signos de nefropatía. En caso de microalbuminuria, un tratamiento precoz puede frenar la progresión de la enfermedad renal.

Los cambios en la función renal también se controlan midiendo la creatinina en sangre, que se utiliza para calcular la tasa de filtración glomerular (TFG). Este parámetro indica la capacidad de los riñones para filtrar la sangre y eliminar los productos de desecho. Un descenso de la TFG es un signo de deterioro de la función renal y requiere un seguimiento especializado.

Reducir los factores de riesgo

Además de controlar la glucemia y la tensión arterial, es esencial reducir los demás factores de riesgo que contribuyen a la progresión de la nefropatía diabética. Dejar de fumar es esencial, ya que agrava el daño vascular y acelera la pérdida de función renal. Del mismo modo, es necesario un control estricto de los lípidos sanguíneos para prevenir el daño vascular a los riñones.

A menudo se recomienda una dieta adecuada baja en sodio para limitar la retención de líquidos y reducir la presión arterial. También debe animarse a los pacientes a limitar los alimentos ricos en proteínas, ya que un exceso de éstas puede sobrecargar los riñones y empeorar la nefropatía.

La importancia de la educación terapéutica y el seguimiento periódico

La prevención de las complicaciones de la diabetes, ya sea retinopatía o nefropatía, depende sobre todo de la educación terapéutica del paciente y de un seguimiento médico regular. Hay que formar a los pacientes para que comprendan la importancia de controlar los niveles de azúcar en sangre y vigilar otros parámetros de salud, como la tensión arterial y los lípidos. La gestión multidisciplinar, en la que participan médicos, enfermeras, dietistas y oftalmólogos, es esencial para garantizar un seguimiento óptimo y prevenir la aparición o el empeoramiento de complicaciones.

Capítulo 4

Apoyo al tratamiento médico

1. Entender los tratamientos

- Tratamientos hormonales: insulina, levotiroxina, etc.

Los tratamientos hormonales desempeñan un papel central en el tratamiento de las enfermedades endocrinas, en particular la diabetes, los trastornos tiroideos y otras patologías que implican una disfunción hormonal. La insulina, utilizada para regular los niveles de azúcar en sangre en la diabetes, y la levotiroxina, para compensar una deficiencia de hormona tiroidea, son dos ejemplos de tratamientos hormonales prescritos con frecuencia. Estos tratamientos ayudan a restablecer el equilibrio hormonal en el organismo, evitando así complicaciones graves ligadas a carencias o excesos hormonales. Una gestión rigurosa y un seguimiento cuidadoso de estos tratamientos son esenciales para garantizar su eficacia y prevenir efectos indeseables.

Insulina: un tratamiento clave para los pacientes diabéticos

La insulina es una hormona producida naturalmente por el páncreas que regula los niveles de glucosa en la sangre facilitando su absorción por las células para utilizarla como fuente de energía. En los pacientes con diabetes de tipo 1, el páncreas deja de producir insulina, mientras que en la diabetes de tipo 2, la insulina producida suele ser insuficiente o mal utilizada por el organismo (resistencia a la insulina). En ambos casos, puede ser necesario un tratamiento a base de insulina para mantener niveles normales de azúcar en sangre y prevenir complicaciones agudas como la hipoglucemia o la hiperglucemia, así como complicaciones crónicas como enfermedades cardiovasculares, retinopatía o nefropatía.

Tipos de insulina y pautas de administración

Existen varios tipos de insulina, clasificados según su rapidez de acción y duración. Se administran mediante inyección subcutánea, con plumas inyectoras, jeringuillas o bombas de insulina. Los distintos tipos de insulina están diseñados para satisfacer las necesidades específicas de cada paciente.

1. **Insulina de acción rápida o ultrarrápida**: actúa con rapidez, normalmente en un plazo de 15 a 30 minutos, y se utiliza antes de las comidas para controlar los niveles de azúcar en sangre posprandiales (después de las comidas). Su efecto dura entre 3 y 5 horas.

2. **Insulina intermedia**: empieza a hacer efecto alrededor de 1 ó 2 horas después de la inyección y dura hasta 12 ó 18 horas. Suele utilizarse para mantener estables los niveles de azúcar en sangre entre las comidas y durante la noche.

3. **Insulina basal o de acción prolongada**: se utiliza para imitar la producción constante de insulina del organismo, con un efecto que suele durar entre 24 y 36 horas. Esta insulina ayuda a mantener estables los niveles de azúcar en sangre fuera de las comidas.

4. **Mezclas de insulina**: Algunas fórmulas combinan insulinas rápidas e intermedias para facilitar la administración y el control de los niveles de azúcar en sangre a lo largo del día.

La pauta de insulinoterapia depende del tipo de diabetes y de las necesidades del paciente. En la diabetes de tipo 1, los pacientes suelen utilizar insulina basal para mantener un nivel constante de glucosa en sangre e insulina rápida antes de cada comida para controlar los picos de glucemia. En la diabetes de tipo 2, la insulina puede administrarse además de otros tratamientos orales, sobre todo cuando estos últimos ya no bastan para mantener un control glucémico adecuado.

Gestión y ajuste del tratamiento con insulina

La gestión del tratamiento con insulina requiere un control riguroso de los niveles de glucosa en sangre, para poder ajustar las dosis en función de los resultados. Hay que enseñar a los pacientes a adaptar sus dosis de insulina en función de su dieta, actividad física y estado general de salud. Por ejemplo, en caso de actividad física intensa o de una comida rica en hidratos de carbono, pueden ajustarse las dosis de insulina rápida para evitar desequilibrios de la glucemia.

Los pacientes diabéticos también deben ser conscientes de los signos de hipoglucemia (temblores, sudores fríos, confusión) e hiperglucemia (sed excesiva, micción frecuente, fatiga), y saber reaccionar rápidamente ajustando su tratamiento. Una buena gestión del tratamiento con insulina es esencial para evitar las graves complicaciones asociadas a las grandes fluctuaciones de los niveles de azúcar en sangre.

Levotiroxina: tratamiento sustitutivo del hipotiroidismo

La levotiroxina es un tratamiento hormonal utilizado para compensar una deficiencia de hormonas tiroideas, en particular de tiroxina (T4), en pacientes con hipotiroidismo. El tiroides produce normalmente hormonas que regulan el metabolismo, la energía y el crecimiento celular. En el hipotiroidismo, la glándula tiroides no produce suficiente cantidad de estas hormonas, lo que provoca síntomas como fatiga, aumento de peso, sensibilidad al frío, depresión y falta de concentración.

Dosis y administración de levotiroxina

La levotiroxina se toma generalmente por vía oral, una vez al día, con el estómago vacío y a la misma hora, preferiblemente por la mañana, para asegurar una absorción óptima. Se recomienda tomarla con agua y esperar al menos 30 minutos antes de comer o tomar bebidas como el café, que pueden interferir en su absorción.

La dosis de levotiroxina se individualiza para cada paciente, en función de su edad, peso y gravedad del hipotiroidismo. La dosis se ajusta en función de los resultados de los análisis de sangre de TSH (hormona estimulante del tiroides) y de los síntomas clínicos. Hay que encontrar un equilibrio para evitar una dosis insuficiente, que permitiría que persistieran los síntomas del hipotiroidismo, o una dosis excesiva, que provocaría síntomas de hipertiroidismo (palpitaciones, nerviosismo, insomnio).

Seguimiento y ajuste del tratamiento

El seguimiento del tratamiento con levotiroxina es esencial, sobre todo al inicio del tratamiento o después de cambios en la dosis. Por lo general, los niveles de TSH se controlan cada 6 u 8 semanas para garantizar que la dosis es adecuada. Una vez encontrado el equilibrio adecuado, los controles pueden espaciarse, pero es necesario un seguimiento anual para garantizar la estabilidad del tratamiento.

Debe informarse a los pacientes sobre las posibles interacciones entre la levotiroxina y otros medicamentos o alimentos. Por ejemplo, los suplementos de hierro o calcio, así como los antiácidos, pueden reducir la absorción de levotiroxina, por lo que deben tomarse con varias horas de diferencia.

Otros tratamientos hormonales en endocrinología

Además de la insulina y la levotiroxina, en endocrinología se utilizan muchos otros tratamientos hormonales para tratar diversas patologías relacionadas con disfunciones hormonales. He aquí algunos ejemplos:

1. **Hidrocortisona y otros corticosteroides**: utilizados para tratar la insuficiencia suprarrenal, estos fármacos sustituyen a las hormonas producidas por las glándulas suprarrenales, como el cortisol. Son esenciales para los pacientes con enfermedad de Addison, para compensar la deficiencia de cortisol y prevenir una crisis suprarrenal, que puede ser mortal.

2. **Somatotropina (hormona del crecimiento)**: Este tratamiento se utiliza en niños y adultos que padecen deficiencia de la hormona del crecimiento, lo que provoca retraso del crecimiento o baja densidad ósea. La administración de la hormona del crecimiento estimula el crecimiento y el desarrollo de los tejidos corporales.

3. **Análogos de la somatostatina**: Estos fármacos se utilizan para tratar tumores endocrinos como la acromegalia o los tumores carcinoides. Inhiben la producción excesiva de hormonas en estos tumores.

4. **Tratamientos hormonales para el síndrome de ovario poliquístico (SOP)**: En las mujeres con SOP, pueden prescribirse anticonceptivos orales u otros tratamientos hormonales para regular los ciclos menstruales, reducir los síntomas del hiperandrogenismo (como el acné y el hirsutismo) y prevenir complicaciones a largo plazo, como la hiperplasia endometrial.

Seguimiento y educación de pacientes en tratamiento hormonal

Sea cual sea el tratamiento hormonal prescrito, es esencial un seguimiento médico regular para garantizar su eficacia y ajustar las dosis en función de la evolución de la enfermedad y las necesidades del paciente. También es necesario educar a los pacientes sobre la importancia de un buen cumplimiento, los posibles efectos secundarios y las interacciones farmacológicas.

Una educación terapéutica adecuada permite a los pacientes comprender su tratamiento, reconocer los signos de desequilibrio hormonal (infradosificación o sobredosificación) y consultar a su médico en caso necesario. Esto contribuye no sólo al éxito del tratamiento, sino también a una mejor calidad de vida.

- Seguimiento de tratamientos crónicos y efectos secundarios

El seguimiento de los tratamientos crónicos es un elemento fundamental en la gestión de las enfermedades de larga duración, sobre todo en endocrinología, donde las patologías suelen requerir tratamientos de por vida, como la insulina para la diabetes o la levotiroxina para el hipotiroidismo. El seguimiento regular es esencial para garantizar la eficacia del tratamiento, ajustar las dosis en caso necesario y prevenir o gestionar los efectos secundarios. Garantiza una atención continuada, adaptada a los cambios de la enfermedad y a las necesidades específicas de cada paciente, al tiempo que mejora su calidad de vida y previene las complicaciones a largo plazo.

Objetivos del seguimiento de los tratamientos crónicos

El objetivo principal del seguimiento de los tratamientos crónicos es garantizar que los pacientes reciban el tratamiento más adecuado a su estado de salud. Se trata de comprobar que el tratamiento prescrito cumple sus objetivos, ya sea estabilizar los niveles de azúcar en sangre en un paciente diabético, mantener el equilibrio hormonal en un paciente con hipotiroidismo o controlar la tensión arterial y los lípidos en un paciente con riesgos cardiovasculares.

Al mismo tiempo, el seguimiento permite detectar y tratar rápidamente los posibles efectos secundarios, que pueden aparecer con el tiempo. Algunos efectos secundarios son menores y se corrigen fácilmente, mientras que otros pueden requerir un cambio de tratamiento o medidas preventivas para evitar complicaciones más graves. El cumplimiento terapéutico, es decir, la regularidad con la que un paciente toma su tratamiento, es también un punto clave del seguimiento. El incumplimiento terapéutico puede comprometer los resultados y exponer al paciente a riesgos importantes.

Seguimiento de los tratamientos hormonales: ajuste de dosis y eficacia

En endocrinología, muchos tratamientos hormonales requieren ajustes periódicos en función de la evolución de la enfermedad y de la respuesta del paciente al tratamiento. La insulina, la levotiroxina y los corticosteroides son ejemplos de tratamientos que requieren un estrecho seguimiento.

Control del tratamiento con insulina

Para los pacientes diabéticos en tratamiento con insulina, el objetivo de la monitorización es mantener estables los niveles de azúcar en sangre para prevenir las complicaciones relacionadas con la hiperglucemia y la hipoglucemia. Los pacientes deben controlar regularmente sus niveles de glucemia capilar en casa y ajustar su dosis de insulina en función de sus resultados, comidas y actividad física. Además, cada tres a seis meses se mide la hemoglobina glicosilada (HbA1c), que refleja el control de la glucemia durante un periodo de dos a tres meses.

La monitorización permite ajustar las dosis de insulina en caso de variaciones significativas en los niveles de glucosa en sangre o cambios en el estilo de vida del paciente (cambios en la dieta, aumento o disminución de la actividad física). Por ejemplo, los pacientes que realizan una actividad física intensa pueden necesitar reducir su dosis de insulina de acción rápida para evitar una hipoglucemia. Por el contrario, durante una infección o enfermedad aguda, las necesidades de insulina pueden aumentar como consecuencia del estrés fisiológico.

Control de la levotiroxina

El objetivo del tratamiento con levotiroxina para el hipotiroidismo es compensar la deficiencia de hormona tiroidea y restablecer el equilibrio metabólico. La medición de la tiroxina (T4) y la TSH (hormona estimulante del tiroides) en sangre es esencial para ajustar las dosis de levotiroxina. Una vez determinada la dosis óptima, basta con un seguimiento periódico (normalmente una vez al año) para garantizar que el tratamiento sigue siendo eficaz. Sin embargo, es necesario un control más frecuente en caso de embarazo, aumento o pérdida importante de peso o toma de nuevos medicamentos que puedan interaccionar con la levotiroxina.

Una dosis insuficiente de levotiroxina puede provocar síntomas persistentes de hipotiroidismo, como fatiga, aumento de peso y depresión, mientras que una sobredosis puede causar síntomas de hipertiroidismo, como palpitaciones, nerviosismo y pérdida involuntaria de peso. Por lo tanto, la monitorización permite ajustar la dosis para garantizar un equilibrio hormonal óptimo.

Gestión de los efectos secundarios de los tratamientos crónicos

Los efectos secundarios son acontecimientos indeseables que pueden producirse con cualquier tratamiento, y es necesario vigilarlos de cerca, sobre todo en caso de tratamiento crónico. Algunos efectos secundarios aparecen rápidamente tras el inicio del tratamiento, mientras que otros pueden desarrollarse gradualmente a lo largo del tiempo.

Efectos secundarios de la insulina

Por lo general, la insulina se tolera bien, pero puede provocar efectos secundarios, en particular hipoglucemia. La hipoglucemia se produce cuando los niveles de glucosa en sangre bajan demasiado, a menudo como consecuencia de una dosis demasiado alta de insulina o de una actividad física excesiva. Hay que enseñar a los pacientes a reconocer los signos de hipoglucemia (temblores, sudoración, hambre intensa, confusión) y a intervenir rápidamente tomando hidratos de carbono de absorción rápida para restablecer sus niveles de azúcar en sangre.

Otros efectos secundarios de la insulina son las reacciones en el lugar de inyección, como enrojecimiento o induración (pequeños bultos bajo la piel). Estas reacciones pueden evitarse cambiando regularmente el lugar de inyección y utilizando una técnica de inyección adecuada.

Efectos secundarios de la levotiroxina

Los efectos secundarios de la levotiroxina suelen estar relacionados con una sobredosis. Un exceso de levotiroxina puede provocar síntomas de hipertiroidismo, como palpitaciones, temblores, sudoración, nerviosismo, insomnio o pérdida de peso. A largo plazo, una sobredosis prolongada puede provocar complicaciones más graves, como osteoporosis o problemas cardíacos (taquicardia, fibrilación auricular). Por lo tanto, es esencial ajustar regularmente la dosis en función de los resultados biológicos y de los síntomas clínicos.

Por el contrario, una dosis insuficiente puede no causar efectos secundarios directos, pero los síntomas de hipotiroidismo (fatiga, aumento de peso, depresión) pueden persistir. Un seguimiento regular ayuda a evitar estos desequilibrios y a ajustar el tratamiento adecuadamente.

Efectos secundarios de los corticosteroides

Los pacientes que toman corticosteroides (hidrocortisona, prednisona) por insuficiencia suprarrenal u otros trastornos endocrinos pueden estar expuestos a efectos secundarios, sobre todo durante un tratamiento prolongado. Estos fármacos pueden provocar aumento de peso, retención de líquidos e hipertensión arterial, así como debilitamiento de la piel y los huesos (osteoporosis). Los controles médicos periódicos permiten vigilar estos efectos secundarios y ajustar las dosis para limitar los riesgos.

También es importante informar a los pacientes de los riesgos asociados a la interrupción brusca de los corticosteroides, que puede provocar una insuficiencia suprarrenal aguda, una afección potencialmente mortal. Los corticosteroides deben suspenderse siempre de forma gradual, bajo supervisión médica, para permitir que las glándulas suprarrenales recuperen su función normal.

Cumplimiento y apoyo al paciente

Uno de los principales retos del seguimiento de los tratamientos crónicos es garantizar que los pacientes cumplen correctamente su tratamiento. El cumplimiento suele verse dificultado por la duración del tratamiento, la aparición de efectos secundarios o los cambios en las rutinas diarias de los pacientes.

Los cuidadores deben desempeñar un papel activo en el apoyo a los pacientes para ayudarles a comprender la importancia de tomar su medicación con regularidad, incluso cuando no hay síntomas visibles. Una comunicación clara, explicaciones sobre los beneficios del tratamiento y los riesgos asociados a un mal cumplimiento, y consejos prácticos (como establecer recordatorios u organizar la medicación) pueden ayudar a los pacientes a seguir su tratamiento de forma más rigurosa.

También es importante comentar con los pacientes los efectos secundarios que puedan experimentar y tranquilizarlos sobre las posibles soluciones. La gestión de los efectos secundarios puede implicar el ajuste de las dosis, el cambio de medicamentos o la prescripción de un tratamiento adicional para reducir estos efectos.

2. El papel del auxiliar de cuidados en la administración de tratamientos

- Preparación y seguimiento de los tratamientos bajo supervisión

La preparación y el seguimiento supervisado de los tratamientos son etapas esenciales de la atención al paciente, sobre todo en los hospitales o en situaciones en las que se administran tratamientos complejos, como en el caso de las enfermedades endocrinas.

Estos tratamientos, ya sean medicamentosos u hormonales, requieren una atención particular, tanto en su preparación como en el seguimiento de su administración, para garantizar su eficacia, evitar errores y limitar los efectos secundarios. La supervisión médica desempeña un papel clave en cada etapa del proceso para garantizar la seguridad del paciente y optimizar el resultado terapéutico.

Preparación de los tratamientos: una etapa clave bajo supervisión

La preparación de los tratamientos implica todas las acciones que preceden a la administración de un medicamento, ya sea una inyección de insulina, un tratamiento hormonal como la levotiroxina o fármacos administrados por vía oral o intravenosa. La preparación supervisada es especialmente importante para los tratamientos que requieren una manipulación precisa, como las inyecciones subcutáneas o las infusiones, o cuando hay que ajustar las dosis en función de los resultados clínicos o biológicos del paciente.

Cumplimiento de los protocolos de preparación

La preparación de los medicamentos sigue protocolos estrictos para garantizar una dosificación exacta, la esterilidad y una administración sin errores. Cada paso, desde la comprobación de las recetas hasta la manipulación de los medicamentos, debe realizarse con precisión.

1. **Comprobación de las dosis**: El primer paso en la preparación es comprobar las prescripciones médicas. Es crucial asegurarse de que la dosis prescrita es correcta y adecuada para el paciente. En el caso de tratamientos como la insulina, en los que la dosis puede ajustarse en función del nivel de azúcar en sangre del paciente, esta comprobación se lleva a cabo en consulta con el médico o la enfermera de referencia. En caso de duda, puede ser

necesaria una doble comprobación por parte de otro profesional sanitario.

2. **Manipulación aséptica**: las inyecciones e infusiones deben prepararse en condiciones estériles para evitar cualquier riesgo de infección. Esto significa manipular el equipo con guantes estériles y desinfectar los frascos y puntos de inyección antes de su uso. Debe prestarse especial atención a la preparación de medicamentos inyectables, como la insulina, para los que deben utilizarse jeringuillas o plumas de inyección con una higiene impecable.

3. **Seguir protocolos específicos de tratamiento**: Algunos medicamentos o tratamientos hormonales requieren procedimientos especiales. Por ejemplo, la preparación de una infusión de glucosa en caso de hipoglucemia grave, o el uso de bombas de insulina, requieren protocolos específicos de uso. Estos procedimientos, supervisados por enfermeras o médicos, garantizan una administración segura y ayudan a evitar complicaciones.

Preparación individual

Cuando se trata de tratamientos endocrinos, las necesidades de los pacientes varían en función de sus condiciones médicas y pruebas biológicas. Por ello, los tratamientos deben prepararse de forma individualizada. Por ejemplo, un paciente diabético que recibe insulina puede necesitar ajustes diarios de la dosis en función de los resultados de la glucemia. Del mismo modo, un paciente que toma levotiroxina puede necesitar ajustar su dosis en función de los resultados de sus niveles hormonales (TSH y T4).

Esta individualización del tratamiento exige una estrecha colaboración entre cuidadores y médicos para adaptar la preparación de los medicamentos a las necesidades específicas de cada paciente. Los protocolos asistenciales se siguen al pie de la letra, pero con la flexibilidad necesaria para ajustar el tratamiento según evolucione el estado del paciente.

Seguimiento supervisado del tratamiento

El seguimiento de los tratamientos es un proceso continuo que garantiza que el tratamiento administrado es bien tolerado por el paciente, que produce los efectos esperados y que no provoca efectos adversos graves. El seguimiento es especialmente importante en el caso de tratamientos complejos o de alto riesgo, como los utilizados en endocrinología (insulina, corticosteroides, hormonas tiroideas, etc.).

Control inmediato tras la administración

Inmediatamente después de la administración de un tratamiento, es necesaria una estrecha vigilancia para detectar cualquier reacción adversa temprana. Por ejemplo, tras la administración de insulina, los cuidadores controlan cuidadosamente los niveles de glucosa en sangre del paciente para asegurarse de que el tratamiento no causa hipoglucemia. Este seguimiento incluye controles de glucemia capilar a intervalos regulares (de 15 a 30 minutos después de la administración en algunos casos) para ajustar rápidamente el tratamiento si es necesario.

En el caso de las infusiones o inyecciones intravenosas, el objetivo de la vigilancia es detectar signos de reacción alérgica o intolerancia, como erupciones cutáneas, picores o dificultades respiratorias. Estas reacciones requieren una intervención médica rápida y un cambio de tratamiento.

Seguimiento a medio y largo plazo de los efectos secundarios

Los tratamientos crónicos, como la levotiroxina o los corticosteroides, pueden tener efectos secundarios a medio o largo plazo. Por lo tanto, el seguimiento de estos tratamientos implica evaluar periódicamente los parámetros biológicos y los signos clínicos del paciente para detectar cualquier complicación. Por ejemplo:

- **Terapia con insulina**: El control regular de la HbA1c (hemoglobina glicosilada) permite evaluar el control glucémico global durante varias semanas, además de las mediciones diarias de glucosa en sangre capilar. Este control permite ajustar las dosis de insulina y prevenir hipoglucemias o hiperglucemias repetidas.
- **Levotiroxina**: se controlan los niveles de TSH y tiroxina (T4) para evaluar si el tratamiento sustitutivo es eficaz y si es necesario ajustar las dosis. Si existe un desequilibrio, los pacientes pueden experimentar síntomas de sobredosificación (como hipertiroidismo con palpitaciones y nerviosismo) o de infradosificación (fatiga, aumento de peso, depresión).
- **Corticosteroides**: Es necesario un seguimiento regular para detectar efectos secundarios como el aumento de peso, la hipertensión o la desmineralización ósea. Los cuidadores deben vigilar la tensión arterial, los niveles de azúcar en sangre y la densidad ósea, sobre todo en pacientes en tratamiento prolongado con corticosteroides.

Tratamiento adaptado en función de los resultados del seguimiento

La monitorización de los tratamientos no sólo permite detectar efectos indeseables, sino también ajustar las dosis para optimizar los resultados terapéuticos. Por ejemplo, en el caso del tratamiento con insulina, las dosis pueden aumentarse o reducirse en función de los cambios en los niveles de azúcar en sangre del paciente, sus hábitos alimentarios o su nivel de actividad física. Del mismo modo, en el tratamiento del hipotiroidismo, la dosis de levotiroxina puede ajustarse en función de los resultados biológicos (TSH, T4) y de los síntomas declarados por el paciente.

Los ajustes se realizan en consulta con el equipo médico, a menudo tras una reevaluación completa del paciente. Este proceso supervisado garantiza que los cambios realizados sean seguros y adecuados a la situación clínica del paciente.

La importancia de la comunicación en la vigilancia

La comunicación entre cuidadores y pacientes es crucial para garantizar un seguimiento eficaz del tratamiento. Hay que animar a los pacientes a que informen de cualquier efecto secundario, cualquier cambio en su estado de salud o cualquier dificultad para seguir el tratamiento (olvido de dosis, cambios en los hábitos alimentarios, etc.). Esta información permite a los cuidadores ajustar el seguimiento e intervenir rápidamente si surge algún problema.

Los cuidadores, por su parte, deben explicar claramente a los pacientes la importancia de respetar el tratamiento, las dosis prescritas y las citas de seguimiento. Al formar a los pacientes para que reconozcan los signos de desequilibrio (hipoglucemia, hiperglucemia, síntomas de hipertiroidismo o hipotiroidismo), promueven un mejor cumplimiento del tratamiento y una detección más precoz de las complicaciones.

*   Asistencia con inyecciones de insulina y otros medicamentos

Ayudar con las inyecciones de insulina y otros medicamentos es una tarea fundamental para los cuidadores, sobre todo en las salas donde los pacientes necesitan recibir tratamientos regulares o puntuales mediante inyecciones. Esta asistencia va mucho más allá de la mera administración de la medicación: implica una cuidadosa preparación, una atenta supervisión, así como el apoyo y la educación del paciente para garantizar que las inyecciones se realizan de forma segura y eficaz. Para los pacientes que padecen enfermedades crónicas como la diabetes, que a menudo requieren inyecciones de insulina varias veces al día, esta asistencia ayuda a garantizar una gestión adecuada del tratamiento y a evitar complicaciones relacionadas con una técnica deficiente o un cumplimiento inadecuado.

El papel clave de la asistencia en la administración de insulina

La insulinoterapia es una piedra angular en el tratamiento de los pacientes diabéticos, sobre todo los que padecen diabetes de tipo 1 y algunos de tipo 2. Estos pacientes suelen necesitar administrarse insulina varias veces al día para regular sus niveles de azúcar en sangre. Sin embargo, muchos de ellos, sobre todo al inicio del tratamiento o si pierden su independencia, necesitan ayuda para realizar las inyecciones correctamente.

Preparación de la insulina y el equipo

Antes de la inyección, el primer paso es preparar cuidadosamente el equipo y la medicación. El cuidador debe comprobar la receta del paciente para asegurarse de que se administra la dosis correcta de insulina. La insulina puede administrarse mediante una pluma inyectora o una jeringa, y es esencial preparar la dosis precisa sin errores.

Las plumas de inyección se utilizan con frecuencia porque facilitan la administración de dosis exactas. Al prepararlas, es importante :

- **Elegir el tipo de insulina adecuado** (rápida, intermedia o basal), en función del régimen terapéutico del paciente.
- **Compruebe el aspecto de la insulina**, que debe ser transparente para las insulinas rápidas y ligeramente turbia para ciertas insulinas intermedias. Si el producto parece degradado o contiene partículas, no debe utilizarse.
- **Cargue la jeringa o pluma correctamente** con la dosis prescrita, teniendo cuidado de eliminar cualquier burbuja de aire.

En el caso de la insulina administrada con jeringa, la aguja debe adaptarse a la morfología del paciente (una aguja fina para los niños o los adultos de complexión ligera, y una aguja ligeramente más larga para los pacientes de complexión más pesada).

Asistencia a la inyección

La asistencia durante la inyección propiamente dicha consiste en ayudar al paciente a elegir el lugar de inyección, realizar la inyección propiamente dicha y asegurarse de que la técnica utilizada es correcta. La rotación de los puntos de inyección es importante para evitar complicaciones locales, como la lipodistrofia (depósitos de grasa subcutánea o huecos en la piel), que pueden dificultar la absorción de la insulina. Los lugares recomendados para las inyecciones de insulina suelen ser :

- **El abdomen**: la zona preferida para la absorción rápida de la insulina.
- **La parte exterior de los muslos o los brazos**: para una absorción ligeramente más lenta.
- **Las nalgas**: se utilizan más raramente.

La inyección debe realizarse en el tejido subcutáneo, no en un músculo, lo que requiere un buen control de la profundidad de la aguja y del ángulo de inserción (generalmente un ángulo de 90° para agujas cortas o de 45° para agujas más largas). El cuidador también puede ayudar a formar un pliegue cutáneo para facilitar la inyección subcutánea, sobre todo en pacientes delgados.

Se debe animar a los pacientes a :

- **Cambie el lugar de inyección cada vez**, para evitar inyectar la misma zona varias veces, lo que podría causar lesiones cutáneas o subcutáneas.
- **Espere unos segundos después de la inyección** antes de retirar la aguja, para asegurarse de que la insulina se administra correctamente y no gotea del punto de inyección.

Control posterior a la inyección

Tras la inyección, es importante vigilar al paciente para comprobar que tolera bien el tratamiento y asegurarse de que no se produce ninguna reacción adversa en el lugar de la inyección (enrojecimiento, dolor, hinchazón). En caso de reacción local repetida, puede ser necesario reevaluar la técnica de inyección, cambiar el equipo o considerar otro lugar de inyección.

Los cuidadores también deben controlar los niveles de glucosa en sangre del paciente después de la inyección, especialmente si la insulina rápida se administra antes de una comida. Los niveles de glucosa en sangre deben comprobarse aproximadamente dos horas después de la comida para asegurarse de que los niveles de glucosa en sangre están bien regulados.

Educación y capacitación de los pacientes

La inyección asistida de insulina no es sólo un acto técnico. También incluye un aspecto educativo muy importante para los pacientes, sobre todo para aquellos que necesitan aprender a inyectarse su propia insulina de forma autónoma. La educación terapéutica es, por tanto, un componente esencial de esta asistencia.

El cuidador desempeña un papel clave en el apoyo a los pacientes, enseñándoles las técnicas de inyección correctas y tranquilizándoles sobre los pasos a seguir. Esto es especialmente importante en el caso de los nuevos pacientes diabéticos, que pueden tener miedo a inyectarse la insulina ellos mismos. Es esencial orientarles sobre :

- **Preparación del equipo**: comprobación de las dosis, elección del lugar de inyección, higiene de la inyección.
- **La técnica de inyección**: ángulo de inyección, profundidad, formación del pliegue cutáneo si es necesario.

- **Gestión de la hipoglucemia**: cómo reaccionar en caso de descenso excesivo de los niveles de azúcar en sangre tras una inyección de insulina, sobre todo en caso de error de dosificación o de una comida no ingerida después de la inyección.

Dependiendo del nivel de comodidad y habilidad del paciente, el apoyo puede ser progresivo, con demostraciones e inyecciones supervisadas, hasta que el paciente se sienta preparado para realizar la inyección de forma independiente.

Asistencia en la administración de otros medicamentos inyectables

Además de la insulina, muchos otros medicamentos pueden administrarse mediante inyección, sobre todo para enfermedades crónicas o agudas. Entre ellos figuran :

- **Anticoagulantes** (como la heparina) en pacientes con riesgo de trombosis, a menudo inyectados por vía subcutánea.
- **Tratamientos hormonales**, como inyecciones de corticosteroides para pacientes con insuficiencia suprarrenal (enfermedad de Addison) o inyecciones de hormona del crecimiento.
- **Vacunas o inmunoglobulinas**, administradas por vía subcutánea o intramuscular.

La asistencia con estas inyecciones sigue los mismos principios que para la insulina: preparación cuidadosa, elección del lugar de inyección, técnica de inyección adecuada y vigilancia de los efectos secundarios. Según el tipo de medicamento administrado, la vía de inyección puede variar, desde la subcutánea hasta la intramuscular o la intravenosa.

Gestión de efectos secundarios y posibles complicaciones

Aunque la mayoría de las inyecciones de insulina y otros medicamentos no presentan complicaciones, es fundamental estar atento a los posibles efectos secundarios. Los pacientes pueden experimentar reacciones locales en el lugar de la inyección, como enrojecimiento, dolor o picor. Estas reacciones suelen ser leves, pero hay que vigilarlas para evitar que se conviertan en complicaciones más graves, como infecciones locales.

Otras complicaciones son la hipoglucemia en pacientes diabéticos, que puede producirse tras una inyección de insulina si la dosis es demasiado alta o si hay un desfase con la comida. Los cuidadores deben estar atentos a los primeros signos de hipoglucemia (temblores, sudoración, palpitaciones) y reaccionar rápidamente administrando carbohidratos rápidos para estabilizar los niveles de azúcar en sangre.

3. Control de efectos adversos y complicaciones

* Reconocer y notificar los signos de hipoglucemia, hipertiroidismo, etc.

Reconocer y notificar los signos de desequilibrios hormonales como la hipoglucemia y el hipertiroidismo es una habilidad esencial para los cuidadores, sobre todo cuando atienden a pacientes con enfermedades crónicas como la diabetes o trastornos tiroideos. Estos desequilibrios, si no se detectan rápidamente, pueden provocar complicaciones graves y potencialmente mortales. Por lo tanto, la vigilancia constante y la capacidad de intervenir rápidamente son esenciales para garantizar la seguridad del paciente. Para ello, es crucial estar familiarizado con los signos clínicos de estos trastornos y notificarlos inmediatamente para que puedan tomarse medidas correctoras.

Reconocer y notificar los signos de hipoglucemia

La hipoglucemia se caracteriza por niveles de azúcar en sangre inferiores a 70 mg/dL (3,9 mmol/L). Este trastorno puede darse en pacientes diabéticos, sobre todo en los que están en tratamiento con insulina o toman antidiabéticos orales. Puede estar causada por una dosis excesiva de insulina, una comida insuficiente u omitida, una actividad física intensa o un retraso demasiado largo entre la administración de insulina y la ingesta de alimentos.

Signos clínicos de hipoglucemia

Los signos de hipoglucemia se dividen en dos categorías principales: los síntomas neuroglucopénicos, que son el resultado de la falta de glucosa en el cerebro, y los síntomas adrenérgicos, causados por la respuesta del sistema nervioso simpático a la bajada de azúcar en sangre.

1. **Síntomas adrenérgicos (respuesta del organismo al estrés) :**

   - Temblores o escalofríos.
   - Palpitaciones o taquicardia.
   - Sudor frío.
   - Ansiedad o nerviosismo.
   - Sensación de hambre intensa.

2. **Síntomas neuroglicopénicos (disfunción cerebral por falta de glucosa) :**

   - Confusión o desorientación.
   - Dificultad para concentrarse.
   - Problemas de habla (tartamudeo).
   - Visión borrosa o alteraciones visuales.
   - Comportamiento inusual o agresividad.
   - Debilidad muscular, incluso colapso.

3. **Síntomas graves** :

    ∘   Pérdida de conocimiento.
    ∘   Convulsiones.
    ∘   Coma, que puede ser mortal si no se trata rápidamente.

Discurso e informe

En cuanto se detecten signos de hipoglucemia, es fundamental intervenir con rapidez. Al primer signo de hipoglucemia, el cuidador debe administrar una fuente de hidratos de carbono de acción rápida, como zumo de frutas, comprimidos de glucosa o una bebida azucarada, para corregir los niveles de azúcar en sangre. Debe realizarse un nuevo análisis de glucosa en sangre 15 minutos después de ingerir el carbohidrato para comprobar la eficacia de la intervención.

Si la hipoglucemia es grave (pérdida de consciencia o convulsiones), debe administrarse inmediatamente una inyección de glucagón y buscar atención médica de urgencia.

Tras el tratamiento inmediato, es importante informar del episodio al médico o al equipo sanitario, indicando las circunstancias de la hipoglucemia (por ejemplo, un error en la dosis de insulina o haberse saltado una comida) y la respuesta al tratamiento. Esta información es esencial para ajustar el tratamiento del paciente y prevenir futuros episodios.

Reconocer y notificar los signos de hipertiroidismo

El hipertiroidismo es una enfermedad en la que la glándula tiroides produce un exceso de hormonas tiroideas (T3 y T4), lo que acelera el metabolismo del organismo. Puede estar causado por varias afecciones, como la enfermedad de Graves o los nódulos tiroideos hiperfuncionantes. Esta enfermedad afecta con frecuencia a las mujeres, y los síntomas, aunque a menudo progresivos, pueden afectar a varios sistemas del organismo.

141

Signos clínicos de hipertiroidismo

1. **Síntomas generales** :

   ○ **Pérdida de peso inexplicable** a pesar de una dieta normal o aumentada.
   ○ **Fatiga significativa**, a pesar de inquietud o hiperactividad.
   ○ **Sudoración excesiva** e intolerancia al calor.
   ○ **Temblores finos de** la mano.

2. **Síntomas cardiovasculares** :

   ○ **Palpitaciones** o taquicardia (latidos cardíacos rápidos e irregulares).
   ○ Hipertensión arterial.
   ○ Sensación de falta de aire u opresión en el pecho.

3. **Síntomas neurológicos y psicológicos** :

   ○ **Irritabilidad** o aumento del nerviosismo.
   ○ Trastornos del estado de ánimo, a veces acompañados de crisis de ansiedad.
   ○ Trastornos del sueño, con insomnio frecuente.
   ○ Problemas de concentración o memoria.

4. **Síntomas digestivos:**

   ○ Aumento del apetito, asociado a **pérdida de peso**.
   ○ Diarrea o tránsito intestinal acelerado.

5. **Síntomas oculares (especialmente en la enfermedad de Graves)** :

   ○ Protrusión de los ojos (exoftalmos).
   ○ Ojos rojos, secos e irritados.
   ○ Aumento de la sensibilidad a la luz.

6. **Síntomas cutáneos y capilares** :

  ◦ Piel cálida, húmeda y fina.
  ◦ Caída del cabello o cabello frágil.

Discurso e informe

Ante los signos de hipertiroidismo, es importante acudir rápidamente al médico, sobre todo cuando estos síntomas empeoran o se vuelven molestos para el paciente. El médico puede prescribir análisis de sangre para comprobar los niveles de TSH, T3 y T4, así como pruebas de imagen para evaluar la glándula tiroides.

El ajuste del tratamiento puede implicar la prescripción de fármacos antitiroideos, que reducen la producción de hormonas tiroideas, o el tratamiento con yodo radiactivo. En algunos casos, puede ser necesaria la cirugía.

El informe de signos al médico debe incluir los síntomas observados, su duración y su repercusión en la vida diaria del paciente. Esta información es crucial para hacer un diagnóstico preciso y ajustar el tratamiento.

Otros desequilibrios hormonales a tener en cuenta

Además de la hipoglucemia y el hipertiroidismo, pueden producirse otros desequilibrios hormonales en pacientes que sufren patologías endocrinas.

Hipotiroidismo

El hipotiroidismo es lo contrario del hipertiroidismo y se caracteriza por una producción insuficiente de hormonas tiroideas. Los signos incluyen:

• **Fatiga intensa** y lentitud de movimientos.

- **Aumento de peso** inexplicable, a pesar de un apetito normal.
- **Sensibilidad al frío**, con manos y pies fríos.
- **Piel seca** y cabello quebradizo.
- **Depresión** o apatía.

Los pacientes en tratamiento sustitutivo con levotiroxina deben ser vigilados para evitar tanto la infradosificación como la sobredosificación, que podrían provocar síntomas de hipertiroidismo.

Síndrome de Cushing

El síndrome de Cushing, debido a una sobreproducción de cortisol, puede causar :

- **Aumento de peso**, especialmente alrededor del abdomen, la cara (cara de luna) y el cuello.
- **Estrías moradas** en la piel.
- **Debilidad muscular**.
- **Hipertensión arterial** y **diabetes** secundaria.
- **Trastornos del estado de ánimo** (depresión, irritabilidad).

Los cuidadores deben vigilar estos síntomas en pacientes en tratamiento prolongado con corticosteroides o con tumores suprarrenales.

- Interacción con el equipo asistencial en caso de anomalías

La interacción con el equipo sanitario en caso de anomalías es un elemento crucial en la atención al paciente, sobre todo en el caso de patologías crónicas o complejas como las que se observan en endocrinología. Esta interacción permite detectar rápidamente los problemas, comunicarlos eficazmente y organizar una respuesta coordinada para ajustar el tratamiento o tomar medidas correctoras. La comunicación fluida entre los miembros del equipo sanitario (médicos, enfermeros, auxiliares asistenciales, farmacéuticos, etc.) es esencial para garantizar la seguridad del paciente y la calidad de la asistencia.

El papel de los cuidadores en la detección de anomalías

Los cuidadores, sobre todo los que están en contacto directo con los pacientes a diario, suelen ser los primeros en detectar anomalías o cambios en el estado de salud de un paciente. Estas anomalías pueden adoptar diversas formas: nuevos síntomas, signos de desequilibrio hormonal, resultados anormales de pruebas o cambios en el comportamiento del paciente.

Los cuidadores están en el centro del seguimiento del tratamiento, ya se trate de ajustar la terapia de insulina en un paciente diabético o de variar la dosis de levotiroxina en un paciente que padece hipotiroidismo. Su papel es informar inmediatamente de cualquier desviación de los resultados esperados o de los parámetros normales para que el equipo médico pueda intervenir rápidamente.

Ejemplos de anomalías comunes observadas por los cuidadores:

- **Signos de hipoglucemia** en un paciente diabético: temblores, sudores fríos, confusión, debilidad.
- **Cambio repentino de peso en** un paciente sometido a tratamiento tiroideo (hipotiroidismo o hipertiroidismo).
- **Cambios en el estado de ánimo o de alerta** (apatía, nerviosismo excesivo) en pacientes sometidos a tratamiento con corticosteroides u hormonas.
- **Reacciones locales a las inyecciones**: enrojecimiento, hinchazón, dolor inusual tras la administración de insulina u otros medicamentos inyectables.

Notificación de anomalías: importancia de la notificación inmediata

Cuando se detectan anomalías, es esencial que el cuidador las comunique inmediatamente a los demás miembros del equipo asistencial, en particular a las enfermeras y los médicos. Esta rápida transmisión de la información permite actuar con rapidez, ya sea para corregir una dosis, cambiar una medicación o realizar pruebas complementarias.

El método de comunicación debe ser claro, preciso y detallado para evitar cualquier malentendido. Es importante informar no sólo de los síntomas observados, sino también del contexto en el que se produjeron: a qué hora del día, tras qué medicación se administró y si el paciente había informado de sensaciones o molestias antes de la aparición de los síntomas.

Elementos que deben figurar en el informe :

1. **Descripción precisa de los signos o síntomas observados**: su intensidad, duración y circunstancias en que aparecieron.
2. **Historial del tratamiento**: cuándo y cómo se administró el fármaco o tratamiento (dosis, vía de administración, hora).
3. **Posibles factores desencadenantes**: cambios en la dieta, la actividad física o el entorno del paciente.
4. **Reacción del** paciente: ¿sintió el paciente alguna mejoría o empeoramiento tras la acción correctora (como una inyección de glucosa en caso de hipoglucemia)?
5. **Recomendaciones o medidas urgentes**: si se requiere una reacción inmediata (como ponerse en contacto con un médico, ajustar una dosis o llamar a los servicios de emergencia).

Interacción con el equipo médico: el papel de la consulta

Una vez notificada la anomalía, la interacción con el equipo médico resulta esencial para evaluar la situación y decidir las medidas que deben tomarse. Esta interacción suele adoptar la forma de reuniones de consulta o debates informales, en los que

146

cada miembro del equipo aporta su contribución. El cuidador que ha observado la anomalía desempeña un papel fundamental en este proceso, aportando toda la información necesaria y ayudando a evaluar las necesidades del paciente.

Puntos clave en la comunicación con el médico :

- **Compartir información**: El médico debe recibir una descripción completa de la situación, apoyada por hechos concretos y resultados de pruebas si están disponibles (como mediciones de azúcar en sangre, resultados de pruebas hormonales u observaciones clínicas).
- **Discusión de medidas correctoras**: El médico puede decidir entonces modificar el tratamiento, prescribir pruebas adicionales o realizar ajustes inmediatos. Por ejemplo, en caso de desequilibrio glucémico grave, puede modificarse el tratamiento con insulina o recomendarse ajustes dietéticos.
- **Coordinación entre los profesionales sanitarios**: Si la anomalía implica varios aspectos del tratamiento (nutrición, medicación, cuidados de enfermería), es necesaria la coordinación entre los distintos miembros del equipo (nutricionista, farmacéutico, enfermero) para organizar una respuesta eficaz e integral.

Seguimiento continuo tras la detección de anomalías

Una vez que se ha notificado una anomalía y se han tomado medidas, es crucial mantener un seguimiento continuo del paciente para evaluar la eficacia de las intervenciones. El cuidador, sobre todo si está en contacto regular con el paciente, desempeña un papel vital en esta fase de seguimiento. Debe estar atento a cualquier signo de mejoría o empeoramiento e informar al equipo asistencial de cualquier nueva observación.

Por ejemplo, tras un cambio en la dosis de insulina en un paciente diabético, es esencial comprobar regularmente los niveles de glucosa en sangre para asegurarse de que el ajuste es eficaz. Si persisten los síntomas de hipoglucemia o aparecen nuevos signos, debe informarse inmediatamente al equipo sanitario para poder realizar nuevos ajustes.

La importancia de informar periódicamente :

- **Comunicación entre equipos**: Cuando los equipos cambian (por ejemplo, durante los turnos de día y de noche), es esencial que se transmita la información sobre el estado del paciente y las medidas adoptadas. Una comunicación incompleta puede retrasar la intervención o provocar errores en la atención.
- **Documentación de las intervenciones**: Todas las medidas correctivas, los cambios de tratamiento y las observaciones de los cuidadores deben documentarse en la historia clínica del paciente. De este modo se garantiza que cada miembro del equipo disponga de la información necesaria para continuar la atención de forma coordinada.

Mejora continua y prevención de anomalías

La interacción con el equipo asistencial no debe limitarse a la gestión de las anomalías ya producidas. También debe permitir una reflexión permanente sobre las prácticas asistenciales, con el fin de prevenir futuras anomalías. Esta reflexión colectiva permite optimizar los procesos de tratamiento, identificar las posibles fuentes de error (errores de dosificación, mala gestión de los medicamentos, seguimiento inadecuado) y poner en marcha estrategias de prevención.

Ejemplos de estrategias preventivas :

- **Formación periódica**: puede organizarse formación para reconocer los signos de anomalía (como síntomas de hipoglucemia o hipertiroidismo) con el fin de sensibilizar a los cuidadores y mejorar su capacidad de respuesta.
- **Mejora de los protocolos de** seguimiento: Implantar protocolos claros para el seguimiento de los pacientes de riesgo (como los diabéticos o los que reciben terapia hormonal), de modo que puedan detectarse las anomalías en cuanto aparezcan.
- **Mejora de la comunicación**: Fomentar debates periódicos entre los miembros del equipo sanitario para compartir buenas prácticas, identificar áreas de mejora y anticiparse a cualquier complicación derivada del tratamiento.

Capítulo 5

La relación con el paciente

1. Comunicación y educación terapéutica

* La importancia de la escucha y la empatía

La escucha y la empatía son cualidades esenciales en la relación entre cuidadores y pacientes. En el entorno médico, sobre todo en departamentos donde los pacientes padecen enfermedades crónicas como endocrinología, estas habilidades desempeñan un papel fundamental en la calidad de la atención. La escucha activa y la empatía no se limitan a un simple intercambio verbal, sino que contribuyen a crear un clima de confianza y respeto que facilita la atención global del paciente, mejora su bienestar y aumenta su cumplimiento del tratamiento.

La importancia de escuchar en la asistencia

La escucha activa es la capacidad de prestar una atención plena y total a lo que el paciente tiene que decir, de comprender sus necesidades y preocupaciones, sin juicios ni prisas. Para los cuidadores, esta habilidad va más allá del simple acto de oír: implica estar presentes, descodificar lo que el paciente expresa directamente pero también a través de su lenguaje no verbal. Esto les permite percibir las emociones del paciente, sus dudas e incluso sus temores ante la enfermedad.

Escuchar para comprender mejor la enfermedad

En endocrinología, los pacientes viven a menudo con enfermedades crónicas como diabetes, hipotiroidismo o trastornos metabólicos. Estas enfermedades requieren un seguimiento periódico y una gestión compleja del tratamiento, como el ajuste de las dosis de insulina o el control de los efectos secundarios del tratamiento hormonal. Escuchando a los pacientes, podemos entender mejor cómo afectan estas enfermedades a su vida cotidiana, no sólo desde el punto de vista médico, sino también emocional y social.

Por ejemplo, es posible que un paciente diabético no exprese directamente que tiene dificultades para controlar su glucemia, pero escuchando atentamente, un cuidador puede percibir signos de desánimo, frustración o ansiedad, señales de que el paciente puede estar teniendo dificultades para seguir su dieta o administrarse la insulina correctamente. Escuchar puede proporcionar información valiosa para adaptar el tratamiento u ofrecer apoyo adicional.

Escuchar para una atención personalizada

Cada paciente es único, con sus propias experiencias, estilo de vida y expectativas de atención. Escuchando a los pacientes, los cuidados pueden personalizarse para tener en cuenta estas diferencias. Estando atentos a las preferencias, limitaciones y expectativas del paciente, los cuidadores pueden ajustar sus intervenciones de forma más adecuada y respetuosa.

Por ejemplo, un paciente puede expresar sus preferencias sobre el horario de las inyecciones de insulina, la forma en que desea ser informado sobre su enfermedad o el tratamiento de los efectos secundarios. Escuchando atentamente estas preferencias, el cuidador puede responder mejor a las necesidades específicas del paciente, mejorando así la eficacia de los cuidados.

El papel de la empatía en la relación asistencial

La empatía es la capacidad de ponerse en el lugar de otra persona, de comprender sus emociones y sentimientos sin dejarse abrumar por ellos. Como cuidador, mostrar empatía ayuda a establecer una relación de confianza con el paciente, esencial para una atención integral y humana. La empatía nos ayuda a comprender mejor por lo que está pasando el paciente, no sólo en términos de síntomas físicos, sino también en términos de sus experiencias emocionales y psicológicas.

Empatía para acompañar el sufrimiento

Los pacientes con enfermedades crónicas pueden pasar por momentos de sufrimiento físico y mental. Controlar una enfermedad como la diabetes o un desequilibrio tiroideo puede ser duro, con síntomas persistentes y efectos secundarios relacionados con el tratamiento. La empatía permite al cuidador acompañar este sufrimiento, ofreciendo apoyo moral y asegurando al paciente que puede superar estos momentos difíciles.

Un cuidador empático será capaz de reconocer signos de desánimo o agotamiento moral en el paciente, aunque no siempre se expresen verbalmente. Por ejemplo, un paciente que parece desmotivado por su tratamiento puede estar en realidad experimentando ansiedad por los resultados de sus pruebas o preocupado por el futuro de su enfermedad. La empatía nos permite tener en cuenta estas dimensiones psicológicas y responder a las necesidades emocionales del paciente, animándole y aportándole soluciones adecuadas.

Empatía para reforzar la adherencia al tratamiento

La adherencia al tratamiento suele ser una cuestión crucial en la gestión de las enfermedades crónicas. Para los pacientes diabéticos, por ejemplo, seguir una dieta estricta, administrarse insulina con regularidad y controlar los niveles de azúcar en sangre pueden ser obligaciones onerosas. A veces, los pacientes tienden a relajarse o a dejar de seguir las recomendaciones médicas, lo que puede comprometer su estado de salud.

La empatía desempeña un papel fundamental a la hora de motivar e implicar a los pacientes. Al mostrar comprensión por las dificultades del paciente, el cuidador puede ayudarle a superar los obstáculos, sin juzgarle ni reprocharle nada. La empatía ayuda a crear un clima en el que los pacientes se sienten escuchados y apoyados, lo que favorece el cumplimiento del tratamiento. Los pacientes confían más en sus cuidadores, se sienten más implicados en su propio cuidado y están más dispuestos a seguir las recomendaciones.

Crear un clima de confianza mediante la escucha y la empatía

La escucha y la empatía son los pilares de la relación de confianza entre el cuidador y el paciente. Esta relación de confianza es esencial para que los pacientes se sientan cómodos compartiendo sus preocupaciones, dudas e incluso miedos. Cuando los pacientes se sienten escuchados sin ser juzgados, están más dispuestos a hablar abiertamente de sus dificultades, ya estén relacionadas con su tratamiento, su vida cotidiana o su estado emocional.

Esta confianza también fomenta un intercambio más honesto y rico entre paciente y cuidador. El paciente, al sentirse apoyado, estará más abierto a consejos y recomendaciones, mientras que el cuidador podrá adaptar mejor sus cuidados en función de la información compartida por el paciente.

La importancia de la comunicación no verbal

La escucha y la empatía no son sólo palabras. La comunicación no verbal también desempeña un papel clave a la hora de establecer una relación de confianza. Las expresiones faciales, el tono de voz, el contacto visual e incluso la postura del cuidador pueden comunicar mucho al paciente. Una mirada amable, una sonrisa tranquilizadora o un gesto de consuelo pueden tener el mismo impacto que un discurso.

Prestando atención al lenguaje no verbal del paciente, el cuidador también puede detectar pistas que no necesariamente se expresan verbalmente. Por ejemplo, un paciente puede minimizar su dolor o sus preocupaciones por miedo a ser juzgado o a preocupar a sus seres queridos. Pero su lenguaje corporal (tensión en los hombros, evitar el contacto visual, vacilación) puede revelar un malestar más profundo que el cuidador debe saber interpretar.

- Ayudar a los pacientes a comprender su tratamiento (función educativa)

Ayudar a los pacientes a entender su tratamiento es un aspecto esencial del papel del cuidador, y es especialmente importante en el contexto de las enfermedades crónicas como las que se tratan en endocrinología. El papel educativo de los cuidadores es crucial para garantizar que los pacientes no se limiten a seguir pasivamente las prescripciones médicas, sino que se conviertan en protagonistas activos de su propia salud. La comprensión por parte de los pacientes de su tratamiento es la clave para mejorar el cumplimiento terapéutico, la gestión diaria eficaz de su enfermedad y, en última instancia, la calidad de vida.

El papel educativo de los cuidadores en la educación terapéutica

La educación terapéutica se basa en impartir los conocimientos y habilidades necesarios para que los pacientes comprendan y gestionen su enfermedad. El objetivo no es simplemente proporcionar información técnica sobre el tratamiento, sino construir una auténtica relación de confianza en la que el paciente se sienta cómodo haciendo preguntas, expresando dudas y compartiendo experiencias. El papel del cuidador es crear este marco de intercambio, adaptar su discurso a las necesidades y al nivel de comprensión del paciente, y apoyarle gradualmente hacia la autonomía en la gestión de su enfermedad.

Simplificar y explicar el tratamiento

Para que los pacientes entiendan su tratamiento, es esencial que los cuidadores utilicen un lenguaje claro y accesible, adaptado a los conocimientos del paciente. Los términos médicos complejos deben evitarse o explicarse en términos sencillos. Los cuidadores también deben procurar no inundar a los pacientes con información técnica de golpe, sino desglosar la explicación para que los pacientes puedan asimilar cada elemento gradualmente.

Explicar el mecanismo de tratamiento

Es importante explicar a los pacientes el papel exacto de su tratamiento en la gestión de su enfermedad. Entender por qué se prescribe un medicamento ayuda a dar sentido al tratamiento y a animar al paciente a seguirlo rigurosamente.

Por ejemplo, en el caso de un paciente diabético, debe explicarse cómo la insulina o los antidiabéticos orales ayudan a regular los niveles de azúcar en sangre compensando la falta o insuficiencia de insulina natural. El paciente debe comprender que la insulina es esencial para evitar complicaciones a corto plazo (hipoglucemia, hiperglucemia) y a largo plazo (neuropatía, retinopatía, etc.).

Del mismo modo, si un paciente está en tratamiento con levotiroxina, es importante hacerle comprender que esta hormona de sustitución sustituye a las hormonas tiroideas que su glándula tiroides ya no produce en cantidad suficiente, y que este tratamiento debe tomarse de por vida para mantener un equilibrio hormonal óptimo.

Hacer que el tratamiento sea práctico y comprensible

Una de las mejores formas de ayudar a los pacientes a entender su tratamiento es hacerlo lo más concreto posible. Esto puede hacerse mediante explicaciones visuales, como diagramas que muestren cómo actúa un fármaco en el organismo, o utilizando analogías sencillas para ayudar a los pacientes a comprender conceptos complejos.

El cuidador también puede explicar los efectos esperados del tratamiento y los signos de que éste está funcionando bien. Por ejemplo, en el caso de un paciente en tratamiento con insulina, es importante explicar cómo controlar los niveles de azúcar en sangre y qué indican las cifras en relación con el equilibrio del tratamiento. En el caso de un paciente en tratamiento con tiroides, explicar los posibles efectos secundarios (como fatiga o inquietud en caso de sobredosis o infradosificación) permitirá al paciente saber cuándo debe consultar a su médico para ajustar las dosis.

Implicar a los pacientes en la gestión de su tratamiento

Un aspecto fundamental de la función educativa del cuidador es animar a los pacientes a responsabilizarse de su propia salud. Esto significa que los pacientes deben comprender no sólo su tratamiento, sino también las consecuencias de la enfermedad, los riesgos asociados a un mal cumplimiento del tratamiento y cómo ajustar determinados aspectos de su estilo de vida para optimizar los efectos del tratamiento.

Seguimiento y ajuste de los tratamientos

En el caso de ciertas enfermedades crónicas como la diabetes, los pacientes deben aprender a ajustar ellos mismos su tratamiento en función de parámetros como la dieta y el ejercicio físico. Por ello, los cuidadores deben enseñar a los pacientes a controlar periódicamente sus niveles de azúcar en sangre y a interpretar los resultados para ajustar las dosis de insulina o la medicación.

Esta autonomía no se adquiere de la noche a la mañana y requiere un apoyo gradual. Al principio, el cuidador puede ayudar al paciente a entender cuándo y cómo ajustar el tratamiento, en función de los resultados obtenidos, y comprobar periódicamente con él sus progresos. El objetivo es que el paciente pueda tomar gradualmente estas decisiones de forma independiente y segura.

Asistencia técnica

Algunos tratamientos crónicos exigen que el paciente domine ciertos procedimientos técnicos, como inyectarse insulina o tomar la medicación hormonal correctamente a determinadas horas del día. El papel del cuidador es demostrar estos procedimientos, guiar al paciente y asegurarse de que se siente lo suficientemente cómodo como para llevarlos a cabo solo.

Para un paciente diabético, esto puede implicar aprender a inyectarse insulina utilizando una pluma inyectora. El cuidador no sólo debe explicar cómo preparar la inyección y dónde ponerla, sino también acompañar al paciente hasta que se sienta capaz de hacerlo sin ayuda. Del mismo modo, en el caso de los pacientes en tratamiento con corticosteroides o terapia hormonal sustitutiva, es importante recordarles la importancia de tomar la medicación a horas regulares y respetar las dosis prescritas.

Responder a las preguntas y disipar los temores

El papel del cuidador no se limita a dar explicaciones. También debe estar atento a las preguntas y temores de los pacientes, que pueden ser numerosos, sobre todo cuando se enfrentan a tratamientos largos o complejos. Algunos pacientes, por ejemplo, pueden temer los efectos secundarios, temer volverse dependientes de su tratamiento o tener dudas sobre su eficacia.

Disipar mitos e ideas erróneas

Es frecuente que los pacientes tengan ideas preconcebidas sobre los tratamientos, debido a la desinformación o a las experiencias compartidas por otros. El papel del cuidador es escuchar estas preocupaciones y dar explicaciones basadas en datos médicos fiables. Esto ayuda a tranquilizar a los pacientes y a darles confianza en su tratamiento.

Por ejemplo, algunos pacientes en tratamiento con insulina pueden temer ganar peso o volverse dependientes del fármaco. Es importante explicarles que la insulina es una hormona natural que su cuerpo ya no produce en cantidad suficiente, y que su uso está destinado a mantener estables los niveles de glucosa y prevenir complicaciones potencialmente graves. Al explicar los beneficios del tratamiento y abordar los temores específicos del paciente, el cuidador desempeña una función tranquilizadora y tranquilizadora.

Crea un espacio donde puedas escuchar con simpatía

Por último, es fundamental que los pacientes se sientan escuchados y respetados cuando hacen preguntas. Los cuidadores deben crear un espacio en el que los pacientes puedan hacer preguntas sin sentirse juzgados. Respondiendo con paciencia y comprensión, los cuidadores animan a los pacientes a hacerse cargo de su tratamiento y a expresar libremente las dudas o dificultades que puedan tener.

Seguimiento y reevaluación de los conocimientos del paciente

La educación terapéutica es un proceso continuo. Tras explicar un tratamiento, el cuidador debe evaluar periódicamente la comprensión del paciente y asegurarse de que aplica correctamente los consejos recibidos. Esto puede hacerse en forma de discusiones durante las consultas de seguimiento, demostraciones prácticas o evaluaciones informales de cómo el paciente lleva su tratamiento en el día a día.

El cuidador debe estar atento a los signos de falta de comprensión o de cumplimiento (por ejemplo, saltarse dosis, técnica de inyección incorrecta u olvidos repetidos) e intervenir rápidamente para reajustar la educación del paciente si es necesario. El objetivo es garantizar que los pacientes no sólo tengan los conocimientos necesarios, sino también la confianza y la seguridad en sí mismos para gestionar eficazmente su tratamiento a largo plazo.

2. Gestión de situaciones difíciles

- Apoyo a los pacientes con trastornos psicológicos (ansiedad relacionada con la enfermedad)

Apoyar a los pacientes que sufren trastornos psicológicos, en particular los que padecen ansiedad relacionada con su enfermedad, es un aspecto esencial de la función de los profesionales sanitarios. Cuando los pacientes padecen enfermedades crónicas, como las que se observan en endocrinología (diabetes, trastornos tiroideos, etc.), no sólo se ven afectados físicamente, sino también psicológicamente. La incertidumbre sobre la evolución de la enfermedad, el miedo a las complicaciones, la compleja gestión de los tratamientos y los cambios en la vida cotidiana pueden generar una ansiedad importante. El papel de los cuidadores es proporcionar un apoyo psicológico adecuado, escuchar, tranquilizar y guiar a los pacientes en la gestión de este sufrimiento invisible pero real.

Comprender la ansiedad relacionada con la enfermedad

La ansiedad relacionada con la enfermedad es una reacción normal ante una situación que se percibe como una amenaza para la salud y el futuro. En los pacientes con enfermedades crónicas, esta ansiedad puede adoptar distintas formas: miedo a la progresión de la enfermedad, ansiedad por tomar medicación o por los efectos secundarios, y aprensión por su capacidad para gestionar la enfermedad en el día a día.

En endocrinología, la ansiedad puede verse exacerbada por la necesidad de seguir tratamientos pesados o restrictivos. Por ejemplo, los pacientes diabéticos deben controlar periódicamente sus niveles de azúcar en sangre, ajustar sus dosis de insulina y seguir una dieta estricta. Estos requisitos pueden ser una fuente de estrés constante, ya que el más mínimo descuido o error puede provocar complicaciones graves. Del mismo modo, los pacientes que padecen trastornos tiroideos pueden sentirse angustiados por los efectos a largo plazo de su enfermedad y la necesidad de un tratamiento de por vida.

El papel clave de escuchar y validar las emociones

Ante la ansiedad de un paciente, la primera función del cuidador es escuchar atentamente y validar las emociones del paciente. Es esencial no minimizar los temores del paciente, aunque puedan parecer irracionales o exagerados. Reconocer la legitimidad de sus emociones permite al paciente sentirse escuchado y comprendido, lo que constituye el primer paso para calmar su ansiedad.

Crear un espacio seguro para hablar

El cuidador debe proporcionar un espacio en el que el paciente se sienta cómodo para expresar sus temores sin miedo a ser juzgado. A algunos pacientes puede resultarles difícil hablar de su sufrimiento psicológico, ya que pueden sentirse incomprendidos o no querer parecer débiles. Haciendo preguntas abiertas y adoptando una actitud cariñosa y no directiva, el cuidador permite al paciente verbalizar sus preocupaciones.

Por ejemplo, un paciente diabético puede confesar que teme no saber cómo gestionar una hipoglucemia en público, o que se siente abrumado por la necesidad de controlar constantemente su dieta. El simple hecho de poder expresar estos temores en un entorno tranquilizador puede aliviar parte de la ansiedad.

Escucha empática

La empatía es crucial cuando se trabaja con pacientes ansiosos. El cuidador debe demostrar que entiende cómo se siente el paciente reformulando sus palabras y enviando mensajes de apoyo. Por ejemplo, después de que el paciente haya expresado su temor a futuras complicaciones, el cuidador puede responder: "Entiendo que esté preocupado por el futuro; es una reacción perfectamente normal a su situación. Estamos aquí para apoyarle en todo momento y ayudarle a gestionar esto juntos". Esta respuesta muestra al paciente que no está solo y que su ansiedad se toma en serio.

Información para reducir la ansiedad

Gran parte de la ansiedad asociada a la enfermedad tiene su origen en la incertidumbre y el desconocimiento. Por ello, la función educativa del cuidador es crucial para reducir esta ansiedad. Al explicar claramente a los pacientes los mecanismos de su enfermedad, las etapas de su tratamiento y cómo prevenir las complicaciones, el cuidador les ayuda a comprender mejor su situación y a recuperar cierto control sobre su salud.

Explicaciones sencillas y accesibles

Una de las mejores formas de reducir la ansiedad es desmitificar la enfermedad y su tratamiento. Cuando los pacientes entienden lo que ocurre en su cuerpo y por qué se someten a un determinado tratamiento, es menos probable que se dejen vencer por el miedo. Por ejemplo, un paciente diabético que entienda cómo la insulina ayuda a regular los niveles de azúcar en sangre se sentirá menos ansioso ante la idea de inyectarse el fármaco con regularidad. Del mismo modo, un paciente con hipotiroidismo que sepa que su tratamiento sustitutivo con levotiroxina está bien controlado gracias a las mediciones periódicas de TSH estará más tranquilo sobre la eficacia a largo plazo del tratamiento.

Tranquilidad sobre la gestión de síntomas y crisis

Uno de los aspectos que más ansiedad provoca en los pacientes es el miedo a no saber cómo reaccionar ante una crisis, ya sea una hipoglucemia en un diabético o una reagudización de los síntomas en un paciente que padece hipertiroidismo. El cuidador debe explicar qué hacer en caso de crisis, a qué síntomas prestar atención y qué hacer en caso de emergencia. Esta preparación da a los pacientes una mayor confianza en su capacidad para gestionar su enfermedad, lo que reduce significativamente la ansiedad.

Por ejemplo, un cuidador puede explicar a un paciente diabético cómo reaccionar ante una hipoglucemia leve (ingiriendo rápidamente hidratos de carbono) e informarle de las señales de alarma que le permitan actuar antes de que la situación se agrave. Del mismo modo, es importante recordar a los pacientes que el equipo médico está siempre disponible si tienen alguna duda o complicación.

Apoyo psicológico y estrategias de afrontamiento

Además de escuchar y proporcionar información, es importante ofrecer a los pacientes estrategias de afrontamiento que les ayuden a controlar su ansiedad en el día a día. Esto incluye consejos prácticos y técnicas psicológicas para afrontar el estrés y la preocupación.

Fomentar la gestión del estrés

Los cuidadores pueden ayudar a los pacientes a introducir técnicas de gestión del estrés, como ejercicios de respiración, relajación y meditación. Estas técnicas pueden ser especialmente útiles para calmar los ataques de ansiedad o reducir el estrés cotidiano asociado al control de la enfermedad. Un paciente que domine estas técnicas estará mejor preparado para gestionar de forma independiente las situaciones que le provoquen ansiedad.

Proponer objetivos realistas y progresivos

A veces, la ansiedad surge de la sensación de sentirse abrumado por el tratamiento de la enfermedad. Los pacientes pueden sentirse abrumados por los muchos aspectos de su tratamiento y la disciplina que requiere. El cuidador debe ayudar al paciente a fijarse objetivos realistas y progresivos, haciendo hincapié en los pequeños éxitos diarios.

Por ejemplo, a un paciente diabético que se sienta estresado por la gestión de sus comidas se le puede animar a que empiece introduciendo gradualmente hábitos alimentarios saludables, en lugar de querer cambiarlo todo de golpe. Dividir los objetivos en pasos más pequeños y alcanzables ayuda a reducir la presión y, en consecuencia, la ansiedad.

Fomentar la expresión emocional

Hay que animar a los pacientes a hablar de sus sentimientos, ya sea con su cuidador, un psicólogo o su familia. A veces, la ansiedad asociada a la enfermedad se ve reforzada por un sentimiento de aislamiento o falta de comprensión. Al animar a los pacientes a compartir sus sentimientos, los cuidadores pueden ayudar a aliviar la carga emocional. En algunos casos, puede sugerirse la derivación a un apoyo psicológico más especializado (como la terapia cognitivo-conductual) si resulta difícil controlar la ansiedad.

Fomentar el apoyo familiar y social

La red social del paciente desempeña un papel crucial en la gestión de la ansiedad relacionada con la enfermedad. Los cuidadores pueden animar a los pacientes a buscar el apoyo de sus allegados, ya sea para hablar de sus temores o para ayudarles a realizar determinadas tareas cotidianas. Cuando los familiares están informados sobre la enfermedad y su tratamiento, también pueden desempeñar un papel de apoyo activo, reduciendo la sensación de aislamiento que a menudo sienten los pacientes.

- Apoyo a familiares y amigos

Apoyar a familiares y amigos es un aspecto fundamental del cuidado de los pacientes que padecen enfermedades crónicas, sobre todo en endocrinología, donde el tratamiento de afecciones como la diabetes, los trastornos tiroideos o la insuficiencia suprarrenal puede ser complejo y requerir una atención constante. Las familias y los seres queridos desempeñan un papel crucial en el apoyo a los pacientes, ayudándoles a gestionar su tratamiento, superar los retos diarios y mantener una calidad de vida óptima. Por tanto, el papel de los cuidadores no es sólo atender al paciente, sino también apoyar a sus seres queridos en este proceso, educándoles, tranquilizándoles y proporcionándoles las herramientas que necesitan para asumir esta función de apoyo.

El papel central de las familias en la atención al paciente

Las familias y los seres queridos suelen ser las primeras personas a las que acuden los pacientes en busca de apoyo. En el caso de las enfermedades crónicas, este apoyo puede adoptar muchas formas: ayuda para administrar la medicación, controlar la dieta, acompañarles a las citas médicas o simplemente estar ahí para ofrecerles consuelo emocional. Sin embargo, a veces esta responsabilidad puede resultar pesada de llevar, sobre todo cuando la enfermedad requiere ajustes constantes, como en el caso de la diabetes, donde controlar los niveles de azúcar en sangre e inyectarse insulina son tareas diarias.

La importancia de educar a los seres queridos

Uno de los primeros pasos para proporcionar a los familiares un apoyo eficaz es ofrecerles una formación clara y completa sobre la enfermedad y el tratamiento del paciente. Con demasiada frecuencia, los familiares pueden sentirse impotentes ante la complejidad de los cuidados que hay que dispensar, o temer cometer errores. Como cuidadores, es esencial proporcionarles los conocimientos que necesitan para comprender las cuestiones que rodean a la enfermedad y las fases del tratamiento.

Explicar la enfermedad y sus repercusiones

Es importante que los familiares comprendan no sólo la naturaleza de la enfermedad, sino también sus repercusiones en la vida cotidiana. En el caso de un paciente diabético, por ejemplo, esto puede significar entender cómo funciona la insulina, cómo controlar los niveles de azúcar en sangre o cómo reaccionar en caso de hipoglucemia. En el caso de los trastornos tiroideos, es útil explicar los posibles efectos secundarios de los tratamientos hormonales, como la levotiroxina, y aclarar los síntomas a los que hay que prestar atención para evitar una sobredosificación o una infradosificación.

Esta educación no debe limitarse a explicaciones teóricas. Debe incluir demostraciones prácticas, como por ejemplo cómo poner una inyección de insulina o interpretar un resultado de glucosa en sangre. Al ayudar a los familiares a dominar estos gestos, los cuidadores les permiten desempeñar un papel activo en el cuidado del paciente, reduciendo así su ansiedad ante la enfermedad.

Apoyo emocional a los seres queridos

Además de la dimensión práctica, es crucial reconocer que las familias y los seres queridos experimentan a menudo una fuerte carga emocional. Pueden sentirse angustiados por la salud de su ser querido enfermo, estresados por las responsabilidades que tienen que asumir o cansados física y psicológicamente cuando los cuidados se prolongan durante mucho tiempo. A veces incluso pueden sentirse impotentes, sobre todo cuando la enfermedad avanza o el paciente sufre complicaciones.

Reconocer y validar sus emociones

Los cuidadores deben estar atentos a las emociones de sus seres queridos y animarles a expresar sus sentimientos, sin juzgarlos. Esto incluye no sólo miedos y preocupaciones, sino también emociones que son más difíciles de admitir, como la frustración o el agotamiento. Validar estas emociones es importante para evitar que los seres queridos se sientan aislados o culpables por no poder con todo.

También es esencial recordar a los seres queridos que es normal no saber siempre cómo reaccionar y que tienen derecho a pedir ayuda, ya sea a los cuidadores o a las personas de su entorno. Fomentar el diálogo y los intercambios con otras personas en situaciones similares, como los grupos de apoyo, también puede ser beneficioso.

Ofrecer apoyo psicológico

En determinadas situaciones, el estrés y la carga emocional pueden llegar a ser abrumadores para los seres queridos, sobre todo en los casos en que la enfermedad evoluciona de forma imprevisible o requiere un tratamiento muy extenso. En tales casos, puede ser útil ofrecer apoyo psicológico, ya sea en forma de consultas con un psicólogo o de participación en grupos de debate. Este apoyo ayuda a los familiares a gestionar mejor su estrés, a tomar distancia de la situación y a recargar las pilas para poder seguir apoyando al paciente con mayor tranquilidad.

Animar a los familiares a desempeñar un papel activo en los cuidados

Implicar activamente a los familiares en el proceso asistencial es una forma excelente de reforzar la cohesión familiar y reducir la carga que soporta el paciente. Los familiares pueden ayudar a planificar las citas médicas, supervisar el tratamiento o gestionar los aspectos prácticos de la vida diaria (como las comidas adaptadas para pacientes diabéticos).

Compartir la gestión de la asistencia

A menudo resulta útil dividir las responsabilidades entre los distintos miembros de la familia para evitar que una sola persona cargue con todo el peso. Por ejemplo, un miembro de la familia puede encargarse de llevar el control de las citas médicas, mientras que otro puede gestionar la medicación o proporcionar apoyo emocional. Esto alivia la carga para todos y garantiza que se cubran todos los aspectos del cuidado.

Los cuidadores también pueden animar a los familiares a organizarse en torno al enfermo para crear una red de apoyo armoniosa. Explicando claramente las tareas que hay que realizar e implicando a varias personas, es posible reducir el agotamiento de los familiares manteniendo al mismo tiempo una calidad constante de los cuidados al enfermo.

Preparar a las familias para emergencias

En el contexto de determinadas enfermedades crónicas, como la diabetes o la insuficiencia suprarrenal, pueden producirse crisis agudas que requieren una intervención rápida. Los cuidadores tienen la responsabilidad de preparar a sus seres queridos para estas emergencias, enseñándoles cómo reaccionar y qué medidas tomar.

Enseñanza de procedimientos de emergencia

Un familiar formado y bien informado es un activo inestimable para el paciente en caso de crisis. Es esencial que las familias sepan reconocer los signos de alarma de una situación de emergencia, como una hipoglucemia grave, y cómo reaccionar hasta que llegue la ayuda. Esto incluye el uso de dispositivos específicos, como una inyección de glucagón para la hipoglucemia, o la administración de hidrocortisona inyectable en caso de crisis suprarrenal.

Los cuidadores deben tomarse el tiempo necesario para mostrar estos procedimientos de emergencia a los familiares y asegurarse de que se sienten lo suficientemente cómodos como para intervenir en caso necesario. Esta preparación ayuda a tranquilizar tanto a los pacientes como a sus familiares, dándoles la confianza necesaria para afrontar estas situaciones sin que cunda el pánico.

Ayuda a largo plazo para familiares

El apoyo a las familias no debe limitarse a las primeras fases de la enfermedad. En el caso de las enfermedades crónicas, la gestión de la enfermedad es un proceso a largo plazo, y los familiares pueden agotarse gradualmente o perder de vista la importancia de su propio bienestar. Es crucial recordar regularmente a las familias que también deben cuidarse a sí mismas, ya que su agotamiento puede socavar la calidad del apoyo que prestan al paciente.

Fomentar el descanso y el autocuidado

Los cuidadores deben concienciar a las familias de la importancia del relevo, animándoles a hacer pausas, descansar y tomarse tiempo para sí mismos. También puede ser útil hablarles de la posibilidad de relevo o ayuda externa, como servicios a domicilio o centros de día, para aligerar la carga diaria.

Cuidarse no es un lujo para los familiares, sino una necesidad. Los cuidadores deben insistir en este punto y recordarles que su bienestar es esencial si quieren seguir prestando un apoyo de calidad al paciente.

3. Respeto de la dignidad y la intimidad de los pacientes

- Confidencialidad y respeto a la persona

La confidencialidad y el respeto a la persona son principios fundamentales que sustentan todas las relaciones sanitarias. En el entorno médico, estos valores no son sólo obligaciones legales, sino compromisos morales que garantizan a los pacientes un entorno de confianza y dignidad. Especialmente en el caso de pacientes con enfermedades crónicas o complejas, como en endocrinología, donde los tratamientos pueden ser íntimos e implicar una gestión a largo plazo, el respeto de la confidencialidad y de la persona son esenciales para establecer una relación de confianza, fomentar la adherencia a los cuidados y preservar la integridad del paciente.

Confidencialidad: un derecho fundamental de los pacientes

La confidencialidad en el entorno médico significa que toda la información relativa a la salud, el tratamiento y la vida privada del paciente debe protegerse y no puede revelarse sin su consentimiento. Este principio garantiza que los pacientes puedan compartir libremente su información médica con el equipo sanitario sin temor a que sea revelada a terceros, lo cual es crucial para establecer una relación de confianza.

El secreto médico como fundamento de la relación asistencial

El secreto médico es un derecho absoluto del paciente y una obligación para el cuidador. En la práctica, esto significa que debe protegerse toda la información sobre la enfermedad, el tratamiento, el historial médico o los aspectos privados de la vida del paciente. Este respeto de la confidencialidad permite a los pacientes sentirse seguros, hablar abiertamente de sus problemas de salud y tratar temas a veces delicados, como las enfermedades hormonales o los trastornos metabólicos, sin temor a ser juzgados o indiscretos.

Un paciente con una enfermedad crónica, como diabetes o hipotiroidismo, puede necesitar compartir información personal sobre su estilo de vida, hábitos alimentarios o síntomas, que son cuestiones íntimas. El cuidador debe asegurarse de que esta información solo se comparte con los miembros pertinentes del equipo sanitario y nunca se revela a personas ajenas sin el consentimiento explícito del paciente.

Protección de datos médicos

Además de las conversaciones entre paciente y cuidador, la confidencialidad también se aplica a la gestión de los historiales médicos. Tanto si la información se almacena en papel como en formato electrónico, debe protegerse del acceso no autorizado.

Los cuidadores deben garantizar que sólo los profesionales implicados en la atención del paciente tengan acceso a estos datos, y que cada acceso esté estrictamente supervisado y justificado.

Con el uso generalizado de historiales médicos informatizados, la protección de los datos personales se ha convertido en una cuestión de primer orden. Es importante que los pacientes sepan que su información está segura y que se han tomado medidas específicas para evitar cualquier acceso no autorizado a sus datos. Esto aumenta la sensación de seguridad de los pacientes y les anima a ser más abiertos con su equipo sanitario.

Respeto del individuo: un enfoque global y humanista

El respeto a la persona va mucho más allá de la mera protección de la confidencialidad. Abarca todos los aspectos de la atención al paciente, teniendo en cuenta su dignidad, valores, creencias y necesidades. Este respeto se expresa escuchando, atendiendo y cuidando la forma en que se trata al paciente, como individuo único y como persona que sufre.

Respetar la dignidad y la autonomía de los pacientes

El respeto de la dignidad de los pacientes significa que siempre deben ser tratados con consideración, independientemente de la gravedad de su enfermedad o de su estado físico. Esto significa que la atención debe prestarse con delicadeza, sin juzgar y respetando el pudor del paciente, especialmente durante procedimientos médicos íntimos como inyecciones o exámenes físicos.

En endocrinología, los pacientes pueden padecer enfermedades crónicas que afectan a su imagen corporal o a su autoestima, como la diabetes o trastornos hormonales que pueden provocar un aumento o una pérdida de peso significativos. Los cuidadores deben ser conscientes del impacto psicológico de estas enfermedades y procurar no estigmatizar nunca a los pacientes por su aspecto o estado de salud. Por ejemplo, un paciente que padezca el síndrome de Cushing, que puede provocar un aumento de peso y marcados cambios físicos, debe ser tratado con especial atención a la forma en que puede experimentar estas alteraciones corporales.

Además, el respeto de la autonomía del paciente significa que éste debe participar plenamente en las decisiones relativas a su tratamiento. Los pacientes tienen derecho a rechazar un tratamiento, a pedir una segunda opinión médica o a expresar sus preferencias sobre los cuidados que desean recibir. El papel de los cuidadores es respetar estas opciones y, al mismo tiempo, proporcionar información clara y completa para ayudar a los pacientes a tomar decisiones con conocimiento de causa.

Adaptar los cuidados a las creencias y valores del paciente

Cada paciente tiene sus propios valores, creencias y prioridades. Es esencial que se tengan en cuenta en la asistencia para garantizar que ésta se adapte a las expectativas de cada persona. Por ejemplo, algunos pacientes pueden tener creencias religiosas que influyan en sus decisiones médicas, como rechazar determinados tratamientos o medicamentos. Los cuidadores deben escuchar y respetar estas creencias, al tiempo que se esfuerzan por encontrar soluciones alternativas que concilien las necesidades médicas con las convicciones personales del paciente.

Del mismo modo, algunos pacientes pueden tener prioridades específicas en materia de calidad de vida, como dar prioridad a la comodidad y la calidad de vida cotidianas frente a tratamientos más invasivos. En este caso, el cuidador debe adaptar la gestión para respetar estas prioridades, proponiendo soluciones que minimicen las limitaciones para el paciente, sin comprometer su salud.

Comunicación respetuosa y personalizada

El respeto por la persona también se expresa a través de la forma en que el cuidador se comunica con el paciente. La comunicación debe adaptarse al nivel de comprensión de cada individuo, y es importante no infantilizar ni hablar de manera excesivamente técnica sin tomarse el tiempo necesario para asegurarse de que el paciente ha comprendido plenamente la información facilitada. La comunicación respetuosa se basa en la escucha, la empatía y la capacidad de reformular la información con claridad, para que el paciente pueda participar activamente en su tratamiento.

Tener en cuenta las emociones y preocupaciones del paciente

El respeto por el individuo también incluye el reconocimiento de la dimensión emocional de la enfermedad. Los pacientes con enfermedades crónicas pueden sentir ansiedad, miedo o frustración por su estado de salud. Es esencial que el cuidador se tome el tiempo necesario para escuchar estas emociones y validarlas. Al reconocer el sufrimiento emocional del paciente, el cuidador demuestra que tiene en cuenta a la persona en su totalidad, más allá de limitarse a tratar sus síntomas físicos.

Por ejemplo, un paciente al que acaban de diagnosticar hipotiroidismo puede sentirse angustiado ante la idea de tener que someterse a un tratamiento de por vida. Además de explicar claramente la importancia del tratamiento, el cuidador debe escuchar y disipar los temores del paciente sobre los efectos de la enfermedad en su vida cotidiana.

Confidencialidad y respeto en el trabajo con familiares

La confidencialidad no sólo afecta a la relación directa entre paciente y cuidador, sino también a la interacción con los familiares cercanos. Cuando los familiares o amigos desean participar en el cuidado del paciente, es importante respetar los deseos de éste en cuanto a la información que puede compartirse. El consentimiento del paciente es esencial antes de revelar cualquier información a sus familiares, y el cuidador debe respetar la decisión del paciente de no implicar a determinados miembros de su familia si así lo desea.

Del mismo modo, el respeto a la persona significa reconocer las relaciones importantes en la vida del paciente e incorporarlas de forma afectuosa a los cuidados, siempre que ello se corresponda con los deseos del paciente. Una comunicación abierta y respetuosa con los familiares puede contribuir a mejorar la calidad de los cuidados y reforzar el apoyo prestado al paciente.

- Gestión profesional de los cuidados íntimos

La gestión profesional de los cuidados íntimos es un aspecto fundamental de la práctica enfermera, que requiere una atención especial a la dignidad, el pudor y el respeto por la persona. Los cuidados íntimos, ya se trate de la asistencia en el aseo, los cuidados higiénicos o el manejo de dispositivos médicos en zonas sensibles, afectan a dimensiones muy personales del paciente. En estas intervenciones, el cuidador debe combinar la competencia técnica con las habilidades interpersonales para garantizar el confort físico y psicológico del paciente, preservando al mismo tiempo su integridad y respeto. La profesionalidad también implica la capacidad de gestionar estas situaciones con un enfoque empático y afectuoso, minimizando el malestar y la vergüenza que puedan sentir los pacientes.

Respeto de la dignidad y el pudor del paciente

El respeto de la dignidad es una de las prioridades cuando se trata de cuidados íntimos. Aunque estos cuidados formen parte de la rutina médica, pueden ser fuente de vergüenza para el paciente, ya que tocan aspectos muy personales y a veces tabú de la vida cotidiana. Por ello, los cuidadores deben adoptar una actitud respetuosa que demuestre que son conscientes de esta intimidad y protegerla en la medida de lo posible.

Preservar el pudor durante los cuidados

Uno de los principios fundamentales en la gestión de los cuidados íntimos es preservar el pudor del paciente. Esto significa limitar al máximo la exposición del cuerpo y utilizar métodos que protejan la intimidad del paciente. Por ejemplo, al ayudar a un paciente a lavarse, es importante desnudar sólo la parte del cuerpo afectada y cubrir el resto con una toalla o sábana. Del mismo modo, si los cuidados se prestan en la cama, el cuidador debe asegurarse de que el entorno sea privado, cerrando la puerta o utilizando un biombo para crear intimidad.

Al preservar el pudor del paciente, el cuidador demuestra que respeta la integridad de la persona y está atento a sus necesidades de protección y comodidad. Esto ayuda a reducir cualquier incomodidad que pueda sentir el paciente, al tiempo que refuerza la confianza en la relación asistencial.

Respetar el ritmo y los límites del paciente

Cada paciente tiene una percepción diferente de la intimidad y la comodidad. Algunos pueden sentirse más cómodos con los cuidados íntimos que otros. El papel del cuidador es adaptarse a cada paciente y respetar sus límites. Esto puede significar preguntar regularmente al paciente si se siente cómodo o si necesita un descanso durante los cuidados. Si el paciente se siente incómodo o expresa su malestar, es esencial escuchar y adaptarse a sus necesidades, ya sea reduciendo el ritmo de los cuidados, modificando la técnica utilizada o sugiriendo alternativas.

En este contexto, la comunicación es esencial. El cuidador debe explicar cada etapa del tratamiento, tranquilizar al paciente sobre el procedimiento y permitirle hacer preguntas o comunicar cualquier molestia. Este diálogo refuerza la sensación de control del paciente sobre la situación, lo que contribuye a reducir su ansiedad y malestar.

Comunicación clara y empática

Una buena gestión de los cuidados íntimos requiere una comunicación clara y empática. Los cuidadores deben explicar de antemano lo que van a hacer, por qué tienen que hacerlo y cómo se va a llevar a cabo. Esta explicación ayuda al paciente a comprender mejor el tratamiento, a prepararse mentalmente y a sentirse más tranquilo. Al evitar las sorpresas, el cuidador fomenta una relación de confianza y tranquiliza al paciente.

Utilizar un lenguaje respetuoso

La elección de las palabras es esencial durante los cuidados íntimos. Los cuidadores deben evitar términos demasiado técnicos o impersonales que podrían reforzar la distancia entre ellos y el paciente. A la inversa, es importante no infantilizar al paciente utilizando términos demasiado simplistas o condescendientes. El uso de un lenguaje neutro, respetuoso y benévolo ayuda a mantener una relación profesional al tiempo que se tienen en cuenta los aspectos personales e íntimos de los cuidados.

Además, el tono de voz y la actitud general del cuidador deben ser amables y respetuosos. Los pacientes necesitan sentir que el cuidador les escucha y tiene en cuenta sus sentimientos, lo que contribuye a crear una atmósfera de serenidad y confianza durante los cuidados.

Prestar atención a las emociones del paciente

Los cuidados íntimos pueden despertar diversas emociones en los pacientes, como pudor, vergüenza o incluso pudor. Es importante que el cuidador sea consciente de estas emociones y responda a ellas con empatía. Esto implica tranquilizar a los pacientes y recordarles que estos cuidados son necesarios y normales, reconociendo al mismo tiempo que la situación puede resultarles difícil.

Los cuidadores deben estar atentos a los signos de malestar, como las reacciones no verbales (postura tensa, evitar el contacto visual, tensión) o las respuestas emocionales (silencio prolongado, respuestas monosilábicas, temblores). Si notan que el paciente está especialmente ansioso, pueden ofrecerle palabras de consuelo o sugerirle que se tome un descanso para que se sienta más tranquilo.

Profesionalidad y distancia terapéutica

Profesionalidad significa mantener una distancia terapéutica respetuosa que proteja al paciente al tiempo que le proporciona los cuidados necesarios. Esta distancia terapéutica es esencial para evitar cualquier ambigüedad en la relación enfermera-paciente, especialmente durante los cuidados íntimos. Permite al cuidador permanecer centrado en los cuidados, manteniendo al mismo tiempo una relación humana respetuosa y afectuosa.

Evitar gestos o actitudes inapropiados

Es esencial que el cuidador adopte en todo momento una actitud profesional, evitando cualquier familiaridad o gesto inadecuado. Durante los cuidados íntimos, cada gesto debe estar medido y justificado por una necesidad médica o higiénica. El cuidador debe procurar no sobrepasar nunca los límites de lo necesario para llevar a cabo los cuidados, con el fin de evitar cualquier situación que pudiera percibirse como intrusiva o irrespetuosa.

La distancia terapéutica también implica respetar los límites emocionales del paciente. Por ejemplo, si un paciente expresa reticencias o un malestar particular, el cuidador debe intentar comprender y adaptar su enfoque, sin forzar nunca al paciente a aceptar el tratamiento si aún no está preparado o necesita más tiempo.

Fomentar la autonomía del paciente

Siempre que sea posible, es importante animar a los pacientes a participar activamente en sus cuidados. Esto puede ser especialmente útil durante los cuidados íntimos, ya que permite al paciente conservar una sensación de control y preservar cierto grado de autonomía, a pesar de la dependencia parcial o temporal.

Por ejemplo, si un paciente es capaz de participar en su propia higiene personal, el cuidador puede sugerirle que realice él mismo determinados procedimientos, acompañándole y ayudándole cuando sea necesario. Esto aumenta la confianza del paciente en sus propias capacidades y reduce la sensación de vulnerabilidad que a veces puede acompañar a los cuidados íntimos.

Respetar la confidencialidad

Los cuidados íntimos, por su propia naturaleza, requieren una estricta protección de la confidencialidad. El cuidador debe asegurarse de que todo lo relacionado con estos cuidados -ya sean conversaciones, gestos o información compartida- siga siendo confidencial y esté protegido. Esto contribuye a crear un entorno asistencial en el que el paciente se siente seguro y respetado.

El cuidador nunca debe comentar los detalles de los cuidados íntimos con otras personas que no estén directamente implicadas en el cuidado del paciente. Además, cualquier documentación relativa a los cuidados debe tratarse con el mismo nivel de discreción que el resto de la información médica.

Capítulo 6

Trabajar con el equipo multidisciplinar

1. La importancia del trabajo en equipo

•   Coordinación con enfermeros, médicos y nutricionistas

La coordinación con enfermeras, médicos y nutricionistas es una parte esencial de la atención global al paciente, especialmente en el campo de la endocrinología, donde el tratamiento de enfermedades crónicas como la diabetes, los trastornos tiroideos o los desequilibrios hormonales requiere un enfoque multidisciplinar. Esta coordinación no sólo garantiza la continuidad de la asistencia, sino que también nos permite ofrecer a los pacientes una atención coherente e integral, teniendo en cuenta todos los aspectos de su salud. Trabajar en colaboración con estos distintos profesionales sanitarios permite ajustar los tratamientos, controlar la progresión de la enfermedad y garantizar que se tengan en cuenta las necesidades específicas de cada paciente.

La importancia de la atención multidisciplinar

En las enfermedades crónicas y complejas como las que se tratan en endocrinología, cada profesional sanitario desempeña un papel específico pero interrelacionado. El médico realiza el diagnóstico y prescribe el tratamiento, la enfermera garantiza su administración y proporciona educación terapéutica, y el nutricionista aporta conocimientos esenciales para adaptar la dieta del paciente a su patología. La coordinación entre estos actores les permite combinar sus competencias y responder de forma armoniosa a las múltiples necesidades del paciente.

Trabajar con médicos

Los médicos, ya sean generalistas o especialistas en endocrinología, desempeñan un papel fundamental en el tratamiento médico de los pacientes. Realizan el diagnóstico, ajustan los tratamientos en función de los resultados de las pruebas y controlan la evolución de la enfermedad mediante consultas periódicas. La colaboración entre cuidadores y médicos es esencial para garantizar que se siguen las directrices médicas, que se realizan los ajustes necesarios y que la atención administrada satisface las necesidades del paciente.

El papel de los cuidadores, como camilleros y enfermeras, es informar regularmente al médico sobre las observaciones clínicas, las reacciones del paciente al tratamiento y cualquier cambio en su estado de salud. Esto incluye, por ejemplo, informar de episodios de hipoglucemia en un paciente diabético o de síntomas de hipertiroidismo en un paciente sometido a tratamiento tiroideo. Esta información permite al médico ajustar las dosis de medicación o prescribir pruebas adicionales en caso necesario.

Colaboración con el personal de enfermería en los cuidados cotidianos

Las enfermeras están en primera línea a la hora de aplicar los tratamientos prescritos por el médico. Aplican inyecciones de insulina, controlan las constantes vitales del paciente, administran la medicación y se encargan del seguimiento. La comunicación fluida entre cuidadores y enfermeros es esencial para garantizar que los cuidados se prestan en las mejores condiciones posibles y que cada intervención está bien coordinada.

Las enfermeras también desempeñan un papel clave en la educación terapéutica de los pacientes, sobre todo ayudándoles a gestionar sus tratamientos a diario. Esto puede incluir aprender a utilizar un glucómetro, inyectarse insulina o comprender los ajustes que deben hacerse en las comidas y la actividad física. Por lo tanto, los auxiliares de cuidados y otros miembros del equipo sanitario deben trabajar con los enfermeros para garantizar que estos mensajes sean transmitidos y comprendidos por el paciente.

La contribución esencial de los nutricionistas

La dieta desempeña un papel crucial en enfermedades como la diabetes, la obesidad y los trastornos metabólicos. El nutricionista es un colaborador clave en la atención al paciente, adaptando las recomendaciones dietéticas a las necesidades específicas de la enfermedad. Elabora dietas personalizadas que tienen en cuenta no sólo las limitaciones médicas, sino también los hábitos alimentarios y las preferencias del paciente.

Para garantizar que estas recomendaciones se siguen de forma eficaz, es necesaria una estrecha colaboración con los cuidadores. El papel de los auxiliares asistenciales y de enfermería es ayudar al paciente a poner en práctica estos consejos dietéticos, vigilar su cumplimiento y señalar las dificultades que pueda encontrar. Por ejemplo, un paciente diabético puede tener dificultades para compaginar sus comidas con el tratamiento de insulina. Trabajando en estrecha colaboración con el nutricionista, el cuidador puede ayudar a ajustar la dieta y prevenir desequilibrios glucémicos.

Intercambios regulares para ajustar la atención prestada

La comunicación continua entre estos distintos profesionales es esencial para garantizar que el paciente reciba la atención más adecuada. Esto puede conseguirse mediante reuniones periódicas entre médicos, enfermeras, nutricionistas y otros miembros del equipo sanitario. Estas reuniones brindan la oportunidad de discutir la evolución del paciente, adaptar los tratamientos en función de la nueva información y compartir observaciones sobre el estado general de salud del paciente.

La organización de estas reuniones multidisciplinares es especialmente beneficiosa para los pacientes que padecen enfermedades crónicas complejas, ya que proporciona una visión global de su atención. Cada profesional puede aportar su experiencia y sugerir ajustes o recomendaciones específicas para mejorar la calidad de la atención.

El papel de los cuidadores en la coordinación de los cuidados

Las enfermeras desempeñan un papel esencial en esta coordinación, actuando como enlace directo entre el paciente y los distintos miembros del equipo médico. Al estar en contacto diario con el paciente, a menudo son los primeros en notar cambios en el estado de salud del paciente o dificultades en la gestión del tratamiento. Estas observaciones deben transmitirse al personal de enfermería y a los médicos para que puedan introducirse ajustes rápidamente.

Garantizar la continuidad de la asistencia

La continuidad asistencial es un aspecto fundamental de los cuidados, sobre todo en situaciones en las que intervienen varios profesionales. El papel de los cuidadores es garantizar la transmisión de información entre los distintos profesionales implicados, la coordinación de los cuidados y el seguimiento constante del paciente. Por ejemplo, tras una consulta con el médico, la enfermera puede encargarse de introducir cambios en el tratamiento, y el nutricionista puede ajustar la dieta en consecuencia. Al velar por que estas recomendaciones se apliquen a diario, los auxiliares de enfermería desempeñan un papel fundamental en esta continuidad.

Facilitar el intercambio de información

Para que la coordinación sea eficaz, es esencial que la información fluya con fluidez y transparencia entre todos los miembros del equipo sanitario. Esto incluye mantener actualizados los historiales médicos, compartir las observaciones clínicas y transmitir al paciente sus opiniones sobre el tratamiento. Al estar lo más cerca posible del paciente, los auxiliares de cuidados suelen recabar información valiosísima sobre el cumplimiento del tratamiento o las dificultades

185

encontradas, que luego deben transmitir al equipo para que éste las gestione adecuadamente.

Por ejemplo, si un paciente diabético tiene dificultades para gestionar sus dosis de insulina en relación con sus comidas, esta información debe transmitirse a la enfermera y al médico, así como al nutricionista, para que pueda llevarse a cabo una reevaluación completa del equilibrio dietético y terapéutico.

Los beneficios de una buena coordinación para el paciente

Una buena coordinación entre cuidadores, médicos, enfermeras y nutricionistas tiene muchas ventajas para los pacientes. Garantiza una atención más eficaz y personalizada, teniendo en cuenta todos los aspectos de la enfermedad, el tratamiento y el estilo de vida. También mejora la calidad de la asistencia al evitar errores y duplicaciones y garantizar que todos los miembros del equipo estén alineados con los objetivos asistenciales.

Fomentar la confianza de los pacientes

Cuando los pacientes se dan cuenta de que sus diversos contactos médicos se comunican bien entre sí, su confianza en la atención que reciben se refuerza. Se sienten escuchados, apoyados y atendidos en su conjunto. Esta confianza también fomenta un mejor cumplimiento del tratamiento, porque los pacientes entienden que su estado de salud se sigue de cerca y que cada ajuste es el resultado de una reflexión colectiva.

Mejor cumplimiento del tratamiento

Gracias a la coordinación, los cuidadores y otros profesionales sanitarios pueden apoyar mejor a los pacientes en la gestión diaria de su enfermedad. Trabajando juntos, pueden identificar los obstáculos que dificultan el cumplimiento del tratamiento y proponer soluciones adecuadas, ya sea ajustando el tratamiento, revisando la dieta o sugiriendo técnicas de control del estrés.

- Participación en reuniones de departamento

La participación en las reuniones de departamento es un componente clave de la gestión asistencial en el entorno hospitalario, sobre todo en departamentos especializados como el de endocrinología. Estas reuniones permiten a los distintos profesionales sanitarios -médicos, enfermeros, auxiliares de cuidados, nutricionistas y otros miembros del equipo asistencial- reunirse, intercambiar información y tomar decisiones conjuntas sobre la atención al paciente. Es un momento de colaboración, en el que la experiencia y las observaciones de todos se unen para garantizar una coordinación óptima de los cuidados y asegurar una atención integral, eficaz y personalizada para cada paciente.

El papel de las reuniones de servicio en la calidad de la atención

Las reuniones de departamento son una oportunidad ideal para discutir los casos de los pacientes, revisar la evolución de su estado de salud y ajustar los tratamientos si es necesario. Permiten a todo el equipo mantenerse al corriente de las decisiones médicas, compartir observaciones clínicas y desarrollar un enfoque coordinado. Cada profesional sanitario aporta su propia perspectiva, que enriquece la comprensión global del paciente y facilita la aplicación de cuidados adaptados a sus necesidades específicas.

Un lugar para el intercambio y la comunicación interdisciplinarios

Las reuniones de departamento fomentan la comunicación interdisciplinar, lo que permite a cada profesional compartir información importante sobre los pacientes. Un médico, por ejemplo, puede presentar los resultados de las últimas pruebas y discutir los ajustes del tratamiento. Las enfermeras, por su parte, informan de las observaciones clínicas diarias, como la respuesta del paciente al tratamiento, cualquier efecto secundario o cambios en los parámetros vitales. Los auxiliares de enfermería, que están en contacto directo con los pacientes a lo largo del día, pueden aportar información valiosa sobre el estado general del paciente, su comportamiento, su estado de ánimo y su tolerancia al tratamiento.

Estos intercambios ayudan a crear una visión global del paciente, en la que cada agente comparte información complementaria. Esta visión global es crucial para garantizar que el tratamiento se ajusta a las necesidades reales del paciente y que la atención prestada es coherente con los objetivos sanitarios a corto y largo plazo.

Adaptación de los cuidados y toma de decisiones colectivas

Las reuniones de departamento son también el lugar donde se toman decisiones importantes sobre tratamientos o cuidados específicos. A menudo es en estas reuniones donde el equipo decide los ajustes terapéuticos que deben hacerse a medida que avanza la enfermedad. Por ejemplo, si un paciente diabético tiene frecuentes episodios de hipoglucemia, se puede aprovechar la reunión para ajustar el tratamiento de insulina, teniendo en cuenta las recomendaciones del médico y las observaciones de la enfermera.

Estas decisiones se toman de forma colegiada, teniendo en cuenta las opiniones de todos los profesionales implicados. Este enfoque multidisciplinar garantiza que las decisiones estén bien meditadas e informadas, de modo que los pacientes reciban la mejor atención posible. También garantiza que todos los miembros del equipo comprendan los objetivos del tratamiento, lo que refuerza la coherencia y la continuidad de la atención.

El papel activo de los auxiliares de enfermería en las reuniones de departamento

Aunque los auxiliares asistenciales no siempre están en primera línea de las decisiones médicas, su participación en las reuniones de departamento es esencial. Desempeñan un papel clave a la hora de transmitir información desde el terreno, ya que suelen ser los que más tiempo pasan con los pacientes. A través de sus interacciones cotidianas con los pacientes, los auxiliares pueden aportar detalles importantes que no siempre se desprenden de los reconocimientos médicos o los resultados de laboratorio.

Aportar observaciones clínicas concretas

Los auxiliares asistenciales observan constantemente a los pacientes. Notan cambios sutiles en el comportamiento, la comodidad o la tolerancia a los cuidados. Por ejemplo, pueden darse cuenta de que un paciente diabético muestra signos de fatiga inusuales, o que un paciente con hipotiroidismo parece deprimido o particularmente lento para moverse. Esta información, aunque a veces discreta, puede ser crucial para ajustar los cuidados o detectar complicaciones tempranas.

Al compartir sus observaciones en las reuniones de departamento, los auxiliares de enfermería contribuyen activamente a mejorar la calidad de la asistencia. Sus comentarios sobre el terreno ayudan a médicos y enfermeros a comprender mejor la realidad cotidiana de los pacientes y a adaptar los tratamientos en consecuencia. También ayuda a detectar problemas no expresados por los propios pacientes, como el dolor no verbalizado o el malestar psicológico, que pueden pasar desapercibidos sin una observación atenta.

Apoyar los ajustes terapéuticos y los cuidados diarios

Una vez tomadas las decisiones sobre el tratamiento de un paciente, los auxiliares de enfermería desempeñan un papel fundamental en su aplicación diaria. En las reuniones de departamento reciben instrucciones sobre los ajustes que deben introducir en los cuidados que prestan. Por ejemplo, si se decide un cambio en la dieta tras consultar con un nutricionista, el auxiliar de enfermería debe asegurarse de que se respetan estas nuevas recomendaciones durante las comidas del paciente.

También ayudan a supervisar la evolución de los pacientes aplicando las instrucciones dadas en las reuniones, como vigilar más de cerca los signos de hipoglucemia, medir los niveles de glucosa en sangre con más frecuencia o estar más atentos al estado de la piel en pacientes con riesgo de complicaciones cutáneas. Su participación activa garantiza que las decisiones tomadas en las reuniones se sigan y se pongan en práctica de forma rigurosa y cuidadosa.

Reforzar la cohesión del equipo y la coordinación asistencial

Las reuniones de departamento también refuerzan la cohesión entre los distintos miembros del equipo asistencial. Crean un espacio en el que todos pueden expresar su punto de vista, compartir sus preocupaciones o hacer preguntas. Esto favorece una mejor comprensión de las funciones y responsabilidades de cada uno, al tiempo que ayuda a clarificar los objetivos asistenciales para los pacientes.

Fomentar una comunicación fluida y transparente

Al fomentar la comunicación periódica entre los profesionales sanitarios, las reuniones de servicio contribuyen a mejorar la coordinación de la asistencia. Ayudan a evitar malentendidos o errores que podrían surgir en ausencia de una comunicación clara. Cada miembro del equipo sabe lo que hacen los demás, lo que facilita la colaboración y garantiza una atención más fluida y coherente.

Para los auxiliares asistenciales, participar en estas reuniones mejora su comprensión de las decisiones médicas, lo que a su vez mejora su capacidad para explicar los cuidados a los pacientes. Al estar informados de los ajustes terapéuticos o de las nuevas recomendaciones, pueden responder mejor a las preguntas de los pacientes y sus familias, lo que les proporciona un apoyo global y tranquilizador.

Un enfoque de mejora continua de la asistencia

Las reuniones de departamento son también una oportunidad para evaluar la calidad de la atención prestada y sugerir mejoras. Al compartir los éxitos y las dificultades encontradas en la gestión de los pacientes, el equipo puede ajustar sus prácticas para optimizar la atención. Esta reflexión colectiva permite poner en marcha estrategias para mejorar la eficacia de los cuidados, teniendo en cuenta al mismo tiempo las reacciones de cada una de las personas implicadas.

Evaluar y ajustar las prácticas asistenciales

Las reuniones de servicio no se limitan a discutir casos clínicos. También son una oportunidad para analizar las prácticas asistenciales en su conjunto. Por ejemplo, si un departamento descubre que varios pacientes diabéticos experimentan dificultades similares para controlar sus niveles de azúcar en sangre, el equipo puede debatir nuevos métodos de apoyo o educación terapéutica. Al participar en este proceso, los auxiliares asistenciales pueden aportar ideas basadas en su experiencia sobre el terreno y contribuir a la aplicación de nuevos enfoques.

2. Transmisión y seguimiento de los expedientes

- Importancia de la comunicación escrita y oral

Las comunicaciones escritas y orales son elementos esenciales para la continuidad y la calidad de la asistencia. Garantizan que la información sobre el estado de salud del paciente, los tratamientos, las necesidades específicas y las intervenciones realizadas se transmita de forma clara, precisa y estructurada a todos los miembros del equipo sanitario. Estas transmisiones, ya sean orales en los cambios de turno o escritas en la historia clínica, desempeñan un papel fundamental para garantizar que cada cuidador tenga una visión completa y actualizada del paciente. En departamentos como el de endocrinología, donde los pacientes sufren a menudo patologías crónicas que requieren cuidados a largo plazo, una comunicación rigurosa es esencial para evitar errores, prevenir complicaciones y ofrecer una atención armonizada y adaptada a cada paciente.

La importancia de la comunicación oral en la coordinación de la asistencia

Las transmisiones orales, generalmente realizadas durante los turnos entre equipos de día y de noche o entre distintos profesionales de un mismo equipo, son un momento clave en la coordinación de los cuidados. Permiten a los cuidadores que toman el relevo tener una visión actualizada del estado de los pacientes y de los acontecimientos recientes.

Compartir información inmediata y actualizada

La comunicación oral suele ser el método preferido para compartir información inmediata que requiera una atención especial o una intervención rápida. Por ejemplo, si un paciente diabético ha sufrido una hipoglucemia durante la noche, esta información debe comunicarse clara y rápidamente al equipo de la mañana para que puedan ajustar la monitorización de la glucemia o informar al médico responsable. Del mismo modo, cualquier cambio reciente en el tratamiento o cualquier cambio en el estado general del paciente (como agitación, aumento del dolor o signos clínicos inusuales) debe comunicarse verbalmente para que el siguiente equipo pueda hacerse cargo sin perder tiempo.

Facilitar el intercambio de información específica y personalizada

Los informes orales también permiten añadir información contextual que no siempre se incluye en los informes escritos. Brindan la oportunidad de aclarar ciertos aspectos del comportamiento del paciente, su estado psicológico o su grado de cumplimiento del tratamiento, que a veces son difíciles de registrar exhaustivamente por escrito. Por ejemplo, un cuidador que ha pasado tiempo con un paciente puede observar signos de fatiga, ansiedad o frustración con la dieta del paciente. Estas observaciones, aunque sutiles, pueden ser cruciales para ajustar los cuidados, y a menudo se transmiten mejor por vía oral.

Aclarar y responder preguntas en directo

Las transmisiones orales también tienen la ventaja de permitir un diálogo interactivo. Si un cuidador toma el relevo y necesita aclaraciones o más detalles sobre el estado del paciente, puede hacer preguntas directamente y obtener respuestas precisas. Esta interactividad garantiza la comprensión de toda la información necesaria, lo que refuerza la seguridad de los cuidados y evita malentendidos o aproximaciones. De este modo, las transmisiones orales no son sólo un momento de intercambio de información, sino también de verificación y validación de los datos.

Comunicaciones escritas rigurosas para garantizar la continuidad de la asistencia

Las comunicaciones escritas desempeñan un papel igualmente fundamental en la continuidad de la asistencia, al mantener un registro duradero y recuperable de las intervenciones y observaciones relativas al paciente. Garantizan que la información esencial no se pierda entre las distintas partes implicadas y ofrecen una visión general de los cambios en el estado de salud del paciente.

Mantener registros detallados y permanentes de la atención

Las transmisiones escritas se registran en la historia clínica del paciente y garantizan la continuidad de la información de un equipo a otro, así como de un día para otro. Son esenciales para controlar los cambios de los parámetros clínicos (como la glucemia, la tensión arterial o la temperatura), los ajustes terapéuticos y las observaciones importantes. En un servicio de endocrinología, por ejemplo, las comunicaciones escritas permiten hacer un seguimiento riguroso de los cambios en las dosis de insulina, los resultados de los análisis de azúcar en sangre y los posibles efectos secundarios de los tratamientos hormonales.

Estas transmisiones constituyen una memoria colectiva de la asistencia, que puede ser consultada en cualquier momento por todos los miembros del equipo asistencial, y son esenciales para evitar errores u olvidos. También garantizan que las intervenciones anteriores estén debidamente documentadas y pueden utilizarse para analizar la evolución del paciente a largo plazo.

Garantizar la exactitud de la información y evitar interpretaciones erróneas

Los informes escritos proporcionan un registro preciso y objetivo de las observaciones y acciones realizadas. A diferencia de las transmisiones orales, que pueden verse influidas por la interpretación o la memoria de la persona que las realiza, las transmisiones escritas proporcionan información fija que puede releerse y consultarse en cualquier momento. Esto es especialmente importante cuando se trata de datos cuantitativos (como resultados de pruebas o parámetros vitales), en los que la precisión es primordial.

Por ejemplo, cuando se controla a un paciente diabético, registrar con precisión las dosis de insulina administradas y los resultados de los análisis de glucosa en sangre permite a cuidadores y médicos ajustar el tratamiento con precisión. Una transmisión escrita clara y bien estructurada evita errores de dosificación y garantiza que cada equipo disponga de la misma información para gestionar la enfermedad de forma coherente.

Facilitar el seguimiento longitudinal y la evaluación de la asistencia

Los informes escritos también permiten seguir la evolución de los pacientes a largo plazo. Comparando la información registrada a lo largo de días o semanas, los cuidadores y los médicos pueden detectar tendencias o cambios que requieran intervención. Por ejemplo, en el tratamiento de trastornos hormonales, el seguimiento de los resultados de los análisis de sangre a lo largo de varios días ayuda a determinar si un tratamiento es eficaz o si hay que ajustarlo.

Las comunicaciones escritas también proporcionan una base sólida para evaluar la calidad de la atención al paciente. En caso de complicación o acontecimiento adverso, permiten volver atrás y analizar el curso de la atención para comprender qué puede haber causado el problema y cómo mejorar la gestión.

La importancia de la complementariedad entre la comunicación escrita y la oral

Aunque la comunicación oral y la escrita son dos formas distintas de comunicación, son complementarias y esenciales la una para la otra. Las transmisiones orales permiten intercambiar información de forma rápida e interactiva, mientras que las escritas garantizan un registro permanente y preciso de la asistencia. Juntas, garantizan que la información sobre el paciente sea completa, comprendida claramente por todos los implicados y utilizada correctamente para adaptar la asistencia.

Mejorar la coordinación y evitar errores

Las transmisiones orales garantizan que cada cuidador disponga de la información más reciente, aunque aún no se haya registrado en el expediente. También permiten discutir en directo las medidas que deben tomarse y comprobar que las instrucciones se han entendido correctamente. Las transmisiones escritas formalizan estos intercambios y garantizan que se registren todos los detalles importantes.

La ausencia de una comunicación eficaz, ya sea oral o escrita, puede dar lugar a errores asistenciales u omisiones, como olvidar administrar un medicamento o vigilar un parámetro vital importante. Por eso una comunicación rigurosa y complementaria es crucial para garantizar la seguridad del paciente y la continuidad de la atención.

- Cómo comunicar eficazmente las observaciones clínicas

La notificación eficaz de las observaciones clínicas es una habilidad esencial para todos los profesionales sanitarios. Esto garantiza que cada paciente reciba una atención precisa, adecuada y segura. Una buena comunicación de las observaciones clínicas garantiza que los cuidadores, los médicos y otros miembros del equipo médico dispongan de información clara, fiable y actualizada con la que tomar decisiones fundamentadas sobre el tratamiento o los cuidados. Ya sea en un hospital o en un entorno de atención domiciliaria, la forma en que se comunican estas observaciones, tanto oralmente como por escrito, tiene un impacto directo en la calidad de la atención y en la seguridad del paciente.

La importancia de notificar con precisión las observaciones clínicas

El informe de las observaciones clínicas debe ser preciso y fáctico, para que el equipo sanitario pueda comprender exactamente lo que se ha observado y actuar en consecuencia. Es importante describir detalladamente los signos o síntomas clínicos del paciente, sin interpretaciones ni juicios personales, basándose en hechos observables y mensurables.

Utilizar datos objetivos y mensurables

Al comunicar observaciones clínicas, es esencial basarlas en datos objetivos. Esto incluye, por ejemplo, los resultados de mediciones como la temperatura corporal, la tensión arterial, la frecuencia cardiaca, la glucemia o la frecuencia respiratoria. Estos datos deben comunicarse con precisión, indicando los valores exactos, así como la hora y las condiciones de la medición. Esto permite controlar el estado del paciente de forma continua y reaccionar rápidamente ante cualquier anomalía.

Por ejemplo, en el caso de un paciente diabético, es crucial informar no sólo de los valores de glucosa en sangre obtenidos, sino también del contexto en el que se midieron (antes o después de una comida, tras una inyección de insulina, etc.), ya que esto influye en la interpretación de los resultados. Un comentario del tipo: "Glucemia 6,5 mmol/L a las 9.30 h, después del desayuno" es mucho más informativo que un simple "Glucemia normal esta mañana".

Informar de los signos clínicos observables

Además de los datos numéricos, deben comunicarse detalladamente los signos clínicos observables. Por ejemplo, el color de la piel (pálida, roja), el estado de las mucosas (secas, húmedas), el aspecto de las heridas o el comportamiento del paciente (agitación, somnolencia, ansiedad). Estos signos pueden indicar un cambio en el estado de salud del paciente o una reacción al tratamiento, y comunicarlos permite al equipo médico ajustar el tratamiento si es necesario.

Cuando un paciente presenta un signo clínico significativo, como dolor o edema, es importante especificar su intensidad, localización, duración y evolución. Por ejemplo, en lugar de decir "el paciente tiene dolor", es más útil informar: "el paciente se queja de dolor 7/10 en la pierna izquierda, desde las 8 de la mañana de hoy, que aumenta al caminar". Esta aclaración permite al médico evaluar mejor la gravedad de la situación y determinar las intervenciones necesarias.

Estructuración del informe de observaciones clínicas

Los informes claros y bien estructurados facilitan la comprensión de la información por parte del equipo sanitario. A menudo es aconsejable seguir un método específico para informar de las observaciones clínicas, a fin de evitar confusiones u omisiones. Uno de los métodos más utilizados en el ámbito médico es el método **SBAR** (Situación, Antecedentes, Evaluación, Recomendación), que proporciona un marco eficaz para organizar las transmisiones.

Situación (S): Presentar el contexto inmediato

El informe debe comenzar con una descripción breve pero precisa de la situación actual del paciente. Esto incluye el nombre del paciente, la patología principal y el motivo por el que se informa de la observación. El objetivo es ofrecer una visión rápida del estado del paciente en el momento en que se realizan las observaciones.

Por ejemplo: "Sra. Dupont, 56 años, controlada por diabetes de tipo 2. Hiperglucemia significativa esta mañana con una glucemia de 14 mmol/L a pesar de la inyección de insulina rápida". Hiperglucemia significativa esta mañana con un nivel de glucosa en sangre de 14 mmol/L, a pesar de la inyección de insulina rápida".

Antecedentes (B): Proporcionar antecedentes e información relevante.

En esta sección, es útil recordar información importante sobre el estado de salud del paciente, los tratamientos actuales y los antecedentes médicos que puedan influir en las observaciones realizadas. Esto sitúa la observación en un contexto global y facilita la interpretación.

Ejemplo: "Antecedentes de diabetes mal controlada, con insulina rápida antes de las comidas y lenta por la noche. Ha tenido varios episodios de hipoglucemia en las semanas anteriores, a pesar de los ajustes."

Evaluación (A): Describir las observaciones clínicas

Aquí se informa detalladamente de las observaciones clínicas propiamente dichas, siguiendo los principios de precisión y rigor. Se trata de describir lo que se ha medido u observado, con datos concretos como los resultados de los exámenes clínicos, la evolución de los síntomas o los parámetros vitales.

Ejemplo: "Glucemia 14 mmol/L a las 8h, tras una inyección de 8 unidades de insulina rápida a las 7h. El paciente tiene mucha sed y está ligeramente confuso. No hay signos de cetonuria.

Recomendación (R): Proponer una recomendación o acción

Por último, el informe debe terminar con una recomendación o propuesta de actuación. Puede incluir la solicitud de una evaluación médica, un ajuste del tratamiento o un seguimiento reforzado. Se trata de señalar al equipo sanitario lo que es necesario para mejorar la situación o garantizar la seguridad del paciente.

Ejemplo: "Recomendar una reevaluación de las dosis de insulina por el endocrinólogo y vigilar estrechamente los niveles de glucosa en sangre durante las próximas horas".

Adaptar el informe al contexto

El informe de las observaciones clínicas puede variar en función de las circunstancias. Es importante adaptarse a la urgencia de la situación y a la naturaleza de los cuidados prestados. En situaciones de emergencia, los informes deben ser concisos y centrarse en la información esencial para una intervención rápida, mientras que en situaciones más estables puede ser necesario un informe más detallado.

En caso de emergencia

En caso de urgencia, es esencial comunicar inmediatamente las observaciones críticas y alertar al equipo sanitario. Por ejemplo, si un paciente presenta dificultad respiratoria o dolor torácico súbito, es imperativo transmitir la información clave sin demora: "El Sr. Martin, de 68 años, presenta dolor torácico agudo, saturación de oxígeno del 85% y taquicardia de 120 latidos por minuto".

Este tipo de informe rápido permite tomar medidas inmediatas, lo que es crucial para la seguridad del paciente.

En la atención rutinaria

En situaciones asistenciales más rutinarias, las observaciones pueden comunicarse con más detalle, dedicando tiempo a explicar los cambios y tendencias observados a lo largo de los días. Esto ofrece al equipo asistencial una visión general de la evolución del paciente y le permite tomar decisiones en consecuencia. Por ejemplo, en el caso de un paciente sometido a seguimiento por una enfermedad crónica, es importante documentar los cambios progresivos de los síntomas o la respuesta al tratamiento.

Capítulo 7

Gestionar el estrés y el agotamiento

1. Los retos psicológicos del trabajo

- Gestión de los cuidados repetitivos

Gestionar el carácter repetitivo de los cuidados es una realidad ineludible para los cuidadores, sobre todo los que trabajan con pacientes que padecen enfermedades crónicas o están perdiendo su autonomía. En especialidades como la endocrinología, donde acciones como medir los niveles de azúcar en sangre, inyectar insulina o administrar medicación se repiten a diario, esta repetitividad puede convertirse a veces en un reto. Sin embargo, lejos de representar una simple rutina mecánica, la gestión de esta repetición debe verse como una oportunidad para establecer una relación de confianza con los pacientes, garantizar una calidad asistencial constante y mantener un enfoque humano y afectuoso en cada intervención.

La importancia de la regularidad y el rigor en la atención repetitiva

La atención repetitiva suele estar vinculada a la gestión de enfermedades crónicas que requieren intervenciones periódicas y estandarizadas. En el caso de la diabetes, por ejemplo, los cuidados pueden incluir análisis frecuentes de azúcar en sangre, inyecciones de insulina a horas fijas o vigilancia para detectar signos de complicaciones. Estas acciones, aunque rutinarias, son esenciales para estabilizar el estado de salud del paciente y prevenir complicaciones graves. El rigor y la regularidad con que se prestan estos cuidados influyen directamente en su eficacia.

Garantizar la seguridad y la continuidad de la asistencia

En los cuidados repetitivos, la regularidad es un factor clave para garantizar la seguridad del paciente. Cada procedimiento, aunque se realice a diario, debe llevarse a cabo con la misma precisión y atención. Una atención mal realizada o tomada a la ligera porque se repite puede tener consecuencias perjudiciales para la salud del paciente. Por ejemplo, una mala técnica de inyección de insulina o una medición descuidada de la glucemia pueden provocar peligrosos desequilibrios de la glucemia.

Por lo tanto, los cuidadores deben permanecer concentrados y vigilantes durante cada intervención, teniendo en cuenta que incluso los cuidados repetidos cientos de veces siguen siendo únicos para el paciente en ese preciso momento. La repetición debe gestionarse no como una tarea monótona, sino como un elemento fundamental para mantener la salud del paciente.

Evitar la automatización de la asistencia y mantener un enfoque humano

Uno de los riesgos asociados a los cuidados repetitivos es caer en una forma de automatización, en la que las acciones se vuelven mecánicas y carentes de reflexión. Esto puede llevar a una deshumanización de los cuidados, en la que el cuidador se centra únicamente en la tarea que tiene entre manos, sin prestar suficiente atención al estado emocional o psicológico del paciente. Sin embargo, cada paciente es un individuo único con necesidades específicas, y es importante no perderlo nunca de vista.

Personalizar cada tratamiento

Para evitar esta automatización, es esencial mantener un enfoque individualizado de cada tratamiento, aunque sea repetitivo. Cada paciente reacciona de forma diferente a los tratamientos e intervenciones, y el cuidador debe permanecer atento a sus reacciones. Por ejemplo, en el caso de las inyecciones de insulina, un paciente puede sentir más dolor o malestar ciertos días, o expresar preocupaciones particulares. Estos signos deben tenerse en cuenta y pueden llevar al cuidador a ajustar su técnica u ofrecer apoyo adicional.

Personalizar los cuidados repetitivos significa también adaptar su actitud al estado del paciente. Algunos pacientes pueden sentirse ansiosos o desanimados por la repetición de sus tratamientos, y el

203

cuidador tiene un importante papel que desempeñar tranquilizándoles, animándoles y ofreciéndoles una presencia afectuosa. Por ejemplo, dedicar unos momentos a charlar con el paciente, volver a explicarle la importancia del tratamiento o simplemente intercambiar palabras reconfortantes puede suponer una gran diferencia en la forma en que el paciente percibe los cuidados.

Encontrar sentido a la repetición

La naturaleza repetitiva de los cuidados puede a veces hacer que los cuidadores se sientan aburridos o cansados, ya que se repiten las mismas acciones día tras día, con el riesgo de perder la motivación. Sin embargo, es crucial no perder de vista el objetivo final: la salud y el bienestar del paciente. Cada tratamiento, aunque se realice por enésima vez, es un acto esencial que contribuye directamente a mejorar el estado de salud del paciente o a prevenir complicaciones.

Mantener la motivación centrándose en los resultados

Para mantener intacta la motivación frente a la repetición, puede ser útil centrarse en los resultados obtenidos gracias a estos cuidados. Un paciente cuyo estado de salud mejora gracias a unos cuidados regulares y rigurosos es un ejemplo concreto de los beneficios de la repetición. Saber que cada tratamiento contribuye a mejorar la calidad de vida del paciente o a evitar complicaciones graves ayuda a dar más sentido a la rutina.

Además, el seguimiento de la evolución del paciente, hasta en sus más mínimos detalles, permite al cuidador comprobar el impacto positivo de sus intervenciones. Por ejemplo, en el caso de un paciente diabético, ver la estabilización de los niveles de azúcar en sangre o la reducción de los episodios de hipoglucemia tras varias semanas de cuidados regulares puede ser una fuente de satisfacción y reforzar la motivación del cuidador.

Adaptar los cuidados para evitar el agotamiento y la monotonía

Gestionar la repetición no sólo tiene que ver con el paciente, sino también con el bienestar del cuidador. Realizar tareas repetitivas día tras día puede llevar a la monotonía, e incluso al agotamiento, si no se pone en marcha una estrategia para gestionar esta rutina. Es importante que los cuidadores se cuiden a sí mismos al tiempo que garantizan la calidad de los cuidados que prestan.

Variar las tareas e implicar al equipo asistencial

Una forma eficaz de gestionar la repetitividad es variar las tareas en la medida de lo posible. En un entorno de equipo, puede ser útil dividir los cuidados para que cada cuidador no tenga asignados siempre los mismos pacientes o las mismas tareas. La alternancia entre distintas intervenciones hace que los cuidados diarios sean variados y reduce la sensación de rutina.

También es importante apoyarse en el equipo asistencial para compartir responsabilidades y experiencias. Discutir con los compañeros, intercambiar consejos sobre cómo gestionar las tareas repetitivas o compartir soluciones para que determinadas acciones sean más cómodas para el paciente puede ayudar a renovar el compromiso y evitar el aislamiento ante esta tarea repetitiva.

Mantener un enfoque de mejora continua

Incluso en el contexto de la atención repetitiva, es importante seguir buscando formas de mejorar las prácticas y permanecer atentos a la evolución de la situación. La repetición nunca es exactamente igual, y cada situación puede ofrecer oportunidades para aprender y adaptarse.

Mantenerse al día de los avances e innovaciones tecnológicas

Las tecnologías y los métodos asistenciales evolucionan constantemente, incluso en el ámbito de los cuidados crónicos. Estar al día de las nuevas técnicas, herramientas o recomendaciones para gestionar los cuidados repetitivos puede ayudar a mejorar la calidad de la atención y hacer más eficientes determinadas tareas. Por ejemplo, en la diabetes, el uso de nuevos dispositivos como los monitores continuos de glucosa o las bombas de insulina puede cambiar la forma de prestar los cuidados y ofrecer alternativas a los movimientos manuales repetitivos.

• Afrontar situaciones de final de vida o sufrimiento crónico
Enfrentarse a situaciones de final de vida o sufrimiento crónico supone un gran reto emocional y profesional para los cuidadores. En esos momentos, cuando el objetivo de la medicina ya no es curar sino apoyar, no sólo se requieren competencias técnicas, sino también una profunda empatía y una gran sensibilidad. Ante el final de la vida o el sufrimiento crónico, el papel del cuidador cambia: el objetivo es aliviar el dolor, preservar la dignidad del paciente y ayudarle a superar esta difícil etapa proporcionándole apoyo físico, psicológico y, a veces, espiritual. Estas situaciones exigen un enfoque humano y holístico, en el que la relación cuidador-paciente adquiere una dimensión aún más íntima y esencial.

Apoyo al final de la vida: un reto humano y profesional

El final de la vida es un periodo extremadamente delicado, tanto para el paciente como para sus allegados. En este momento, los cuidados ya no se centran en tratar la enfermedad, sino en aliviar el dolor y los síntomas molestos, controlar la ansiedad y preparar la muerte. El papel del cuidador es garantizar que el paciente pueda vivir sus últimos momentos con dignidad, rodeado de amabilidad y respeto.

La importancia del alivio del dolor y el confort

Uno de los principales objetivos de los cuidados al final de la vida es aliviar el dolor y otros síntomas desagradables. El tratamiento del dolor se convierte en una prioridad, ya sea mediante la administración de analgésicos, la aplicación de cuidados paliativos o el ajuste de los tratamientos en función de las necesidades específicas del paciente. Es esencial que los cuidadores dominen rigurosamente estas técnicas y permanezcan atentos a los signos de sufrimiento, aunque el paciente ya no pueda expresarse verbalmente.

Sin embargo, no basta con aliviar el dolor físico. Es igualmente importante garantizar el confort global del paciente: asegurar su posición en la cama, prevenir las escaras, hidratar su piel y adaptar los cuidados higiénicos a su estado. Estos gestos, aunque técnicos, son todos ellos formas de aportar una forma de confort y respeto a una persona al final de la vida.

Apoyar la dimensión emocional y psicológica

El final de la vida suele ir acompañado de angustia psicológica, tanto para el paciente como para sus allegados. El miedo a la muerte, la ansiedad ante lo desconocido y el sentimiento de pérdida de autonomía pueden generar un gran sufrimiento emocional. Los cuidadores deben estar especialmente atentos a estas cuestiones, ofreciendo una escucha activa y permitiendo que los pacientes expresen sus miedos, preguntas, rabia y desesperación.

El cuidador también debe ser capaz de responder a estas ansiedades con sensibilidad, ofreciendo respuestas sinceras pero tranquilizadoras, y sin minimizar nunca la gravedad de la situación. A veces, el simple hecho de estar ahí, de ofrecer una palabra de consuelo o una mano sobre la del paciente puede bastar para calmar una angustia intensa. La relación humana prevalece entonces sobre la técnica, y cada acto asistencial se convierte en un acto de apoyo.

Respetar los deseos de los pacientes y preservar su dignidad

Uno de los mayores retos para el cuidador es respetar los deseos del paciente al final de la vida, incluso cuando estos deseos puedan ser difíciles de aceptar. Algunos pacientes eligen limitar las intervenciones médicas para no prolongar innecesariamente el sufrimiento, mientras que otros desean hacer todo lo posible para seguir vivos el mayor tiempo posible. El respeto de estas elecciones es fundamental, y el cuidador debe garantizar que el tratamiento y los cuidados se ajustan a los deseos expresados por el paciente o su familia.

Preservar la dignidad de los pacientes también es una prioridad. Esto significa respetar su intimidad, incluso en los momentos más vulnerables, y garantizar que, hasta su último aliento, se les trate con respeto, como personas de pleno derecho y no reducidas a su enfermedad. Mantener un lenguaje respetuoso, explicar cada acto asistencial e implicar al paciente en las decisiones que le conciernen, hasta en los más pequeños detalles, son formas de preservar esta dignidad.

Gestión del sufrimiento crónico: apoyo a largo plazo

El sufrimiento crónico, ya sea físico o psicológico, es una realidad para muchos pacientes con enfermedades de larga duración, como enfermedades endocrinas, cáncer o trastornos degenerativos. El papel del cuidador en estas situaciones es apoyar al paciente a largo plazo, ofreciéndole no solo cuidados técnicos, sino también escucha constante y apoyo psicológico.

Control del dolor crónico

Los enfermos crónicos viven a menudo con dolor permanente o recurrente, que puede tener un gran impacto en su calidad de vida. Por ello, es esencial que los cuidadores dominen las distintas técnicas de tratamiento del dolor, ya se trate de tratamientos farmacológicos (analgésicos, opioides) o de métodos alternativos como la fisioterapia, los masajes o las técnicas de relajación.

El tratamiento del dolor crónico también requiere mucha paciencia y capacidad de adaptación, porque cada paciente reacciona de forma diferente al tratamiento y a menudo no existe una solución única. Hay que ajustar las dosis, probar distintas combinaciones de fármacos y escuchar la opinión del paciente para mejorar gradualmente el tratamiento. A veces, el simple hecho de reconocer el dolor del paciente y demostrarle que se lo toma en serio puede tener un efecto tranquilizador.

Apoyar la moral del paciente frente a la cronicidad

El dolor y la enfermedad crónica suelen ir acompañados de desánimo e incluso depresión. Vivir con dolor permanente o limitaciones funcionales puede erosionar la motivación de los pacientes y alterar su percepción del futuro. Los cuidadores desempeñan un papel crucial para ayudar a los pacientes en estos momentos difíciles, ofreciéndoles apoyo emocional y animándoles a no resignarse a la enfermedad.

En algunos casos, puede ser necesario derivar al paciente a un apoyo psicológico más especializado, como un psicólogo o un psiquiatra, para ayudarle a gestionar mejor el sufrimiento emocional asociado a su enfermedad. El cuidador debe ser capaz de identificar estos momentos de malestar psicológico y actuar en consecuencia, sin esperar a que la situación empeore.

Gestionar las propias emociones como cuidador

Acompañar a un paciente al final de la vida o en sufrimiento crónico es una tarea emocionalmente exigente para el cuidador. Ver sufrir a un paciente, y a veces enfrentarse a su muerte, puede suponer una pesada carga emocional. Los cuidadores deben aprender a gestionar sus propias emociones sin dejar de estar disponibles para el paciente, sin permitir que estos sentimientos interfieran en la calidad de los cuidados prestados.

La importancia de la distancia emocional

Para poder seguir ofreciendo una asistencia de calidad, es importante que los cuidadores encuentren un equilibrio entre la empatía y el distanciamiento. Deben ser capaces de apoyar al paciente sin permitir que sus propias emociones les abrumen. Esto no significa ser frío o distante, sino saber cómo protegerse emocionalmente sin dejar de estar presente para el paciente. Este distanciamiento es necesario para evitar el agotamiento y mantener la estabilidad en el trabajo diario.

Buscar el apoyo del equipo y de los compañeros

Los cuidadores que se enfrentan a situaciones de final de vida o sufrimiento crónico no deben dudar en pedir apoyo a sus colegas o participar en grupos de debate. Compartir experiencias con otros profesionales que se enfrentan a los mismos retos ayuda a aliviar la carga emocional y a evitar el aislamiento. Estos momentos de intercambio también brindan la oportunidad de reflexionar colectivamente sobre cómo mejorar el apoyo al paciente y desarrollar nuevas estrategias para hacer frente al sufrimiento.

2. Estrategias de gestión del estrés

•   Técnicas para preservar el bienestar mental
Mantener el bienestar mental es esencial para todos, pero resulta especialmente crucial para los cuidadores, cuya vida cotidiana suele estar marcada por situaciones estresantes, pesadas cargas emocionales y el hecho de lidiar con el sufrimiento ajeno. Ante estos retos, es esencial adoptar técnicas y estrategias que ayuden a mantener un equilibrio mental duradero. El bienestar psicológico de un cuidador no consiste únicamente en evitar el agotamiento, sino en mantener una serenidad interior que le permita seguir ejerciendo su profesión con amabilidad, empatía y eficacia. Al cuidar de su salud mental, los cuidadores se aseguran de seguir siendo capaces de prestar el mejor apoyo posible a sus pacientes, manteniendo al mismo tiempo una calidad de vida personal satisfactoria.

Adoptar técnicas de gestión del estrés

El estrés forma parte integrante de la profesión asistencial, sobre todo cuando hay que hacer frente a emergencias, grandes cargas de trabajo o situaciones emocionalmente difíciles, como el final de la vida. Sin embargo, la exposición prolongada a este estrés puede tener efectos negativos en la salud mental, desde la fatiga emocional hasta el agotamiento. Para prevenir estos riesgos, es esencial adoptar técnicas eficaces de gestión del estrés.

Practicar la respiración consciente

La respiración consciente es un método sencillo pero eficaz para reducir el estrés en pocos minutos. Consiste en concentrarse en la respiración, inhalar profundamente y exhalar despacio, lo que calma el sistema nervioso y reduce la ansiedad. Dedicando unos minutos a practicar esta técnica antes o después de una situación estresante (como un tratamiento difícil o una reunión tensa), el cuidador puede recuperar la sensación de calma y control.

La respiración abdominal, por ejemplo, ayuda a ralentizar el ritmo cardíaco y a relajar los músculos. Esta técnica puede utilizarse en cualquier momento del día, sobre todo cuando hay tensión inmediata, para evitar que se acumule el estrés.

Establezca rituales para relajarse después del trabajo

Después de un día de cuidados, es importante relajarse y liberar la tensión acumulada. Adoptar un ritual de descompresión puede ayudar a separar la vida profesional de la personal. Puede consistir en una actividad física (como un paseo, una sesión de yoga o de deporte), que ayuda a aliviar la presión física y mental. Para otros, escuchar música relajante, practicar meditación o sumergirse en un libro puede ser una forma de relajar la mente y volver a centrarse.

Estos momentos permiten liberar tensiones, gestionar mejor las emociones y reducir con el tiempo el impacto psicológico del estrés.

Desarrollar la resiliencia emocional

La resiliencia es la capacidad de recuperarse de las dificultades y adaptarse a las situaciones adversas sin dejarse abrumar por las emociones negativas. En el contexto asistencial, donde los cuidadores se enfrentan a menudo a situaciones difíciles -sufrimiento, muerte y angustia del paciente-, desarrollar la resiliencia emocional es esencial para preservar el bienestar mental.

Aceptar sus límites

Un aspecto importante de la resiliencia es la capacidad de aceptar las propias limitaciones. Como cuidador, puede ser difícil no sentirse responsable de cada detalle, o querer aliviar todo el sufrimiento de los pacientes. Sin embargo, es esencial reconocer que algunas cosas escapan a nuestro control y que no podemos solucionarlo todo. Aceptar tus límites significa que no te abruman sentimientos de fracaso o culpa cuando las cosas no salen según lo previsto.

Esto significa saber decir que no cuando te sientas desbordado, o pedir ayuda a tus compañeros cuando la carga sea demasiado pesada. Si reconoces tus propios límites, evitarás hundirte en el agotamiento emocional.

Practicar la atención plena

La atención plena consiste en concentrarse en el momento presente, sin juzgar, estando plenamente atento a lo que se vive aquí y ahora. Esta técnica, cada vez más reconocida por sus beneficios para la salud mental, ayuda a desarrollar la resiliencia emocional aprendiendo a no dejarse dominar por las emociones negativas o los pensamientos intrusivos.

En la práctica sanitaria, esto puede significar concentrarse únicamente en el paciente o en la tarea que se está realizando, sin dejar que las preocupaciones o los acontecimientos externos influyan en el momento presente. Esta práctica ayuda a gestionar mejor las situaciones estresantes y a evitar la sobrecarga mental que provocan los pensamientos excesivos sobre el futuro o las preocupaciones del pasado.

Establecer límites entre la vida profesional y personal

Uno de los mayores retos para los cuidadores es mantener una separación entre su vida profesional y personal. Cuando uno se enfrenta constantemente al sufrimiento y las necesidades de los demás, puede resultar difícil no llevarse esta carga emocional a casa. Sin embargo, para mantener el bienestar mental, es esencial crear límites claros entre ambas esferas de la vida.

No te lleves las preocupaciones del trabajo a casa

Es importante evitar prolongar las preocupaciones relacionadas con el trabajo una vez en casa. Aunque puede resultar difícil, adoptar rituales de transición, como los mencionados anteriormente, puede ayudar a "cerrar la puerta" mentalmente a la jornada laboral. Hablar con un compañero antes de salir de la oficina para analizar situaciones difíciles también puede ser una forma de dejar atrás lo ocurrido en el trabajo, para poder concentrarse plenamente en la vida personal al llegar a casa.

Cultivar actividades fuera del trabajo

Para mantener el bienestar mental, es importante reservar tiempo para actividades que proporcionen placer o relajación y que no tengan nada que ver con el trabajo. Esto puede incluir aficiones creativas (como la pintura, la música o la cocina), actividades físicas o relajarse con la familia o los amigos. Estas actividades ayudan a reequilibrar la carga emocional y nos recuerdan que hay vida fuera del trabajo.

Estos momentos de desconexión son esenciales para recargar las pilas, relajarse y mantener el equilibrio entre el trabajo y la vida privada. También te permiten redescubrir un sentido de ti mismo fuera de tu papel de cuidador.

Buscar y aceptar apoyo

En las profesiones asistenciales, a veces se tiende a querer ser el único responsable de todo, pero esto puede ser una fuente de estrés y aislamiento. Saber pedir y aceptar apoyo es una habilidad esencial para preservar el bienestar mental.

Apoyarse en los compañeros y compartir experiencias

Los compañeros suelen ser las personas mejor situadas para comprender las dificultades a las que te enfrentas. Compartir regularmente sus experiencias, preocupaciones y emociones con otros cuidadores le ayuda a sentirse apoyado, comprendido y menos aislado. Estos momentos de intercambio también fomentan el apoyo mutuo y pueden aportar soluciones prácticas a los retos a los que te enfrentas.

El trabajo en equipo es un recurso valioso si quieres evitar cargar solo con el peso emocional de ciertas situaciones. Los debates con tus compañeros te permiten relativizar ciertas dificultades y dar un paso atrás, sintiéndote apoyado.

Recurrir a profesionales de apoyo psicológico si es necesario

No siempre es fácil admitir que uno necesita ayuda para sí mismo. Sin embargo, a veces es necesario consultar a un psicólogo u otro profesional de apoyo psicológico para hablar de las propias emociones, el estrés o el agotamiento. Esto puede ayudarle a encontrar estrategias para gestionar mejor sus emociones y sentimientos, y prevenir la aparición de síntomas de depresión o agotamiento.

Buscar ayuda profesional no es un signo de debilidad, sino un acto de prevención y autocuidado, esencial para mantener un equilibrio mental saludable.

* La importancia de la conciliación

Lograr un equilibrio entre la vida profesional y personal es esencial no sólo para garantizar el bienestar mental y físico de los cuidadores, sino también para mantener su eficacia en el desempeño de su trabajo. En un contexto en el que la carga de trabajo suele ser intensa, las situaciones suponen un reto emocional y la responsabilidad hacia los pacientes es elevada, encontrar y mantener este equilibrio se convierte en una cuestión crucial. La falta de equilibrio entre estas dos esferas puede provocar agotamiento, afectar a las relaciones personales y, en última instancia, repercutir negativamente en la calidad de la atención prestada a los pacientes. Por el contrario, un equilibrio bien gestionado permite mantenerse realizado, eficiente y plenamente presente tanto en la esfera profesional como en la privada.

Prevenir el agotamiento profesional

Uno de los principales riesgos asociados al desequilibrio entre vida profesional y personal es el síndrome de burnout. Este fenómeno se produce cuando la presión y el estrés en el trabajo son demasiado grandes y el cuidador ya no puede encontrar momentos de descanso o renovación en su vida personal. Las profesiones asistenciales, en particular, son propensas a este tipo de desequilibrio debido a la inversión emocional que requieren y a la naturaleza continua del trabajo.

Reconocer los signos de desequilibrio

Cuando uno ya no es capaz de equilibrar su vida profesional y personal, hay una serie de señales de alarma: fatiga constante, sensación de estar desbordado o fuera de sí, aumento de la irritabilidad, sentimientos de desánimo o pérdida de motivación, incluso aislamiento social. Estos síntomas son indicadores de que urge reevaluar este equilibrio y poner en marcha medidas correctoras para evitar que la situación empeore.

El agotamiento también puede conducir a una disminución de la calidad de los cuidados prestados, ya que a un cuidador agotado le resultará más difícil mantener la concentración, ser empático y gestionar eficazmente sus tareas cotidianas. Un desequilibrio prolongado entre la vida profesional y la personal no es solo una cuestión individual, sino que también puede repercutir en los pacientes.

Tiempo para recargar las pilas

Una de las claves para evitar el agotamiento es reservar tiempo para descansar, para recargar las pilas tanto física como mentalmente. Es importante tomarse descansos regulares durante el día, pero también asegurarse de reservar momentos de desconexión total en los días libres o de vacaciones. Estos momentos te permiten liberar tensiones, dar un paso atrás y volver a centrarte en ti mismo y en tus necesidades personales.

Un descanso de calidad, que incluya suficientes horas de sueño, es esencial para recargar las pilas y recuperar la energía necesaria para afrontar los retos del día. Esto también significa respetar unos límites claros en las horas de trabajo: es crucial no invadir sistemáticamente tu vida personal ampliando tus horas de trabajo o llevándote trabajo a casa.

Mantener relaciones sociales y familiares satisfactorias

La vida personal, y en particular las relaciones con la familia, los amigos y la pareja, desempeña un papel fundamental en el bienestar general. Las relaciones sociales nos permiten evadirnos del trabajo, compartir momentos de convivencia y encontrar apoyo emocional en los momentos difíciles. Si descuidamos estas relaciones por estar demasiado volcados en nuestra vida profesional, corremos el riesgo no sólo de aislarnos, sino también de crear tensiones en nuestras relaciones personales.

Dedicar tiempo a los seres queridos

Es importante preservar el tiempo de calidad con los más allegados, ya sea con la familia o con los amigos. Estos momentos permiten descomprimirse, despejar la mente y volver a conectar con lo que es importante fuera del trabajo. Proporcionan equilibrio emocional y ayudan a no dejarse abrumar por las preocupaciones profesionales.

Incluso en periodos de gran carga de trabajo, es importante planificar tiempo para los seres queridos y comprometerse a respetar esos momentos. Esto puede incluir actividades compartidas como comidas familiares, salidas o aficiones para relajarse y estrechar lazos.

Encontrar apoyo en tiempos difíciles

Las personas cercanas también pueden ser una valiosa fuente de apoyo emocional en los momentos difíciles. Cuando se atraviesan periodos de estrés intenso en el trabajo, es esencial poder hablar con personas de confianza, que pueden ofrecer un oído comprensivo y consuelo. Este apoyo ayuda a aligerar la carga mental y facilita la superación de los retos profesionales.

Sin embargo, también es importante mantener un equilibrio en la forma de compartir tus preocupaciones con tus allegados. Si no llevas sistemáticamente los problemas del trabajo a casa, puedes mantener separadas estas dos esferas y evitar que se entremezclen.

Dedícate tiempo a ti mismo y disfruta de actividades gratificantes

Conciliar la vida laboral y familiar no sólo significa ocuparse de la familia y los amigos, sino también dedicarse tiempo a uno mismo. Es crucial no descuidar las propias necesidades y pasiones, incluso cuando se tiene una carrera muy ajetreada. El tiempo para uno mismo permite recargar las pilas y cultivar la satisfacción personal independientemente del trabajo.

Actividades de ocio

El ocio y las actividades personales son esenciales para mantener el equilibrio mental y emocional. Ya sea el deporte, las actividades creativas, la lectura, la música o incluso la meditación, estos momentos dedicados a uno mismo ayudan a liberar tensiones y alimentan la sensación de bienestar. Permiten desconectar del estrés cotidiano y volver a centrarse en actividades que aportan placer y satisfacción personal.

Estas actividades, fuera del contexto profesional, también ofrecen un sentimiento de realización y ayudan a desarrollar una identidad personal distinta de la asociada a la profesión de cuidador. Dedicarse regularmente a actividades que producen placer permite gestionar mejor los momentos de estrés y sobrecarga en el trabajo.

Cultivar el equilibrio interior a través de la atención plena

La atención plena es una técnica que consiste en estar plenamente presente en el momento, observando los pensamientos y emociones sin juzgarlos. Esta práctica puede ayudar a reducir el estrés, volver a centrarse y encontrar el equilibrio interior, incluso ante una vida profesional intensa. Ayuda a gestionar mejor las emociones y a no dejarse abrumar por preocupaciones excesivas.

Practicando ejercicios de atención plena con regularidad, ya sea en el trabajo o fuera de él, se puede aprender a gestionar las situaciones estresantes con mayor eficacia y mantener cierta serenidad, incluso en periodos de gran carga de trabajo.

Establecer límites claros entre el trabajo y la vida personal

Un aspecto esencial para mantener un buen equilibrio es establecer límites claros entre el trabajo y la vida personal. Esto significa ser capaz de desconectar del trabajo al final del día, no llevarse sistemáticamente a casa las preocupaciones relacionadas con el trabajo y respetar los periodos de descanso y las vacaciones.

Decir no y delegar en el trabajo

Para evitar que el trabajo invada demasiado su vida personal, es importante saber poner límites en el trabajo, sobre todo aprendiendo a decir no cuando la carga de trabajo sea demasiado pesada. Saber delegar ciertas tareas o pedir ayuda a los compañeros también puede ayudar a repartir mejor la carga de trabajo y evitar agobiarse. Aprender a gestionar el tiempo con eficacia y a priorizar las tareas es una habilidad esencial para no dejar que el trabajo invada la vida personal.

Evitar la intrusión del trabajo en la vida privada

Con el desarrollo de las tecnologías de la comunicación, es más fácil estar constantemente conectado al trabajo, incluso en casa. Sin embargo, es importante resistir la tentación de consultar el correo electrónico del trabajo o responder a llamadas fuera del horario laboral, a menos que se trate de una verdadera emergencia. Desconectar de forma regular te permite preservar un espacio privado donde el trabajo no tiene cabida, algo esencial si quieres recargar las pilas.

Capítulo 8

Gestión de urgencias en endocrinología

1. Reconocer y responder rápidamente a las emergencias endocrinas.

• Tratamiento de las crisis hipoglucémicas graves

El tratamiento de la hipoglucemia grave es una situación de emergencia que requiere una intervención rápida, eficaz y coordinada. La hipoglucemia se produce cuando los niveles de glucosa en sangre caen por debajo de los umbrales normales, generalmente por debajo de 0,7 g/L (3,9 mmol/L). Si es leve o moderada, la hipoglucemia a menudo puede corregirse simplemente tomando azúcar. Sin embargo, cuando se agrava, puede provocar síntomas graves como confusión, convulsiones e incluso pérdida de conciencia, poniendo en riesgo la vida del paciente. Como cuidador, es crucial conocer las señales de alarma de la hipoglucemia grave, cómo reaccionar rápidamente y cómo tratarla para evitar complicaciones graves.

Reconocer los signos de hipoglucemia grave

El primer paso para controlar los episodios de hipoglucemia grave es reconocer rápidamente los signos y síntomas que indican niveles de azúcar en sangre peligrosamente bajos. Los pacientes diabéticos, especialmente los que reciben insulina o determinados tratamientos hipoglucemiantes, son los que corren más riesgo de sufrir episodios de hipoglucemia. Por lo tanto, es esencial que los cuidadores estén atentos a las señales de alarma.

Síntomas físicos y cognitivos

Los primeros signos de hipoglucemia son temblores, sudoración, hambre, palpitaciones e irritabilidad. Sin embargo, en casos de hipoglucemia grave, los síntomas se agravan mucho más y pueden incluir confusión mental, dificultad para hablar, pérdida de coordinación, convulsiones y, en los casos más extremos, pérdida del conocimiento. El paciente también puede estar pálido, agitado o mostrar un comportamiento inusual debido a la rápida caída de la glucosa cerebral.

Reconocer estos signos en una fase temprana es vital para que el ataque no empeore. Los cuidadores deben permanecer vigilantes, sobre todo en el caso de los pacientes diabéticos que reciben insulina o fármacos hipoglucemiantes, y reaccionar en cuanto aparezcan los primeros signos.

Intervenir rápidamente: la prioridad del tratamiento

En una situación de hipoglucemia grave, el tiempo es esencial. Una intervención rápida puede evitar complicaciones graves como convulsiones o coma. El tratamiento inmediato de la hipoglucemia grave se basa en la administración de glucosa para restablecer rápidamente los niveles normales de azúcar en sangre. Sin embargo, el método de administración varía según el estado de conciencia del paciente.

Paciente consciente: glucosa oral

Si el paciente sigue consciente pero muestra signos de hipoglucemia grave (confusión, temblores, sudoración), la prioridad es administrarle rápidamente una fuente de azúcar rápida. Puede tratarse de glucosa en comprimidos o en solución, o de cualquier alimento dulce de fácil digestión, como zumo de frutas o terrones de azúcar. La cantidad ideal suele ser de 15 a 20 gramos de hidratos de carbono de absorción rápida. Es importante recordar que estos hidratos de carbono deben ser simples y de rápida disponibilidad en el organismo, para evitar que el azúcar se descomponga con demasiada lentitud.

Una vez administrada la glucosa, es aconsejable comprobar los niveles de azúcar en sangre al cabo de 15 minutos. Si se mantiene por debajo de los niveles normales, puede ser necesario administrar una segunda dosis de azúcar. Mientras tanto, debe vigilarse atentamente al paciente para evitar una recaída.

Paciente inconsciente: administración de glucagón o glucosa intravenosa

Si el paciente está inconsciente o no puede tragar, la administración oral de azúcar no es posible y representa un riesgo de asfixia. En este caso, debe administrarse inmediatamente una inyección de **glucagón**. El glucagón es una hormona que estimula al hígado para que libere glucosa en el torrente sanguíneo. Se administra por vía intramuscular o subcutánea, y está disponible en los botiquines de emergencia que los cuidadores y familiares de pacientes diabéticos deben tener siempre a mano.

Si el cuidador se encuentra en un entorno médico, otra opción es la infusión **intravenosa de glucosa**. La administración de 20 a 50 ml de solución concentrada de glucosa (normalmente del 20% al 30%) restablece rápidamente los niveles normales de azúcar en sangre.

En todos los casos, es esencial pedir ayuda si el paciente no responde rápidamente al tratamiento o si no se pueden administrar correctamente los cuidados de urgencia.

Seguimiento y prevención de las recaídas

Una vez estabilizado el nivel de azúcar en sangre del paciente, es importante vigilar de cerca su estado y evitar un nuevo descenso de los niveles de azúcar en sangre. Tras corregir una hipoglucemia grave, es aconsejable dar al paciente una comida o un tentempié que contenga hidratos de carbono complejos y proteínas para estabilizar los niveles de azúcar en sangre a largo plazo.

También es importante seguir controlando los niveles de glucosa en sangre en las horas siguientes al episodio de hipoglucemia, ya que puede producirse un nuevo descenso, sobre todo si el paciente está sometido a un tratamiento intensivo de la diabetes. Los controles periódicos garantizan que los niveles de glucosa se mantengan dentro de los límites normales y evitan nuevos ataques.

Prevención de los ataques de hipoglucemia grave

Además de gestionar la crisis en sí, prevenir los episodios de hipoglucemia grave es un objetivo fundamental para los cuidadores, sobre todo en los pacientes diabéticos de riesgo. Es importante colaborar con el equipo médico para adaptar los tratamientos, controlar periódicamente los niveles de azúcar en sangre y educar a los pacientes y sus familias sobre los primeros signos de hipoglucemia y cómo reaccionar.

Adaptar los tratamientos y controlar regularmente los niveles de azúcar en sangre

En el caso de los pacientes que reciben insulina o fármacos hipoglucemiantes, el ajuste regular de las dosis es crucial para evitar la hipoglucemia, especialmente cuando varían las necesidades del paciente (cambio de dieta, actividad física, infecciones, etc.). Los cuidadores deben controlar los niveles de azúcar en sangre del paciente en diferentes momentos del día, en particular antes de las comidas, después del ejercicio o en caso de síntomas sospechosos.

El uso de dispositivos de monitorización continua de la glucosa (MCG) también puede ser una ayuda valiosa para los pacientes con alto riesgo de hipoglucemia grave, ya que pueden detectar más rápidamente las bajadas de los niveles de azúcar en sangre y actuar antes de que se produzca una crisis.

Educar a los pacientes y sus familias

Educar a los pacientes y a sus familiares es un elemento clave para prevenir la hipoglucemia. Los cuidadores deben asegurarse de que el paciente conoce los signos de alarma de la hipoglucemia y sabe cómo reaccionar inmediatamente. También deben asegurarse de que la familia del paciente sepa cómo administrar glucagón en caso de emergencia y comprenda la importancia de no esperar nunca para actuar.

Además, se recomienda que los pacientes con riesgo de hipoglucemia grave lleven una pulsera de identificación que indique su condición de diabéticos, para que los auxiliares externos puedan identificar rápidamente la causa en caso de pérdida de conocimiento.

- Intervención en el coma diabético (cetoacidosis, coma hiperosmolar)

El coma diabético es una urgencia médica crítica que requiere una atención rápida, coordinada y especializada. El coma diabético puede adoptar dos formas principales: la cetoacidosis diabética (CAD) y el coma hiperosmolar. Estas dos condiciones, aunque resultantes de un grave desequilibrio en el metabolismo de la glucosa, difieren en sus mecanismos y síntomas, pero comparten una gravedad que requiere una respuesta inmediata para evitar complicaciones irreversibles o incluso mortales. Ante un coma diabético, el papel del cuidador es crucial, tanto para reconocer los signos clínicos como para iniciar las primeras intervenciones antes de que el paciente ingrese en el hospital.

Cetoacidosis diabética (CAD): entender y actuar con rapidez

La cetoacidosis diabética es una complicación aguda de la diabetes, asociada principalmente a la diabetes de tipo 1, pero que también puede darse en pacientes con diabetes de tipo 2 en determinadas condiciones. Es el resultado de una deficiencia importante de insulina, que hace que el organismo utilice la grasa como fuente de energía alternativa, produciendo un exceso de cuerpos cetónicos. Estas cetonas, acumuladas en la sangre, provocan una peligrosa acidificación del organismo, conocida como acidosis. Si no se trata rápidamente, esta acidosis puede provocar un coma diabético.

Reconocer los signos y síntomas del DCA

La DCA se desarrolla gradualmente, con un empeoramiento de los síntomas que debe alertar al cuidador. Los primeros signos son poliuria (micción frecuente y abundante), polidipsia (sed excesiva), fatiga extrema, pérdida rápida de peso y deshidratación. A medida que la situación empeora, aparecen síntomas más preocupantes: náuseas, vómitos, dolor abdominal, aliento afrutado (debido a la presencia de acetona) y problemas respiratorios con un ritmo rápido y profundo conocido como respiración de Kussmaul. Si no se tratan, estos síntomas pueden evolucionar a confusión, somnolencia y luego coma.

En cuanto aparecen signos de cetoacidosis, es crucial actuar con rapidez, ya que el estado del paciente puede deteriorarse en el espacio de unas pocas horas.

Primera respuesta a incidentes con mercancías peligrosas

Ante un paciente que presenta cetoacidosis diabética, el primer paso es confirmar la situación comprobando los niveles de glucosa en sangre y buscando la presencia de cetonas en la sangre o la orina. Los niveles elevados de azúcar en sangre asociados a cetonuria o cetonemia son un signo de gravedad. Si se presenta alguno de estos signos, el paciente debe ser trasladado inmediatamente a un servicio de urgencias o se debe llamar a los servicios de urgencias.

Mientras se espera la intervención médica especializada, pueden tomarse ciertas medidas para estabilizar temporalmente al paciente. Si el paciente está consciente y puede beber, se recomienda hidratarlo con agua para evitar una mayor deshidratación. Es crucial no administrar insulina sin supervisión médica, ya que una mala administración puede empeorar la cetoacidosis.

Hay que vigilar continuamente al paciente para asegurarse de que su estado no se deteriora rápidamente. Si se produce confusión, somnolencia o pérdida de conocimiento, es esencial colocar al paciente en decúbito lateral hasta que llegue la ayuda.

Coma hiperosmolar: una complicación de la diabetes de tipo 2

El coma hiperosmolar, también conocido como síndrome hiperosmolar hiperglucémico (SHH), se produce principalmente en personas mayores con diabetes tipo 2, a menudo como respuesta a una infección, estrés o tratamiento inadecuado. A diferencia de la cetoacidosis diabética, el coma hiperosmolar no da lugar a la formación de cetonas, sino que se caracteriza por una hiperglucemia extremadamente alta, a menudo superior a 33 mmol/L (600 mg/dL), acompañada de deshidratación grave y deterioro progresivo de la consciencia.

Reconocer los signos del coma hiperosmolar

Los signos del coma hiperosmolar se desarrollan más lentamente que los de la cetoacidosis diabética, a veces a lo largo de varios días o semanas. Los síntomas iniciales incluyen poliuria, polidipsia, debilidad muscular y fatiga intensa. El paciente tiene más sed pero, paradójicamente, puede tener dificultades para beber suficientes líquidos, lo que agrava la deshidratación. A medida que la deshidratación progresa, aparecen signos neurológicos: confusión, alucinaciones, alteraciones visuales, convulsiones y, finalmente, coma.

Respuesta a un coma hiperosmolar

Al igual que en la CAD, el tratamiento inicial del coma hiperosmolar se basa en una intervención médica rápida. El diagnóstico se basa en una hiperglucemia grave y una osmolaridad sanguínea elevada. Si el paciente está consciente, debe ser hidratado inmediatamente con agua hasta que llegue la ayuda, pero si muestra signos neurológicos o está inconsciente, es esencial el tratamiento hospitalario urgente.

Los objetivos del tratamiento hospitalario son restablecer el equilibrio de líquidos, corregir los niveles de azúcar en sangre y tratar la causa subyacente (infección, tratamiento inadecuado, etc.). La infusión de solución salina para rehidratar al paciente y la administración de insulina para reducir los niveles de azúcar en sangre son los primeros pasos del tratamiento. También pueden administrarse electrolitos como el potasio para corregir los desequilibrios electrolíticos que se producen en este contexto.

Pasos a evitar mientras se espera ayuda

En estas situaciones de emergencia, hay que evitar ciertas acciones para no empeorar el estado del paciente. En caso de coma o confusión grave, es importante no intentar nunca que el paciente coma o beba, ya que podría provocar asfixia. Del mismo modo, no se recomienda la administración de insulina sin supervisión médica, ya que podría precipitar un estado de hipoglucemia grave. Por último, es fundamental no dejar nunca desatendido a un paciente inconsciente y asegurarse siempre de que se encuentra en posición lateral de seguridad para evitar complicaciones respiratorias.

Cuidados hospitalarios: reanimación y monitorización continua

Tanto si el paciente sufre cetoacidosis diabética como coma hiperosmolar, el tratamiento hospitalario es esencial para estabilizar el estado y tratar las causas subyacentes. Por lo general, los pacientes ingresan en una unidad de cuidados intensivos, donde se les controla estrechamente la glucemia, los electrolitos, la consciencia y la función renal.

El tratamiento implica rehidratación intravenosa, administración de insulina para reducir los niveles de azúcar en sangre y corrección de los desequilibrios electrolíticos. También es crucial tratar la causa desencadenante, ya sea una infección, un problema cardiaco o un mal cumplimiento del tratamiento.

Es necesario un seguimiento continuo para evitar complicaciones como el edema cerebral (si la hiperglucemia se corrige demasiado rápido), trastornos electrolíticos graves o fallo multiorgánico.

Prevención del coma diabético

La clave para prevenir el coma diabético es un control riguroso de la diabetes y un seguimiento regular de la glucemia. Es necesario educar a los pacientes de riesgo sobre la importancia del autocontrol de la glucemia, la toma correcta de la medicación y el reconocimiento de los primeros signos de hiperglucemia o cetoacidosis. También es crucial que los pacientes sepan cómo ajustar sus dosis de insulina en caso de enfermedad, estrés o cambios en su rutina diaria.

Los cuidadores desempeñan un papel fundamental en esta prevención, ayudando a los pacientes a entender su tratamiento, a controlar regularmente sus niveles de azúcar en sangre y a reaccionar rápidamente en caso de cualquier desequilibrio. La colaboración con un equipo médico multidisciplinar, que incluya diabetólogos, nutricionistas y enfermeros, es esencial para garantizar un seguimiento óptimo y prevenir las complicaciones agudas de la diabetes.

- Signos de tirotoxicosis o hipertiroidismo agudo

La tirotoxicosis, también conocida como crisis tirotóxica o hipertiroidismo agudo, es una forma grave y potencialmente mortal de hipertiroidismo. Se produce cuando la glándula tiroides libera una cantidad excesiva de hormona tiroidea en el torrente sanguíneo, provocando una peligrosa aceleración del metabolismo. Puede desencadenarse por diversos factores, como una infección, estrés grave, cirugía o uso inadecuado de medicación tiroidea. Los signos de la tirotoxicosis suelen ser más graves que los del hipertiroidismo crónico y requieren una intervención médica inmediata. El papel del cuidador es crucial para detectar rápidamente estos signos, iniciar un tratamiento de urgencia y prevenir complicaciones graves como insuficiencia cardiaca, shock o coma.

Hipertiroidismo: comprender el contexto antes de la crisis aguda

Antes de entrar en detalle sobre los signos de la tirotoxicosis, es importante comprender las manifestaciones del hipertiroidismo, que representa la etapa preliminar a una crisis tirotóxica. El hipertiroidismo se produce cuando la glándula tiroides produce un exceso de hormonas tiroideas (T3 y T4). Estas hormonas, que controlan el metabolismo básico, estimulan numerosos sistemas del organismo, como el cardiovascular, el nervioso, el digestivo y el muscular.

En el hipertiroidismo clásico, los pacientes pueden presentar síntomas como :

- **Pérdida de peso** a pesar de mantener o aumentar el apetito.
- **Taquicardia** (frecuencia cardiaca elevada) o palpitaciones.
- **Temblores** finos **de** la mano.
- **Nerviosismo** o irritabilidad.
- **Intolerancia al calor**, con sudoración excesiva.
- **Diarrea** o deposiciones frecuentes.
- **Fatiga** general, a pesar de la hiperactividad percibida.

Estos síntomas pueden ser crónicos y relativamente bien tolerados si el paciente recibe el tratamiento adecuado. Sin embargo, si el hipertiroidismo no se controla o si se agrava por un factor desencadenante, puede evolucionar hacia una tirotoxicosis aguda.

Signos de tirotoxicosis aguda: una urgencia médica

La tirotoxicosis aguda, también conocida como "tormenta tiroidea", es una forma exacerbada y peligrosa de hipertiroidismo. Los signos de esta crisis son mucho más intensos y aparecen de repente, a menudo desencadenados por una situación estresante para el organismo (infección, intervención quirúrgica, embarazo o interrupción repentina del tratamiento antitiroideo).

Los síntomas característicos de la tirotoxicosis aguda pueden afectar a varios sistemas corporales:

Sistema cardiovascular: taquicardia, fibrilación auricular e insuficiencia cardiaca

Uno de los principales signos de tirotoxicosis es una peligrosa aceleración de la actividad cardiaca. El paciente suele presentar **taquicardia grave**, con una frecuencia cardiaca que puede superar los 140 latidos por minuto. Esta taquicardia puede evolucionar a **fibrilación auricular**, un trastorno del ritmo cardiaco caracterizado por latidos irregulares e ineficaces de las aurículas, lo que aumenta el riesgo de coágulos sanguíneos y accidentes cerebrovasculares.

Si la taquicardia no se controla, el corazón sobreestimulado puede debilitarse y provocar **una insuficiencia cardiaca aguda**. En este caso, el paciente puede desarrollar signos de edema pulmonar, disnea (dificultad para respirar) y edema periférico (hinchazón de las extremidades). Estos síntomas indican daños graves en el sistema cardiovascular y requieren tratamiento urgente.

Sistema nervioso central: agitación, confusión, coma

Los efectos de la tirotoxicosis sobre el sistema nervioso central son igualmente graves. El paciente puede estar extremadamente **agitado**, mostrando **un nerviosismo intenso** y trastornos del comportamiento. Estos síntomas pueden evolucionar rápidamente hacia la **confusión mental**, las **alucinaciones** e incluso **la desorientación**.

Si la tirotoxicosis no se trata a tiempo, el paciente puede caer en un **coma** tirotóxico, que es una situación extremadamente urgente. En esta fase, las posibilidades de supervivencia disminuyen considerablemente sin una intervención médica rápida y adecuada.

Hipertermia grave: fiebre alta

Otro signo clásico de tirotoxicosis es la **hipertermia grave**, con una temperatura corporal que puede superar los 40°C. Esta fiebre no está relacionada con una infección, sino que es el resultado de una estimulación excesiva del metabolismo. Este peligroso aumento de la temperatura corporal puede provocar una deshidratación grave y empeorar el estado general del paciente.

Es importante señalar que la fiebre en la tirotoxicosis puede ser resistente a los tratamientos convencionales, como los antipiréticos, ya que está vinculada a un desequilibrio hormonal y no a una infección.

Intolerancia al calor y sudoración excesiva

En asociación con la hipertermia, los pacientes con tirotoxicosis sufren a menudo una **marcada intolerancia al calor**. Sudan profusa y excesivamente, incluso en condiciones frescas, lo que agrava la deshidratación.

Trastornos gastrointestinales: diarrea y vómitos

El sistema digestivo también se ve afectado por la tirotoxicosis aguda. Los pacientes pueden experimentar **diarrea** frecuente y a veces grave, lo que contribuye a la deshidratación. En algunos casos, pueden producirse **vómitos**, lo que agrava la pérdida de líquidos y electrolitos.

Esta deshidratación, combinada con una rápida pérdida de líquidos, puede conducir rápidamente a un **shock hipovolémico** si no se trata correctamente.

Pérdida rápida de peso y fatiga extrema

Como consecuencia de la excesiva estimulación del metabolismo, los pacientes que sufren tirotoxicosis aguda pierden peso de forma rápida y significativa, a menudo en pocos días o semanas. Esta rápida pérdida de peso va acompañada de **fatiga** extrema **y debilidad general**, a pesar de una sensación de inquietud interior.

Atención de urgencia: estabilizar rápidamente al paciente

La tirotoxicosis es una urgencia médica que requiere una intervención inmediata. Si un cuidador reconoce estos signos en un paciente, es esencial ponerse rápidamente en contacto con los servicios de urgencias y llevar al paciente al hospital para que reciba tratamiento especializado. El objetivo principal del tratamiento es estabilizar el estado del paciente controlando la producción excesiva de hormona tiroidea y tratando los síntomas potencialmente mortales.

Primeros pasos antes de que lleguen los servicios de emergencia

Mientras se espera la ayuda, el paciente debe estar en un ambiente tranquilo, a temperatura moderada, para evitar que se agrave el cuadro. Es importante fomentar la hidratación oral si el paciente está consciente, para compensar la deshidratación. Sin embargo, no deben tomarse medidas medicinales específicas sin la supervisión de un médico.

Tratamiento hospitalario

La atención hospitalaria tiene por objeto :

- **Reducir la producción de hormona tiroidea**, utilizando fármacos antitiroideos (como el propiltiouracilo o el metimazol).
- **Controle la taquicardia** y los trastornos del ritmo cardiaco con betabloqueantes como el propranolol, que ralentizan el ritmo cardiaco y reducen la agitación.
- **Hidratar** intensivamente **al paciente**, con infusiones intravenosas de soluciones salinas para corregir la deshidratación.
- **Tratar la fiebre** y prevenir el shock, vigilando de cerca el estado general del paciente.

En caso de complicación cardiaca o coma, pueden ser necesarios cuidados intensivos, con vigilancia constante de las funciones vitales.

Prevención de la tirotoxicosis aguda

La prevención se basa principalmente en una gestión adecuada del hipertiroidismo, con un control regular de la función tiroidea y un ajuste del tratamiento. Los pacientes con hipertiroidismo deben recibir información sobre los síntomas de alerta y los factores de riesgo de la tirotoxicosis, como las infecciones, el estrés excesivo y los errores de tratamiento (sobredosis o interrupción brusca de la medicación).

El papel de los cuidadores es garantizar un seguimiento riguroso, asegurarse de que los pacientes cumplen sus tratamientos y estar atentos a los signos de descompensación que podrían anunciar una crisis.

2. Trabajar juntos en situaciones críticas

- El papel del auxiliar de enfermería en el equipo de urgencias

El papel del auxiliar de enfermería en un equipo de urgencias es esencial para garantizar una atención rápida, eficaz y coordinada a los pacientes en situaciones críticas. Aunque el auxiliar de enfermería no está en primera línea a la hora de realizar un diagnóstico o iniciar tratamientos complejos, su contribución es decisiva para mantener la fluidez de las intervenciones, gestionar el estrés y apoyar a los demás profesionales sanitarios, en particular al personal de enfermería y a los médicos de urgencias. Gracias a su capacidad de observación, sus competencias técnicas y su enfoque humano, los auxiliares de enfermería desempeñan un papel fundamental en la organización de los cuidados de urgencia, garantizando la seguridad, el confort y el acompañamiento de los pacientes durante toda su estancia.

Acoger y tranquilizar a los pacientes a su llegada

En situaciones de emergencia, los pacientes suelen llegar en un estado de estrés intenso, aquejados de dolor, ansiedad o incomprensión de su situación. El papel del auxiliar de enfermería comienza desde el ingreso del paciente, donde participa activamente en la acogida, encargándose de los primeros aspectos de la instalación y asegurando un primer contacto humano tranquilizador. Su actitud tranquila y empática puede tranquilizar al paciente y a sus familiares, reduciendo la tensión asociada a la urgencia médica.

Crear un entorno asistencial tranquilizador

El auxiliar de enfermería se asegura de que el paciente se instala en condiciones óptimas ocupándose de su comodidad, ajustando su posición en la camilla o cama y atendiendo sus necesidades inmediatas (manta, agua, etc.). También se asegura de que el paciente esté correctamente identificado, de que lleve una pulsera de identificación si es necesario y de que sus efectos personales estén seguros. Este primer contacto humaniza la asistencia prestada y permite que el paciente se sienta atendido a pesar de la situación de emergencia.

Observar y transmitir información clave

Nada más ingresar al paciente, el auxiliar de enfermería observa atentamente su estado físico y psicológico. A menudo son los primeros en detectar signos de deterioro (dificultad respiratoria, dolor intenso, confusión), y su función es informar inmediatamente de estas observaciones al equipo asistencial. Su capacidad de observación ayuda a mejorar la capacidad de respuesta del equipo, al dirigir las intervenciones de forma más específica. Esta comunicación fluida es esencial para garantizar una atención rápida y adecuada a la urgencia de la situación.

Proporcionar apoyo técnico y logístico esencial

En una situación de emergencia, el auxiliar de enfermería participa en la prestación de primeros auxilios ayudando a enfermeros y médicos en tareas técnicas y logísticas. Se aseguran de que todos los equipos estén disponibles y sean funcionales, de que los dispositivos médicos estén listos para su uso y de que el paciente esté debidamente preparado para las intervenciones médicas.

Preparar el equipo necesario para la atención de urgencia

Los auxiliares sanitarios deben conocer a fondo la organización del servicio y el material disponible para garantizar una preparación rápida y eficaz de la asistencia. Ya sea preparando los carros de urgencias, garantizando la disponibilidad de equipos (máscaras de oxígeno, tensiómetros, jeringuillas, infusiones) o preparando la sala de curas para recibir a un paciente en estado crítico, son responsables de la organización material que permite al equipo médico concentrarse plenamente en los procedimientos médicos.

En una situación de emergencia, cada segundo cuenta, y la capacidad del auxiliar de enfermería para anticiparse a las necesidades del equipo asistencial es crucial para ganar tiempo y mejorar las posibilidades de supervivencia del paciente. El auxiliar de enfermería también debe velar por la gestión de las existencias y el suministro regular del material necesario para el servicio de urgencias.

Asistencia técnica

Los auxiliares sanitarios ayudan a llevar a cabo procedimientos técnicos asistiendo a enfermeras y médicos durante las operaciones. Pueden, por ejemplo, preparar al paciente para una infusión o la colocación de un catéter, ayudar a mantener una posición adecuada cuando se le toman muestras de sangre u otras pruebas, o configurar los dispositivos de administración de oxígeno. También ayudan a controlar las constantes vitales (tensión arterial, saturación de oxígeno, frecuencia cardiaca), alertando inmediatamente al enfermero o al médico de cualquier anomalía.

El apoyo prestado por el auxiliar de cuidados permite al equipo médico concentrarse en procedimientos más técnicos, al tiempo que garantiza que el paciente recibe atención en un entorno organizado, seguro y rápido.

Garantizar la comodidad y el apoyo psicológico del paciente

Junto al aspecto técnico, el auxiliar de enfermería es un actor clave en el apoyo psicológico al paciente. En una situación de urgencia, en la que los cuidados pueden ser dolorosos, angustiosos o incomprendidos por el paciente, el auxiliar de enfermería actúa como un intermediario atento y empático. Proporcionan una presencia tranquilizadora, escuchan las preocupaciones del paciente y se toman el tiempo necesario para explicarle lo que está ocurriendo, utilizando un lenguaje sencillo y apropiado.

Controlar el dolor y el malestar

El auxiliar de enfermería se asegura de que el paciente esté en la posición más cómoda posible, de que se le dé calor si está tiritando y de que se reduzcan las molestias físicas asociadas a la inmovilización o las operaciones. Si hay que realizar procedimientos o exámenes dolorosos, ayudan a calmar al paciente, por ejemplo explicándole lo que se va a hacer y proporcionándole apoyo verbal para reducir la ansiedad.

Apoyo a la familia y amigos del paciente

En muchas situaciones de emergencia, los familiares del paciente están presentes y a menudo muy preocupados. Los auxiliares de enfermería también desempeñan un papel importante en el apoyo a estas familias. Les informan de las fases iniciales del tratamiento, responden a sus preguntas inmediatas dentro de los límites de su competencia y les proporcionan apoyo emocional. Mantener una buena comunicación con los familiares ayuda a aliviar su estrés y les permite comprender mejor lo que está ocurriendo.

Colaboración y comunicación con el equipo de emergencia

La eficacia del servicio de urgencias depende de la estrecha colaboración entre todos los miembros del equipo asistencial. Por ello, el auxiliar de enfermería debe ser capaz de trabajar en perfecta coordinación con enfermeros, médicos y demás personal, en un entorno en el que la rapidez de ejecución y la comunicación son esenciales.

Agilizar la comunicación interdisciplinar

Actuando como interfaz entre los distintos miembros del equipo, el auxiliar de enfermería contribuye a garantizar un intercambio fluido de información, a señalar las necesidades inmediatas de los pacientes y a garantizar que los informes orales o escritos sean completos y precisos. Durante los cambios de turno, por ejemplo, el auxiliar de enfermería participa en las comunicaciones transmitiendo las observaciones pertinentes, las medidas adoptadas y las necesidades específicas de los pacientes.

La comunicación eficaz dentro del equipo de urgencias es crucial para evitar errores en la atención y garantizar que cada profesional disponga de la información necesaria para tomar decisiones con conocimiento de causa.

Ser proactivo en la gestión de situaciones críticas

En un servicio de urgencias, los imprevistos son constantes, y el auxiliar de enfermería debe ser capaz de adaptarse rápidamente, priorizar las tareas y anticiparse a las necesidades del equipo médico. Esta capacidad de anticipación es crucial en situaciones críticas, en las que todos los miembros del equipo deben actuar con rapidez y de forma coordinada.

Contribuir a la gestión administrativa y a la continuidad de la asistencia

Los auxiliares sanitarios también participan en la gestión administrativa de pacientes en situaciones de emergencia. Pueden tener que llevar registros asistenciales, rellenar determinadas secciones de la historia clínica o preparar los documentos necesarios para el traslado del paciente a otro departamento. Estas tareas administrativas son esenciales para garantizar la continuidad de la asistencia y asegurar que toda la información pertinente sigue al paciente durante su estancia en el hospital.

- Importancia de una comunicación rápida y eficaz con enfermeras y médicos

Una comunicación rápida y eficaz entre cuidadores, en particular auxiliares de enfermería, enfermeros y médicos, es esencial para el buen funcionamiento de cualquier servicio sanitario, sobre todo en situaciones de urgencia o cuidados complejos. Una comunicación fluida no sólo asegura una atención óptima al paciente, sino que también garantiza la seguridad de los cuidados, anticipa las complicaciones y mantiene una coordinación armoniosa dentro del equipo asistencial. Ya se trate de transmitir información vital, transmitir observaciones clínicas o colaborar en la toma de decisiones terapéuticas, una comunicación eficaz entre los distintos agentes influye directamente en la calidad de la asistencia.

Garantizar la seguridad y la continuidad de la asistencia

Una asistencia segura depende en gran medida de la transmisión clara y precisa de información sobre el estado de los pacientes. En el entorno hospitalario, donde varios profesionales sanitarios trabajan con el mismo paciente en momentos diferentes, la comunicación entre el camillero, el enfermero y el médico se convierte en un eslabón esencial para garantizar la continuidad y la coherencia de los cuidados.

Transmitir información precisa y actualizada

El auxiliar de enfermería, en contacto directo con el paciente a lo largo del día, suele ser el primero en observar cambios sutiles en el estado de salud del paciente, como alteraciones de la consciencia, signos de dolor no expresado o cambios en el estado general (palidez, sudoración, agitación). Es vital que estas observaciones se transmitan inmediatamente a la enfermera o al médico, ya que pueden ser los primeros signos de un deterioro del estado de salud del paciente.

Una comunicación rápida y clara permite al médico o al enfermero reaccionar sin demora, ajustando los tratamientos o realizando pruebas adicionales para prevenir complicaciones. Por ejemplo, si se sospecha un deterioro rápido, un auxiliar de cuidados que informe a la enfermera de una bajada repentina de la tensión arterial o de dificultad respiratoria puede activar rápidamente los protocolos de atención de urgencia, o incluso trasladar al paciente a cuidados intensivos si es necesario.

Garantizar un traspaso preciso durante los cambios de turno

La comunicación entre los equipos asistenciales es especialmente importante durante los cambios de turno, cuando los auxiliares asistenciales y las enfermeras se turnan para garantizar la continuidad de los cuidados. Cada transmisión debe ser clara y detallada para evitar cualquier pérdida de información crítica. El auxiliar de enfermería es responsable de informar de las acciones realizadas, las observaciones efectuadas y cualquier necesidad especial del paciente al siguiente enfermero o equipo. Un descuido o inexactitud en estas comunicaciones puede provocar errores en los cuidados o descuidos perjudiciales para la salud del paciente.

Una transmisión eficaz garantiza que todos los cuidadores que tomen el relevo dispongan de toda la información necesaria para ofrecer al paciente una asistencia fluida y sin interrupciones.

Mejorar la capacidad de respuesta del equipo asistencial

En situaciones de emergencia, la capacidad de reacción del equipo asistencial es crucial, y una comunicación rápida entre el auxiliar, el enfermero y el médico puede, literalmente, salvar vidas. Las situaciones críticas, como una dificultad respiratoria, un coma diabético o una caída repentina de la tensión arterial, requieren una intervención inmediata, y la calidad de la comunicación desempeña un papel decisivo en la rapidez de esa intervención.

Promover una acción coordinada

En caso de urgencia, los auxiliares deben ser capaces de comunicar rápidamente los signos de sufrimiento que observen, siendo claros y precisos en la descripción de los síntomas. Una vez transmitida la información, ayudan a poner en marcha los primeros auxilios, anticipándose a las necesidades de la enfermera o el médico y preparando el material necesario. Así se evita perder un tiempo precioso y se garantiza que las primeras medidas terapéuticas se tomen rápidamente y de forma coordinada.

Por ejemplo, si un paciente muestra signos de hipoglucemia grave, el auxiliar de cuidados debe informar inmediatamente de la situación a la enfermera o al médico, al tiempo que prepara el equipo para una inyección de glucosa o administra azúcar si procede. Esta capacidad de reacción y coordinación ayudan a evitar que la situación empeore.

Minimizar el riesgo de errores

Una comunicación rápida y eficaz también reduce el riesgo de errores médicos o asistenciales. En un entorno asistencial que puede ser estresante y estar salpicado de situaciones críticas, pueden producirse errores por una mala transmisión de la información, falta de claridad o ausencia de detalles esenciales. Una comunicación eficaz ayuda a evitar estos escollos, garantizando que cada miembro del equipo asistencial disponga de la información precisa que necesita para actuar adecuadamente.

Si, por ejemplo, un auxiliar se da cuenta de que un paciente aún no ha recibido su medicación, puede informar rápidamente a la enfermera, evitando así que se pierda un tratamiento. Del mismo modo, si la enfermera observa que las constantes vitales del paciente han cambiado de forma preocupante, un informe claro y rápido puede evitar cualquier complicación o empeoramiento de la situación.

Reforzar la colaboración y la eficacia del equipo

La comunicación fluida entre auxiliares, enfermeros y médicos también refuerza la colaboración dentro del equipo asistencial. Esto permite a todos trabajar con confianza, sabiendo que se transmite la información necesaria y que las acciones se coordinan eficazmente. Esta colaboración fomenta un entorno de trabajo tranquilo y solidario, en el que cada miembro del equipo se siente respaldado en sus acciones.

Compartir responsabilidades e información

En un equipo asistencial, cada miembro tiene un papel específico que desempeñar, pero todos deben estar informados de las acciones y decisiones tomadas por los demás. El cuidador suele ser quien transmite las necesidades del paciente al enfermero o al médico, o quien aporta información esencial para adaptar los cuidados. Esta comunicación bidireccional garantiza que cada cuidador disponga de toda la información necesaria para tomar las decisiones correctas.

Los auxiliares asistenciales también desempeñan un papel importante en la coordinación de los cuidados prestando apoyo logístico y técnico a enfermeras y médicos. Al anticiparse a las necesidades de sus colegas y mantener una comunicación constante, contribuyen a la eficacia de los cuidados y al buen funcionamiento de las operaciones.

Promover la comunicación proactiva

Los auxiliares sanitarios no se limitan a responder a las peticiones de enfermeros o médicos. También pueden iniciar una comunicación proactiva comunicando sus observaciones o sugiriendo acciones basadas en el estado del paciente. Por ejemplo, pueden darse cuenta de que a un paciente le cuesta moverse o muestra signos de deshidratación, y sugerir ajustes en el tratamiento (como una hidratación oral más frecuente o ayuda para la movilidad). Al ser proactivo, el auxiliar de enfermería ayuda a prevenir ciertas complicaciones y a mejorar el bienestar del paciente.

Humanizar la atención al paciente

Por último, la comunicación fluida entre auxiliares, enfermeros y médicos también contribuye a humanizar la atención al paciente. Al asegurarse de que todos conocen las necesidades específicas del paciente, al compartir las preocupaciones o peticiones de los pacientes y sus familias, y al garantizar que la atención es personalizada, el equipo asistencial puede ofrecer una atención más respetuosa y mejor adaptada a cada individuo.

Como vínculo estrecho con el paciente, el auxiliar de enfermería desempeña un papel fundamental en esta dimensión humana. Informan de las necesidades, molestias o preocupaciones no expresadas del paciente y contribuyen a que estos aspectos sean tenidos en cuenta por todo el equipo asistencial.

- Garantizar la seguridad del paciente mientras espera una intervención médica

Garantizar la seguridad del paciente mientras espera la intervención médica es una de las principales prioridades de los cuidadores, sobre todo en situaciones de emergencia o de socorro. Como primer interviniente, el auxiliar de enfermería desempeña un papel crucial en esta delicada fase, en la que cada acción cuenta para estabilizar el estado del paciente, prevenir cualquier empeoramiento y preparar el terreno para la intervención médica. La seguridad del paciente se basa en una serie de principios: evaluación rápida del estado del paciente, medidas de primeros auxilios adecuadas, vigilancia constante y comunicación fluida con el equipo médico. El objetivo es mantener al paciente en las mejores condiciones posibles hasta que se le puedan prestar cuidados más complejos.

Evaluar rápidamente el estado del paciente

En cuanto se produce una situación crítica o el paciente muestra signos de angustia, la primera responsabilidad del asistente sanitario es evaluar con rapidez y precisión el estado del paciente. Una evaluación rápida ayuda a determinar la gravedad de la situación y las medidas que deben tomarse urgentemente.

Control de las constantes vitales

Los signos vitales son los primeros indicadores del estado de salud de un paciente y deben controlarse sistemáticamente. Estos parámetros incluyen :

- **Frecuencia cardiaca**: detectar taquicardia, bradicardia o frecuencia cardiaca irregular.
- **Frecuencia respiratoria**: identificar la disnea (dificultad para respirar), la hiperventilación o la apnea.
- **Tensión arterial**: evaluar si hay signos de hipotensión o hipertensión.
- **Saturación de oxígeno**: garantizar que los niveles de oxígeno en la sangre son suficientes.
- **Temperatura corporal**: para detectar fiebre o hipotermia.

Estos parámetros pueden proporcionar pistas cruciales sobre el estado del paciente y alertar de riesgos inminentes como una descompensación cardiaca, una dificultad respiratoria o una infección grave. Es importante que el cuidador transmita esta información inmediatamente a la enfermera o al médico, al tiempo que mantiene una vigilancia continua.

Observar el estado general y los signos de sufrimiento

Además de los parámetros vitales, el auxiliar de cuidados debe estar atento a los signos externos que puedan reflejar un rápido deterioro del estado del paciente. Entre ellos se incluyen:

- **Conciencia**: identificar cualquier cambio en el estado de alerta, como confusión, desorientación o pérdida de conciencia.
- **La piel**: observar cambios de color (palidez, cianosis), sudores fríos o signos de deshidratación.
- **Dolor**: evalúe las quejas de dolor del paciente, especialmente en el pecho, el abdomen o la cabeza, que podrían indicar un problema agudo.

Estas observaciones deben compartirse inmediatamente con el equipo asistencial, de modo que puedan aplicarse rápidamente medidas correctoras.

Mantener al paciente en condiciones óptimas de seguridad

Mientras espera la llegada del equipo médico o la prestación de cuidados más avanzados, el auxiliar de enfermería debe tomar todas las medidas necesarias para garantizar la seguridad del paciente. El objetivo de estas acciones es estabilizar el estado del paciente y evitar que la situación empeore.

Colocar al paciente en una posición adecuada

La posición del paciente puede desempeñar un papel crucial en la gestión de la situación de emergencia. Es importante adoptar la posición más adecuada en función de los síntomas y los riesgos existentes:

- **Posición de apoyo lumbar (PSL)**: para pacientes inconscientes pero que respiran con normalidad, la PSL mantiene despejadas las vías respiratorias y evita la aspiración de fluidos en caso de vómitos.
- **Posición semisentada**: en caso de dificultad respiratoria, esta posición puede facilitar la respiración al permitir que los pulmones se expandan mejor.
- **Tumbado con las piernas levantadas**: en caso de malestar vagal o de signos de shock (caída de la tensión

arterial), esta posición favorece el retorno de la sangre al corazón y al cerebro.

La elección de la posición debe guiarse por el estado clínico del paciente y adaptarse a medida que evolucione la situación.

Asegurar una vía aérea libre

Una de las primeras medidas de seguridad es asegurarse de que las vías respiratorias del paciente están despejadas. Si el paciente está inconsciente o inconsciente, es esencial comprobar que la lengua o un cuerpo extraño no obstruyen las vías respiratorias. Si es necesario, el asistente sanitario debe despejar la boca y la garganta del paciente para evitar la asfixia. En algunos casos, puede ser útil administrar oxígeno si se dispone del equipo y si así se ha recomendado.

Hidratar o alimentar según sea necesario

Si la situación lo permite y si el paciente está consciente, puede ser necesario hidratarlo para prevenir o corregir la deshidratación, especialmente en caso de fiebre o sudoración excesiva. Sin embargo, es fundamental no hacer beber ni comer nunca a un paciente inconsciente o semiinconsciente, ya que existe riesgo de asfixia. La hidratación oral debe realizarse siempre con cuidado y bajo supervisión.

Control del dolor y la ansiedad

En una situación de emergencia, el dolor y la ansiedad pueden empeorar el estado del paciente y contribuir a su descompensación. Además de controlar los signos clínicos, el auxiliar de cuidados también debe procurar reducir el estrés del paciente hablándole con calma, informándole de todas las medidas adoptadas y asegurándole que se le están prestando los cuidados adecuados.

Reconfortar verbalmente al paciente

Una comunicación clara, sencilla y tranquilizadora ayuda a calmar la ansiedad del paciente. El cuidador puede explicar lo que está ocurriendo, por qué se están llevando a cabo determinados procedimientos, y recordar al paciente que el equipo médico está de camino o que en breve se le prestará la atención adecuada. Incluso en un estado de extrema ansiedad o confusión, oír una voz tranquila y cariñosa puede ayudar al paciente a sentirse atendido y menos en peligro.

Aliviar el dolor en la medida de lo posible

Si el paciente manifiesta un dolor intenso, el cuidador debe comunicarlo inmediatamente al equipo médico para que se le administre el analgésico adecuado. Mientras tanto, es importante tranquilizar al paciente y, si es posible, adoptar medidas sencillas para aliviar las molestias (cambio de posición, uso de cojines, reducción de los estímulos externos).

Anticiparse a la intervención médica y preparar el terreno

Además de mantener la seguridad inmediata del paciente, el asistente sanitario debe preparar el terreno para la intervención médica, de modo que la asistencia pueda prestarse lo antes posible cuando llegue el equipo sanitario.

Preparar el equipo necesario

El auxiliar de cuidados debe asegurarse de que todo el equipo necesario esté listo para el equipo médico o las enfermeras. Esto incluye la preparación de dispositivos médicos como :

- Tensiómetros.
- Oxímetros para medir la saturación de oxígeno.
- Máscaras de oxígeno.
- Carros de tratamiento o reanimación.

Esta anticipación asegura que no se pierda tiempo durante la intervención médica y garantiza una atención rápida y eficaz.

Proporcionar información clara al equipo médico

Cuando llega el equipo médico, el auxiliar de enfermería debe ser capaz de informar con precisión sobre la evolución del estado del paciente, los signos observados, las medidas adoptadas, así como cualquier información pertinente relativa a los antecedentes médicos del paciente. Esta información rápida y estructurada permite al médico o al enfermero hacer un diagnóstico rápido y decidir las intervenciones prioritarias.

3. Precauciones a tomar tras una emergencia endocrina

- Cerrar la vigilancia posterior a la emergencia

La monitorización estrecha tras una emergencia es un paso crucial en el proceso de recuperación del paciente después de una situación crítica. Tanto si se trata de una intervención médica urgente, una reanimación o el tratamiento de una afección aguda (como un infarto de miocardio, una dificultad respiratoria o una hipoglucemia grave), esta fase de seguimiento garantiza la estabilización del estado del paciente y la rápida detección y tratamiento de cualquier complicación secundaria. La vigilancia continua, la observación meticulosa de las constantes vitales y la atención a la evolución general del paciente son fundamentales para garantizar una recuperación óptima. El auxiliar de enfermería, en colaboración con las enfermeras y los médicos, desempeña un papel esencial en este proceso.

Evaluar el estado general del paciente tras una emergencia

Inmediatamente después de una intervención de urgencia, el paciente puede encontrarse todavía en un estado frágil. Aunque se controlen los signos de la crisis, el organismo puede permanecer en un estado vulnerable. Por lo tanto, la monitorización estrecha implica vigilar de cerca los parámetros vitales, el estado de conciencia y los signos clínicos que puedan indicar un deterioro o una mejora del estado general.

Control de los parámetros vitales

La primera etapa de la monitorización post-emergencia consiste en controlar sistemáticamente los parámetros vitales del paciente. Estos parámetros permiten detectar precozmente cualquier signo de descompensación:

- **Frecuencia cardiaca**: la taquicardia o bradicardia persistentes pueden indicar deterioro cardiaco o estrés continuado.
- **Frecuencia respiratoria**: observe si hay signos de dificultad respiratoria, como respiración superficial o rápida.
- **Saturación de oxígeno**: para garantizar que el paciente mantiene unos niveles de oxígeno adecuados, sobre todo después de un ataque respiratorio o cardíaco.
- **Tensión arterial**: detectar cualquier fluctuación anormal, ya sea hipotensión o hipertensión.
- **Temperatura corporal**: la fiebre puede ser un signo de infección tras una emergencia, mientras que la hipotermia podría reflejar un estado de shock.

Estas mediciones deben realizarse con regularidad, a menudo cada 15 o 30 minutos inmediatamente después de la fase crítica, y después con más frecuencia a medida que se estabiliza el estado del paciente.

Observación del estado de conciencia y de las funciones neurológicas

El estado de consciencia del paciente es un indicador clave de la recuperación tras una emergencia, sobre todo después de un traumatismo, un infarto de miocardio, un ictus o una crisis metabólica (como la hipoglucemia). El cuidador debe evaluar periódicamente si el paciente sigue alerta, responde a los estímulos y es capaz de comunicarse.

Un cambio repentino en la capacidad de respuesta o el estado de alerta, como un aumento de la somnolencia, confusión o dificultad para responder, puede ser un signo de una complicación neurológica o metabólica y debe comunicarse inmediatamente al equipo médico.

Prevención de las complicaciones postoperatorias

El periodo post-emergencia es un momento delicado en el que pueden surgir muchas complicaciones, como efectos secundarios de la operación, infecciones y problemas relacionados con el estado general de salud del paciente. Un seguimiento cuidadoso puede prevenir o tratar rápidamente estas complicaciones.

Control de la función respiratoria

Tras una urgencia que implique problemas respiratorios, como una dificultad respiratoria aguda o un edema pulmonar, es vital vigilar de cerca la función respiratoria del paciente. El auxiliar de enfermería debe prestar mucha atención a la frecuencia respiratoria, los ruidos respiratorios (ronquidos, sibilancias, crepitaciones) y la calidad de la respiración (esfuerzo visible, respiración superficial).

Puede ser necesario administrar oxígeno para mantener una buena saturación, y el equipo de asistencia respiratoria (mascarilla de oxígeno, cánula nasal) debe ajustarse correctamente y revisarse con regularidad para garantizar una eficacia óptima.

Evitar las infecciones

Después de ciertos procedimientos, especialmente los que implican dispositivos invasivos (como catéteres, sondas urinarias o infusiones), aumenta el riesgo de infección. Los cuidadores deben estar atentos a los signos localizados de infección (enrojecimiento, hinchazón, dolor, secreción) en los lugares de inserción, así como a signos generales como la fiebre.

Además de observar los signos de infección, debe mantenerse una higiene rigurosa, tanto en la atención al paciente como en el entorno, para minimizar los riesgos. Los equipos invasivos deben manipularse con guantes, y los dispositivos de monitorización o infusión deben revisarse periódicamente para evitar la contaminación.

Control de la función renal y la hidratación

La deshidratación o la retención de líquidos puede ser una complicación frecuente tras una urgencia, sobre todo en pacientes que han sufrido una pérdida importante de líquidos (vómitos, sudoración, diarrea) o que han recibido un tratamiento farmacológico intensivo (diuréticos, líquidos intravenosos). El asistente debe controlar la ingesta y la eliminación de líquidos del paciente, anotando la cantidad de líquido ingerido y eliminado (orina, vómitos, diarrea).

En caso de desequilibrio de líquidos, es importante informar rápidamente de cualquier observación a la enfermera o al médico, para que puedan ajustarse las infusiones o la medicación.

Control del dolor y el confort del paciente

El alivio del dolor y la gestión del confort del paciente son prioridades importantes después de una emergencia. Un paciente que ha pasado por una crisis puede seguir experimentando dolor relacionado con la situación inicial (como un infarto o una fractura), o dolor residual debido a intervenciones (inyecciones, infusiones, intubaciones).

Evaluar el dolor y administrar los cuidados adecuados

Es esencial que el auxiliar de enfermería evalúe periódicamente la intensidad del dolor del paciente utilizando herramientas adecuadas (escala del dolor). Basándose en esta evaluación, puede ser necesario administrar analgésicos o informar del malestar del paciente a la enfermera o al médico, para que se pueda ajustar la medicación. Además de la medicación, el auxiliar de enfermería puede cambiar al paciente de posición para aliviar el dolor, ajustar los cojines o aplicar técnicas no farmacológicas de tratamiento del dolor (masaje, relajación).

Mantener la comodidad y la higiene

Además de controlar el dolor, el confort general del paciente es esencial. El asistente debe asegurarse de que el paciente esté en una posición cómoda, mantener una temperatura ambiente adecuada y comprobar regularmente si el paciente tiene alguna necesidad inmediata (hidratación, ayuda para lavarse, mantas). Los cuidados higiénicos regulares, como el cambio de sábanas o el aseo, también contribuyen a mejorar el bienestar y a prevenir complicaciones como las escaras.

Garantizar la comunicación permanente con el equipo médico

El estrecho seguimiento posterior a la urgencia se basa en una estrecha colaboración entre el auxiliar asistencial, el personal de enfermería y los médicos. Gracias a su contacto constante con el paciente, los auxiliares suelen ser los primeros en detectar cambios sutiles en el estado clínico del paciente. Por ello, es fundamental mantener una comunicación fluida e inmediata con el equipo médico, para informar de cualquier evolución preocupante.

Transmitir observaciones claras y precisas

Cualquier observación significativa realizada por el auxiliar de cuidados debe comunicarse claramente al personal de enfermería y a los médicos, ya se trate de un deterioro del estado del paciente, de una mejora significativa o de un cambio en las constantes vitales. Una comunicación precisa permite al equipo tomar decisiones rápidas y adecuadas, ya se trate de ajustar el tratamiento, establecer pruebas adicionales o estabilizar al paciente.

Participar en los traspasos durante los cambios de turno

El seguimiento posterior a una emergencia suele prolongarse durante varias horas o días. Por lo tanto, es crucial que la información recopilada se transmita correctamente a los equipos que les sustituyen. Al cambiar de turno, el auxiliar asistencial debe asegurarse de que se transmite información detallada sobre los cuidados administrados, el estado clínico del paciente, las observaciones recientes y los tratamientos en curso. De este modo se garantiza la continuidad de los cuidados y se ofrece a cada cuidador una visión completa de la situación.

- Garantizar la reanudación de los cuidados tras una crisis (evaluación, nutrición, etc.)

Garantizar la reanudación fluida de los cuidados tras una crisis es una fase delicada pero esencial en el proceso de recuperación del paciente. Tanto si la crisis está relacionada con problemas respiratorios, cardíacos o metabólicos como con cualquier otro problema agudo, la vuelta a la estabilidad requiere un apoyo cuidadoso y bien estructurado. Esta etapa no se limita a la vigilancia inmediata tras la emergencia, sino que incluye la reintroducción gradual de los cuidados y la nutrición, así como la evaluación continua del estado de salud del paciente para garantizar que se está recuperando adecuadamente. La reanudación de los cuidados debe adaptarse al tipo de crisis vivida y a las necesidades específicas del paciente, garantizando al mismo tiempo un equilibrio entre apoyo y autonomía. El auxiliar de cuidados, en colaboración con el personal de enfermería y los médicos, desempeña un papel fundamental para garantizar una transición fluida hacia la recuperación.

Evaluar el estado del paciente para adaptar la reanudación de los cuidados

El primer paso para garantizar una reanudación fluida de los cuidados tras una crisis es realizar una evaluación completa del estado del paciente. Esta evaluación ayuda a determinar el nivel de recuperación del paciente, identificar las necesidades prioritarias y establecer los cuidados más adecuados a su situación. Es crucial que esta evaluación sea continua y progresiva, ya que el estado del paciente puede cambiar rápidamente tras un ataque agudo.

Control de los parámetros vitales

La reanudación de los cuidados debe comenzar siempre con un control riguroso de los parámetros vitales, ya que éstos proporcionan indicadores clave de la estabilidad del paciente. Una frecuencia cardiaca regular, una tensión arterial estable, una respiración normal y una saturación de oxígeno adecuada son signos de que el paciente ha superado la fase crítica. Si estos parámetros muestran fluctuaciones o irregularidades, esto puede indicar un riesgo de recaída, lo que exige ajustar los cuidados.

El auxiliar de enfermería desempeña un papel activo midiendo regularmente estos parámetros, informando inmediatamente de cualquier anomalía al equipo médico y ajustando los cuidados según las recomendaciones médicas.

Evaluación del estado de conciencia y de las funciones neurológicas

Tras una convulsión, sobre todo en casos de dificultad respiratoria, coma diabético o problemas cardiacos, es esencial vigilar de cerca el estado de conciencia del paciente. Hay que extremar la vigilancia para detectar cualquier confusión, desorientación o cambio de comportamiento que pueda indicar una complicación neurológica o metabólica.

El cuidador debe evaluar periódicamente la capacidad del paciente para interactuar, comprender instrucciones y movilizarse, adaptando los cuidados en función del estado neurológico y de las respuestas cognitivas observadas.

Reintroducir gradualmente la nutrición y la hidratación.

Tras una crisis, el paciente puede haber estado privado de alimentos o hidratación durante algún tiempo, ya sea por la gravedad de la situación o debido a la intubación, la pérdida de consciencia o la necesidad de interrumpir temporalmente la ingesta oral. La reanudación de la alimentación y la hidratación debe ser gradual, adaptada a la capacidad del paciente para tragar y digerir, teniendo en cuenta al mismo tiempo sus necesidades nutricionales y metabólicas específicas.

257

Rehidratación gradual

Tras una convulsión, la rehidratación suele ser prioritaria para compensar las pérdidas de líquidos (sudoración, vómitos, diarrea, etc.). Es importante asegurarse de que el paciente recibe una cantidad suficiente de líquidos para mantener el equilibrio de fluidos. En algunos casos, la rehidratación comienza por vía intravenosa antes de poder reintroducir los líquidos por vía oral.

El auxiliar de enfermería se asegura de que la hidratación oral se reintroduce lentamente, administrando pequeñas cantidades de agua o bebidas adecuadas, comprobando que el paciente tolera bien estas ingestas, sin náuseas ni vómitos. Si surgen complicaciones, la situación debe reevaluarse inmediatamente con el equipo médico.

Reanudación del suministro eléctrico

La reanudación de la alimentación, sobre todo tras una crisis grave o una operación invasiva, debe seguir un protocolo bien definido. Al principio, suele recomendarse introducir alimentos líquidos o semilíquidos (caldos, compotas, purés) para no sobrecargar el aparato digestivo. Los alimentos sólidos pueden reintroducirse gradualmente, en función de la tolerancia y el apetito del paciente.

El asistente de cuidados desempeña un papel clave en el seguimiento de la ingesta de alimentos, anotando las cantidades consumidas, comprobando que el paciente no tiene dificultades para tragar (sobre todo en el caso de trastornos neurológicos posteriores a una crisis) e informando de cualquier signo de malnutrición o intolerancia. También es importante asegurarse de que la dieta se adapta a las necesidades específicas del paciente (diabetes, hipertensión, etc.).

Ayuda para la removilización y la rehabilitación funcional

Tras un ataque, los pacientes pueden experimentar fatiga intensa, debilidad muscular o una pérdida temporal de independencia. Recuperar la movilidad debe ser un proceso gradual, basado en las capacidades físicas del paciente y procurando no precipitar la recuperación.

Fomentar la movilización gradual

La inmovilización prolongada puede provocar pérdida muscular y rigidez articular, y aumentar el riesgo de complicaciones como úlceras de decúbito o embolia pulmonar. El cuidador debe animar al paciente a recuperar cierta movilidad suavemente, empezando con ejercicios sencillos como cambiar de posición en la cama, sentarse en el borde de la cama o levantarse con ayuda.

Dependiendo del estado del paciente, puede ser necesario trabajar con un fisioterapeuta para establecer los ejercicios de rehabilitación adecuados. El auxiliar de enfermería puede ayudar con estos ejercicios guiando al paciente y garantizando su seguridad.

Prevención de las complicaciones asociadas a la inmovilización

Además de la removilización, es importante prevenir las complicaciones asociadas a la inmovilización prolongada, como las úlceras por presión, las contracturas o la trombosis venosa. El auxiliar de cuidados debe asegurarse de que se cambie regularmente de posición al paciente, de que la ropa de cama esté limpia y sea adecuada, y de que se inspeccione la piel en busca de los primeros signos de úlceras por presión.

Los masajes suaves o la aplicación de cremas hidratantes también pueden servir para mejorar la circulación sanguínea y prevenir la formación de escaras.

Mantener un seguimiento continuo y ajustar los cuidados en función de la evolución

Reanudar los cuidados tras una crisis no es un proceso lineal. El estado del paciente puede fluctuar, por lo que es esencial una estrecha vigilancia durante todo el periodo de recuperación. Los cuidados deben ajustarse en función de los progresos realizados, pero también de los signos de cualquier complicación.

Adaptar los cuidados a las necesidades del paciente

El auxiliar de enfermería debe permanecer atento a cualquier cambio en el estado del paciente. Si aparece algún signo de deterioro (recaída en los parámetros vitales, aparición de nuevos dolores, problemas neurológicos), se debe informar inmediatamente a la enfermera o al médico para que se pueda ajustar el tratamiento.

A medida que el paciente se recupera, los cuidados también pueden evolucionar hacia una gestión más ligera, con una supervisión menos intensiva y una mayor autonomía para el paciente. Es importante que se anime gradualmente al paciente a cuidar de sí mismo (por ejemplo, asearse, comer sin ayuda) sin dejar de estar bajo la supervisión del equipo asistencial.

Comunicación con el equipo asistencial para garantizar la continuidad de los cuidados

La correcta reanudación de los cuidados tras una crisis requiere una estrecha coordinación entre todos los miembros del equipo asistencial. Como observador privilegiado del estado del paciente, el auxiliar de enfermería debe compartir regularmente sus observaciones y recomendaciones con las enfermeras y los médicos. Una comunicación clara contribuye a garantizar que los cuidados sigan adaptándose a la evolución del paciente y que las decisiones tomadas en la fase previa se apliquen correctamente.

Esta comunicación es especialmente importante durante las comunicaciones en equipo, para que cada cuidador tenga una visión completa de la evolución del paciente y pueda anticiparse a los ajustes que sea necesario realizar.

Capítulo 9

El papel educativo del auxiliar de enfermería con los pacientes endocrinológicos

1. Educación para el control de la diabetes

- Enseñar a los pacientes a controlar los niveles de azúcar en sangre

Enseñar a los pacientes a controlar sus niveles de azúcar en sangre es un paso fundamental en el tratamiento tanto de la diabetes de tipo 1 como de la de tipo 2. El control regular de la glucemia permite a los pacientes conocer mejor su organismo, ajustar su tratamiento y evitar las complicaciones asociadas a las variaciones excesivas de los niveles de azúcar en sangre. Para que la monitorización de la glucemia sea eficaz, es esencial que los pacientes reciban una formación adecuada sobre cómo utilizar los dispositivos de medición, cómo interpretar los resultados y qué medidas tomar en respuesta a los valores observados. Esta formación debe adaptarse al nivel de comprensión del paciente, a su estilo de vida y a sus hábitos alimentarios, teniendo en cuenta al mismo tiempo los miedos o temores que pueda tener. El papel del cuidador, en particular del auxiliar de enfermería, es hacer que esta educación sea clara, accesible y tranquilizadora.

La importancia del control de la glucemia en el tratamiento de la diabetes

El primer paso para enseñar a controlar la glucemia es explicar al paciente por qué es esencial. Esto significa ayudarles a entender cómo fluctúan los niveles de glucemia con las comidas, la actividad física, el estrés, la medicación y las enfermedades, y por qué es importante mantener estables los niveles de glucosa para prevenir complicaciones a corto y largo plazo.

Prevención de complicaciones agudas y crónicas

Controlando regularmente sus niveles de azúcar en sangre, los pacientes pueden evitar complicaciones agudas como la hipoglucemia (niveles de azúcar en sangre demasiado bajos) y la hiperglucemia (niveles de azúcar en sangre demasiado altos). Estas dos situaciones pueden tener graves consecuencias si no se tratan a tiempo: pérdida de conciencia, coma diabético, problemas cardiovasculares. A largo plazo, una mala gestión de la glucemia puede provocar complicaciones crónicas como retinopatía diabética, nefropatía, lesiones nerviosas y enfermedades cardiovasculares.

Concienciar a los pacientes de estas cuestiones les ayuda a responsabilizarse de su propio cuidado y les motiva para controlar regularmente sus niveles de glucosa en sangre.

Explicar el funcionamiento del glucómetro y las etapas de la medición

Una de las primeras habilidades que deben adquirir los pacientes es el uso correcto de un glucómetro, el dispositivo utilizado para medir los niveles de azúcar en sangre capilar. Esta formación debe ser práctica y progresiva, para que el paciente se sienta cómodo con esta herramienta. Es importante demostrar cada paso de forma sencilla y metódica, permitiendo al mismo tiempo que el paciente practique bajo supervisión para asegurarse de que domina el proceso.

Pasos en la medición de la glucosa en sangre

1. **Lavado de manos**: Antes de manipular el medidor, es vital que el paciente se lave bien las manos con agua tibia y jabón. De esta forma se evita que restos de comida u otros residuos distorsionen la lectura de la glucemia. Hay que subrayar que es preferible lavarse con agua a utilizar una toallita desinfectante, que podría alterar los resultados.

2. **Prepare el equipo**: El paciente debe tener a mano todo lo necesario para realizar la prueba de glucemia: el medidor, una tira reactiva, el dispositivo de punción (un dispositivo para pinchar la yema del dedo) y una toallita o algodón para limpiar la primera gota de sangre si es necesario.

3. **Punción en el dedo**: El paciente debe aprender a utilizar el dispositivo de punción de forma eficaz e indolora. Es aconsejable pinchar en el lateral de la yema del dedo y no en el centro, para minimizar el dolor. El asistente sanitario puede demostrar cómo ajustar la profundidad del dispositivo de punción en función del grosor de la piel del paciente.

4. **Recogida de la gota de sangre**: Una vez pinchado el dedo, el paciente debe masajear suavemente la zona para que aparezca una pequeña gota de sangre. Es importante tener en cuenta que la primera gota puede limpiarse con un algodón, ya que puede contener residuos que falseen la medición.

5. **Aplicar la sangre en la tira** reactiva: A continuación, se debe colocar la gota de sangre en la tira reactiva insertada en el medidor. Es esencial comprobar que la tira está bien empapada para obtener una medición fiable.

6. **Leer y registrar el resultado**: Una vez que se ha visualizado el nivel de glucosa en sangre, el paciente debe registrar el resultado en un diario o en una aplicación específica, indicando también la hora de la prueba y las circunstancias (antes o después de una comida, después de un esfuerzo físico, si se encuentra mal, etc.). Esta información es crucial para interpretar correctamente las variaciones de los niveles de glucosa en sangre.

Consejos para evitar errores comunes

Al enseñar, es importante advertir de errores comunes que podrían distorsionar los resultados, como no lavarse las manos, utilizar una tira caducada o insuficientemente impregnada de sangre, o no calibrar correctamente el medidor si el modelo utilizado lo requiere. Cada paso debe explicarse con paciencia, y es útil repetir el ejercicio varias veces para asegurarse de que el paciente domina el proceso.

Ayudar a los pacientes a interpretar los resultados de la glucemia

Una vez que los pacientes saben cómo medirse la glucemia, el siguiente paso es enseñarles a interpretar los resultados y a entender qué significa cada cifra en términos de control de su diabetes.

Comprender los valores objetivo

Los pacientes deben saber cuáles deben ser sus niveles objetivo de azúcar en sangre, según las recomendaciones de su médico o diabetólogo. En general, los niveles de azúcar en sangre en ayunas deben estar entre 0,7 y 1,1 g/L (70 a 110 mg/dL), mientras que los niveles de azúcar en sangre después de una comida (postprandiales) no deben superar 1,4 a 1,8 g/L (140 a 180 mg/dL). No obstante, estos valores pueden variar en función del perfil del paciente, la edad, el tipo de diabetes y los antecedentes.

Explicar los riesgos de hipoglucemia e hiperglucemia

Los pacientes deben ser informados de los síntomas a los que deben estar atentos en caso de hipoglucemia (temblores, sudoración, palpitaciones, fatiga intensa, confusión) y de los signos de hiperglucemia (sed excesiva, necesidad frecuente de orinar, fatiga, visión borrosa). Es importante subrayar que la hipoglucemia, sobre todo si es grave, requiere una corrección rápida con hidratos de carbono simples (como comprimidos de glucosa o zumo de frutas), mientras que la hiperglucemia, si es persistente, puede requerir atención médica.

Adapta tu comportamiento en función de los resultados

Un aspecto clave de la educación es enseñar al paciente a reaccionar en función de los valores medidos. Por ejemplo, si los niveles de azúcar en sangre son demasiado bajos, necesitan saber cuántos hidratos de carbono deben ingerir para corregir la hipoglucemia sin provocar un rebote demasiado elevado. En caso de hiperglucemia, los pacientes pueden necesitar ajustar su dosis de insulina según el plan elaborado con su médico, o revisar su dieta y actividad física para evitar nuevas subidas.

Fomentar un seguimiento periódico adaptado a cada paciente

La frecuencia de las pruebas de glucemia varía en función del tipo de diabetes, el tratamiento y el estado general de salud del paciente. Es importante personalizar estas recomendaciones para cada individuo.

Adaptar la frecuencia de las mediciones

Para los pacientes en tratamiento intensivo con insulina (tipo 1 o tipo 2), suelen ser necesarios varios controles diarios (antes de cada comida, después de las comidas, antes de acostarse, etc.). Para los pacientes con diabetes de tipo 2 que toman antidiabéticos orales, la frecuencia puede ser menor, pero sigue siendo aconsejable controlar regularmente la glucemia, sobre todo después de las comidas o en situaciones inusuales (estrés, enfermedad, actividad física intensa).

Hacer menos restrictivo el control de la glucemia

Para algunos pacientes, el control de la glucemia puede parecer restrictivo o provocar ansiedad. El papel del cuidador es restar importancia a esta práctica explicando que, si se utiliza correctamente, es una herramienta valiosa para prevenir complicaciones. Puede ser útil mostrar a los pacientes cómo incorporar el control de la glucemia a su rutina diaria, sin que se convierta en una fuente de estrés. Las aplicaciones móviles también pueden facilitar el seguimiento y la comprensión de las tendencias de la glucemia, haciendo que el proceso sea más interactivo y menos tedioso.

- Consejos prácticos sobre autogestión (dieta, actividad física, toma de medicamentos)

La autogestión de la diabetes es una habilidad esencial para los pacientes con diabetes, ya sea de tipo 1 o de tipo 2. Se basa en la capacidad del paciente para equilibrar varios aspectos de su vida diaria, como la dieta, la actividad física y la medicación, al tiempo que controla regularmente sus niveles de azúcar en sangre. El objetivo es evitar variaciones extremas de los niveles de azúcar en sangre, prevenir complicaciones a corto y largo plazo y mejorar la calidad de vida. La autogestión requiere disciplina, pero con la educación y los consejos prácticos adecuados, los pacientes pueden llevar una vida equilibrada y sana. Es importante hacer accesibles estos consejos y adaptarlos al estilo de vida del paciente, para animarle a tomar las riendas de su propia salud con confianza y eficacia.

Adoptar una dieta equilibrada adaptada a la diabetes

La dieta desempeña un papel crucial en el control de la diabetes, ya que la elección de los alimentos influye directamente en los niveles de azúcar en sangre. El objetivo es mantener un equilibrio entre hidratos de carbono, proteínas y grasas, garantizando al mismo tiempo que los pacientes reciban todos los nutrientes que necesitan para mantenerse sanos. No se trata de seguir una dieta restrictiva, sino de aprender a elegir los alimentos adecuados y a administrar las raciones con inteligencia.

Controlar la ingesta de carbohidratos

Los hidratos de carbono son los nutrientes que más influyen en los niveles de azúcar en sangre. Por eso es esencial que los pacientes sepan identificarlos, contarlos e incluirlos en sus comidas. Los hidratos de carbono se encuentran en los alimentos ricos en almidón (pasta, arroz, pan, patatas), la fruta, los productos lácteos y las legumbres.

Un consejo práctico es repartir los hidratos de carbono uniformemente a lo largo del día, en lugar de ingerir grandes cantidades en una sola comida. Esto ayuda a evitar los picos de azúcar en sangre después de las comidas. También es útil enseñar a los pacientes a leer las etiquetas de los alimentos para averiguar la cantidad de hidratos de carbono por ración, y a elegir hidratos de carbono con un **índice glucémico bajo**, como los cereales integrales o las legumbres, que elevan más lentamente los niveles de azúcar en sangre.

Incorporar proteínas y fibra

Las proteínas (carne, pescado, huevos, tofu, etc.) y la fibra (fruta, verdura, cereales integrales) son nutrientes importantes para ralentizar la absorción de hidratos de carbono y ayudar a estabilizar los niveles de azúcar en sangre. Animar a los pacientes a incluir una fuente de proteínas en cada comida, así como una buena ración de verduras ricas en fibra, ayuda a mantener un mejor equilibrio glucémico.

Otro aspecto esencial es enseñar a los pacientes a evitar los alimentos ultraprocesados ricos en azúcares añadidos, grasas saturadas o sal, que pueden afectar no sólo a los niveles de azúcar en sangre, sino también a la salud cardiovascular, que a menudo se pone en riesgo en los pacientes diabéticos.

Respetar el tamaño de las raciones y la regularidad de las comidas

Otro consejo fundamental para controlar la diabetes es comer con regularidad. Hay que animar a los pacientes a comer a horas regulares para evitar variaciones bruscas de los niveles de azúcar en sangre. Saltarse comidas puede provocar hipoglucemia, sobre todo en los pacientes que reciben insulina o determinados fármacos antidiabéticos orales. Por el contrario, un exceso de comidas, sobre todo ricas en hidratos de carbono, puede provocar hiperglucemia.

Por último, puede ser útil aconsejar a los pacientes que utilicen herramientas como el pesaje de alimentos o aplicaciones móviles para gestionar las raciones al principio, especialmente si les resulta difícil evaluar la cantidad de carbohidratos de sus comidas.

Incorporar una actividad física regular

La actividad física es un pilar fundamental del autocontrol de la diabetes. Ayuda a reducir los niveles de azúcar en sangre al aumentar la sensibilidad a la insulina, mejora la circulación sanguínea, fortalece el corazón y los músculos y ayuda a mantener un peso estable, un factor clave para los pacientes diabéticos, sobre todo los de tipo 2.

Elegir actividades adecuadas y divertidas

Para que un paciente se adhiera a un programa de actividad física, es importante que se adapte a sus capacidades y que lo disfrute. Una actividad demasiado intensa o inadecuada puede desanimarle rápidamente. Los ejercicios de resistencia, como caminar, nadar, montar en bicicleta o bailar, son especialmente beneficiosos. Es aconsejable empezar con sesiones cortas (de 15 a 20 minutos) e ir aumentando gradualmente la duración y la intensidad a medida que el paciente se acostumbra.

Se suele recomendar una actividad física regular, aunque sea con moderación, durante unos 30 minutos al día. Debe integrarse en la rutina diaria del paciente, sin que se perciba como una limitación.

Ajustar los niveles de azúcar en sangre antes, durante y después del ejercicio

Es esencial que los pacientes aprendan a ajustar su dieta y su medicación en función de su actividad física. El ejercicio físico puede provocar un descenso de los niveles de azúcar en sangre, sobre todo si el esfuerzo es intenso o prolongado. Por ello, se aconseja a los pacientes que comprueben sus niveles de azúcar en sangre antes de hacer ejercicio y que dispongan de hidratos de carbono rápidos (como frutos secos o barritas de cereales) si los niveles de azúcar en sangre descienden significativamente durante o después del ejercicio.

En el caso de los pacientes que reciben insulina, a veces es necesario reducir la dosis antes de una actividad física intensa para evitar la hipoglucemia.

Garantizar que los medicamentos se toman de forma regular y correcta

Tomar la medicación es una parte fundamental del control de la diabetes, sobre todo para los pacientes que toman antidiabéticos orales o insulina. Es crucial que los pacientes comprendan la importancia de tomar su medicación correctamente, en las dosis y horas prescritas, para mantener un buen control glucémico.

Respetar las dosis y los horarios de ingesta

Los fármacos antidiabéticos, ya sean comprimidos o insulina, son eficaces cuando se toman con regularidad y en la dosis correcta. Los pacientes deben ser conscientes de los riesgos de olvidar tomar su medicación, lo que puede provocar desequilibrios importantes en los niveles de azúcar en sangre. Puede ser útil sugerir el uso de herramientas para recordar a los pacientes que tomen su medicación a tiempo, como alarmas telefónicas, pastilleros semanales o aplicaciones recordatorias.

Comprender los efectos secundarios y anticiparse a los ajustes

Los pacientes deben ser informados de los posibles efectos secundarios de su medicación (como la hipoglucemia en el caso de algunos antidiabéticos orales o la insulina). Es esencial que sepan cómo reaccionar en caso de síntomas inusuales y cuándo consultar a su médico en caso de duda.

También es importante explicar que puede ser necesario ajustar las dosis de insulina o de fármacos antidiabéticos en función de la situación (cambio de dieta, aumento de la actividad física, enfermedad, etc.). Los pacientes deben aprender a informar a su médico de cualquier cambio significativo en sus niveles de azúcar en sangre o en su estilo de vida para que pueda ajustarse su tratamiento.

Prevención y tratamiento de la hipoglucemia

El control de la hipoglucemia es una habilidad clave en el autocontrol de la diabetes, sobre todo para los pacientes que reciben insulina o determinados fármacos antidiabéticos. Es importante recordar a los pacientes los síntomas de la hipoglucemia (temblores, sudoración, confusión, fatiga) y enseñarles qué hacer si bajan sus niveles de azúcar en sangre. Deben llevar siempre hidratos de carbono rápidos (como caramelos o zumos de fruta) y saber qué cantidad consumir para corregir la hipoglucemia sin provocar un rebote excesivo de la glucemia.

Adoptar un enfoque positivo de la autogestión

Por último, es importante subrayar que el autocontrol de la diabetes no debe verse como una limitación, sino como una forma de cuidarse y mejorar la calidad de vida. Es esencial animar a los pacientes a mantener la motivación, a aceptar las inevitables fluctuaciones de los niveles de azúcar en sangre sin desanimarse, y a comprender que una gestión proactiva de su enfermedad les permitirá vivir más serenamente con la diabetes.

Fomentar el seguimiento regular y la comunicación con el equipo asistencial

Aunque la autogestión es un pilar fundamental, los pacientes nunca deben sentirse solos ante su enfermedad. Es importante animarles a mantener un contacto regular con su médico, diabetólogo o enfermera, para que puedan ajustar su tratamiento y beneficiarse de consejos personalizados. El equipo sanitario está ahí para apoyarles, responder a sus preguntas y ayudarles a comprender mejor las necesidades de su cuerpo.

2. Asesoramiento sobre control de peso y hábitos alimentarios

- Ayudar a los pacientes con obesidad o dislipidemia a comprender la importancia de la nutrición.

Ayudar a los pacientes con obesidad o dislipidemia a comprender la importancia de la nutrición es esencial para mejorar su salud y prevenir las complicaciones asociadas. La obesidad y la dislipidemia (desequilibrio de los lípidos en la sangre, como el colesterol y los triglicéridos) son dos enfermedades frecuentemente relacionadas con hábitos alimentarios inadecuados, y su tratamiento depende en gran medida de los cambios en la dieta. Sin embargo, estos cambios deben ir acompañados de una educación clara y accesible, para que los pacientes puedan comprender el impacto directo de su dieta en su cuerpo y su salud. El papel de los cuidadores, en particular de los auxiliares de enfermería, es hacer que estos conceptos sean fáciles de entender y fomentar hábitos sostenibles, sin hacer que los pacientes sientan que esto implica un sacrificio excesivo.

Explicar la relación entre la dieta y la obesidad o la dislipidemia

Para que los pacientes comprendan la importancia de la nutrición, es fundamental empezar explicándoles cómo la dieta influye directamente en el peso y el perfil lipídico. Esto ayuda a sensibilizar a los pacientes con la idea de que su dieta no es simplemente una cuestión de calorías, sino un conjunto de elecciones que repercuten en sus sistemas cardiovascular, metabólico y hormonal.

Comprender el papel de las grasas en la dislipidemia

En el caso de la dislipidemia, es esencial explicar la diferencia entre grasas "buenas" y "malas". El colesterol LDL, a menudo denominado "colesterol malo", es el que favorece la formación de placas en las arterias, aumentando así el riesgo de enfermedades cardiovasculares. El colesterol HDL, en cambio, es el "colesterol bueno", que ayuda a eliminar el exceso de colesterol malo de la sangre. Los triglicéridos, por su parte, son otro tipo de lípidos que, en exceso, también pueden favorecer la aterosclerosis y las complicaciones cardíacas.

El objetivo es demostrar que ciertos alimentos, como las grasas saturadas y las grasas trans (presentes en los alimentos procesados, los fritos y ciertas carnes grasas), aumentan el colesterol LDL y los triglicéridos, mientras que otros, como las grasas insaturadas (presentes en el pescado azul, los frutos secos y el aceite de oliva), pueden mejorar el colesterol HDL y proteger el sistema cardiovascular.

Explicar la relación entre la obesidad y el consumo de calorías

En el contexto de la obesidad, es importante concienciar a los pacientes del equilibrio entre la ingesta de calorías y el gasto energético. El exceso de calorías, ya procedan de los hidratos de carbono, las grasas o las proteínas, se almacena en forma de grasa corporal. Sin embargo, es esencial evitar que los pacientes se sientan culpables. En lugar de centrarse únicamente en reducir las calorías, es preferible animarles a elegir alimentos más nutritivos y saciantes, ajustando al mismo tiempo las raciones.

También es importante mostrar al paciente que la obesidad no es sólo una cuestión de sobrepeso, sino que también afecta al metabolismo, las hormonas y el sistema cardiovascular, lo que puede provocar enfermedades como diabetes de tipo 2, hipertensión y cardiopatías.

Dar consejos prácticos para mejorar la alimentación

Una vez que el paciente comprende la relación entre nutrición, obesidad y dislipidemia, es importante darle consejos prácticos y factibles sobre cómo mejorar su dieta. El objetivo es animarle a adoptar gradualmente nuevos hábitos alimentarios sin que le parezca insuperable o frustrante.

Incorpore más fruta y verdura a su dieta diaria

La fruta y la verdura son ricas en fibra, vitaminas y minerales, y tienen un efecto protector contra las enfermedades cardiovasculares. Es útil recordar a los pacientes que, además de ser bajos en calorías, estos alimentos pueden consumirse en grandes cantidades sin perjudicar su salud, y que pueden ayudar a regular el apetito. En la práctica, se puede aconsejar a los pacientes que incluyan una ración de verduras en cada comida, por ejemplo en forma de ensaladas, verduras al vapor o verduras crudas.

También es aconsejable variar las frutas y verduras para maximizar sus beneficios, y prepararlas de formas atractivas (a la plancha, con especias, en batidos) para evitar la monotonía.

Sustituya los alimentos ricos en grasas saturadas y trans por alternativas saludables

Un consejo práctico es ayudar al paciente a reducir los alimentos ricos en grasas saturadas y trans, como embutidos, bollería y fritos, sustituyéndolos por alternativas más saludables. Por ejemplo, anime al paciente a utilizar aceite de oliva o de colza para cocinar en lugar de mantequilla o margarina, o a preferir el pescado azul (como el salmón o la caballa) a la carne roja.

Puede ser útil mostrar a los pacientes cómo elegir productos más sanos en los supermercados, enseñándoles a leer las etiquetas para identificar las cantidades de grasas saturadas, grasas trans y azúcares ocultos en los productos industriales.

Centrarse en los carbohidratos complejos y la fibra

Los hidratos de carbono simples, como el azúcar, la bollería, las bebidas gaseosas y los dulces, provocan picos de azúcar en sangre y favorecen el aumento de peso. Es importante explicar al paciente que los hidratos de carbono complejos, presentes en los cereales integrales (arroz integral, quinoa, pasta integral), las legumbres y las verduras ricas en fibra, se digieren más lentamente y ayudan a mantener más estables los niveles de azúcar en sangre, al tiempo que proporcionan sensación de saciedad.

Aconsejar a los pacientes que sustituyan el pan blanco y la pasta refinada por versiones integrales, o que introduzcan más legumbres en sus comidas, puede ser un buen punto de partida. La fibra presente en estos alimentos no sólo ayuda a controlar los niveles de azúcar en sangre, sino que también reduce los niveles de colesterol en sangre.

Fomentar un enfoque realista y progresivo

Uno de los aspectos más importantes de la educación nutricional es fomentar un enfoque realista y progresivo. El objetivo no es transformar radicalmente la dieta del paciente de la noche a la mañana, sino ayudarle a introducir cambios duraderos. Para lograrlo, es importante evitar las dietas drásticas o las restricciones demasiado severas, que probablemente desalienten a los pacientes.

Establezca objetivos sencillos y alcanzables

Animar a los pacientes a fijarse objetivos sencillos y alcanzables, como reducir las bebidas azucaradas o aumentar el consumo de verduras, puede ayudarles a sentirse más cómodos con los cambios que deben hacer. Por ejemplo, sustituir un tentempié azucarado por fruta, reducir el consumo de comida rápida o probar una nueva receta saludable cada semana.

Los pequeños cambios, aplicados gradualmente, suelen tener un impacto más duradero que los cambios bruscos, ya que son más fáciles de integrar en la rutina diaria del paciente.

Mostrar empatía y apoyo

El camino hacia una dieta más sana puede ser difícil, sobre todo para los pacientes con hábitos alimentarios muy arraigados. Es esencial que el cuidador muestre empatía, dedicando tiempo a escuchar las dificultades y frustraciones del paciente y animándole a perseverar incluso cuando encuentre obstáculos.

También es importante felicitar al paciente por cada pequeño paso adelante, lo que puede aumentar su motivación para continuar por este camino. El apoyo moral es tan crucial como los consejos prácticos para el éxito a largo plazo de la autogestión de la obesidad o la dislipidemia.

Comprender que los alimentos forman parte de un todo

Por último, es importante recordar a los pacientes que la dieta es sólo un aspecto del tratamiento de la obesidad y la dislipidemia. La actividad física regular, el control del estrés y un sueño de calidad son igualmente importantes para mejorar la salud general y prevenir las complicaciones asociadas a estas enfermedades.

Integrar la dieta en un estilo de vida saludable

En lugar de ver la nutrición como una limitación, es útil ayudar a los pacientes a entender que forma parte de un enfoque global del bienestar. Fomentar la idea de que comer bien, hacer ejercicio y cuidarse son acciones que mejoran no sólo la salud física, sino también el bienestar mental, puede transformar la forma en que los pacientes perciben estos cambios.

- Apoyo en la gestión de las complicaciones relacionadas con el exceso de peso (hipertensión, problemas cardíacos).

El sobrepeso o la obesidad suelen asociarse a graves complicaciones de salud, como hipertensión arterial y problemas cardiacos. Estas complicaciones no son simplemente consecuencias aisladas del sobrepeso, sino el resultado de una serie de procesos metabólicos, hormonales y físicos que, con el tiempo, pueden debilitar varios sistemas corporales, incluido el cardiovascular. El papel del cuidador, y en particular del asistente sanitario, es proporcionar a los pacientes apoyo diario para gestionar estas complicaciones. Esto implica educar a los pacientes sobre cuestiones de salud, ayudarles a adoptar nuevos hábitos de vida y proporcionarles apoyo continuo para evitar que las complicaciones empeoren. Los cuidadores deben ofrecer consejos prácticos, al tiempo que refuerzan la confianza de los pacientes en su capacidad para hacerse cargo de su propia salud.

Hipertensión y sobrepeso: entender la relación para actuar mejor

La hipertensión, o tensión arterial alta, es una de las complicaciones más frecuentes del sobrepeso. A menudo se la denomina el "asesino silencioso" porque puede progresar sin síntomas aparentes, al tiempo que aumenta considerablemente el riesgo de infartos de miocardio, accidentes cerebrovasculares e insuficiencia renal. El sobrepeso ejerce una presión adicional sobre las arterias, obligando al corazón a bombear con más fuerza para mantener la sangre circulando por todo el cuerpo. Este trabajo extra agota el corazón y debilita los vasos sanguíneos, creando un círculo vicioso que agrava la hipertensión.

Explicar los peligros de la hipertensión ligados al sobrepeso

Es importante que los pacientes comprendan que la hipertensión no tratada o mal controlada puede provocar complicaciones graves. El primer paso consiste en explicar de forma sencilla los mecanismos implicados: el exceso de peso ejerce una presión adicional sobre el corazón, aumentando la fuerza con la que la sangre es empujada contra las paredes arteriales. Con el tiempo, esta presión constante puede dañar las arterias, reduciendo su elasticidad y aumentando el riesgo de obstrucciones, que pueden provocar infartos de miocardio o accidentes cerebrovasculares.

Los pacientes deben darse cuenta de que, aunque no sientan directamente los efectos de la hipertensión, su cuerpo está sometido a presión, y el control de la hipertensión es esencial para evitar consecuencias potencialmente mortales.

Control regular de la tensión arterial

Uno de los aspectos clave del apoyo a la gestión de la hipertensión es animar a los pacientes a que se controlen la tensión arterial con regularidad. Para algunos, puede ser aconsejable hacerlo en casa utilizando un tensiómetro, sobre todo si ya muestran signos de hipertensión. Además de enseñar el uso correcto de este aparato, el cuidador puede ayudar al paciente a entender las cifras medidas y a interpretarlas correctamente.

Es fundamental insistir en la importancia de controlar la tensión arterial en momentos regulares del día, preferiblemente en reposo, y registrar los resultados para compartirlos con el médico. Esto permitirá identificar rápidamente cualquier deterioro y ajustar el tratamiento o los hábitos de vida si es necesario.

Ajustes dietéticos para la hipertensión

La dieta es una palanca fundamental en el tratamiento de la hipertensión, y es importante ayudar a los pacientes a comprender cómo ciertos ajustes pueden suponer una gran diferencia. Entre ellos está la reducción del consumo de sal, que contribuye a la retención de líquidos y al aumento de la tensión arterial. Los pacientes deben aprender a identificar los alimentos ricos en sodio, como los platos precocinados, las conservas y los embutidos, y optar por alternativas más sanas, como la fruta fresca, las verduras y los alimentos no procesados.

También es aconsejable aumentar la ingesta de potasio, un nutriente que ayuda a regular la tensión arterial y que se encuentra en los plátanos, los aguacates, las espinacas y los boniatos.

Problemas cardiacos y exceso de peso: prevención y gestión de los riesgos

Los pacientes con sobrepeso también son más propensos a desarrollar problemas cardiacos, como angina de pecho, infartos o insuficiencia cardiaca. El sobrepeso afecta directamente al corazón al aumentar la carga de trabajo del músculo cardiaco y favorecer el depósito de placa en las arterias (aterosclerosis), lo que puede provocar el estrechamiento u obstrucción de los vasos sanguíneos que irrigan el corazón.

Sensibilización sobre los síntomas de los problemas cardíacos

Una parte importante del apoyo consiste en concienciar a los pacientes de los primeros signos de problemas cardiacos, para que puedan reaccionar con rapidez en caso de alerta. Es esencial explicarles que el dolor torácico, la sensación de opresión en el pecho, la falta de aire o el cansancio excesivo pueden ser signos de angina o de un infarto inminente.

Los pacientes deben saber que es vital buscar atención médica inmediata ante síntomas como éstos, ya que una intervención precoz puede salvar vidas. También hay que recordar a los pacientes que los síntomas de un infarto pueden ser a veces menos evidentes, como dolor irradiado a los brazos, la espalda o la mandíbula, o náuseas inexplicables.

Fomentar la actividad física regular y moderada

La actividad física es esencial para fortalecer el corazón y mejorar la circulación sanguínea, pero es importante adoptar un enfoque gradual, sobre todo en pacientes con sobrepeso y problemas cardíacos. Es fundamental fomentar actividades moderadas como caminar, nadar o montar en bicicleta, adaptadas a las capacidades del paciente y supervisadas si es necesario.

El cuidador puede ayudar al paciente a desarrollar un programa sencillo de actividad y fomentar la regularidad. A menudo es más eficaz adoptar una rutina diaria que proponerse sesiones intensas de ejercicio. Por ejemplo, caminar 30 minutos al día a un ritmo cómodo puede mejorar significativamente la salud cardiovascular sin someter al corazón a un esfuerzo excesivo.

Gestión del estrés e impacto en el corazón

El estrés crónico es un factor agravante de los problemas cardíacos y la hipertensión. Los pacientes con sobrepeso u obesidad deben ser conscientes de los efectos nocivos del estrés sobre su sistema cardiovascular. Las hormonas del estrés, como el cortisol y la adrenalina, aumentan la frecuencia cardiaca y la tensión arterial, lo que supone una sobrecarga para el corazón. Los cuidadores pueden sugerir técnicas de control del estrés como la relajación, la respiración profunda y la meditación para ayudar a los pacientes a afrontar mejor las situaciones que les provocan ansiedad.

Actividades como el yoga suave o la meditación no sólo pueden reducir el estrés, sino que también ayudan a mejorar la salud en general, fomentando el bienestar mental y físico.

Ajuste de la medicación y control médico

Los pacientes que padecen hipertensión y problemas cardiacos como consecuencia del sobrepeso suelen necesitar medicación para controlar la tensión arterial y proteger el corazón. El seguimiento regular con el médico es esencial para ajustar las dosis de los fármacos o introducir nuevos tratamientos a medida que avanza la enfermedad.

Educar a la población sobre la toma de medicamentos

Una de las funciones del cuidador es asegurarse de que el paciente comprende la importancia de tomar su medicación con regularidad, incluso cuando se encuentra bien. Los antihipertensivos o los tratamientos para reducir el colesterol (estatinas) deben tomarse sin interrupción para evitar fluctuaciones peligrosas de la tensión arterial o de los niveles de lípidos.

También es útil explicar a los pacientes la importancia de informar a su médico de cualquier efecto secundario o interacción con otros medicamentos, para poder ajustar el tratamiento en caso necesario. Por ejemplo, algunos pacientes pueden sufrir mareos o aturdimiento con determinados medicamentos, lo que puede obligar a ajustar las dosis.

Mantener revisiones médicas periódicas

Por último, es esencial animar a los pacientes a mantener un seguimiento médico regular para evaluar la eficacia del tratamiento, controlar la evolución de los síntomas y ajustar el plan de cuidados en consecuencia. El papel del cuidador es ayudar a los pacientes a recordar sus citas, anotar cualquier síntoma que experimenten entre consultas y formular al médico las preguntas adecuadas para comprender mejor su estado de salud.

3. Apoyo a pacientes sometidos a terapia hormonal

- Explicación de los efectos secundarios del tratamiento (hormonoterapia tiroidea, insulinoterapia).

La hormonoterapia tiroidea y la insulinoterapia son dos tratamientos esenciales para el control de enfermedades crónicas como el hipotiroidismo y la diabetes, respectivamente. Aunque son esenciales para restablecer el equilibrio hormonal y glucémico, también pueden tener efectos secundarios que a veces son difíciles de sobrellevar para los pacientes. Comprender estos efectos secundarios permite a los pacientes gestionarlos mejor y adaptar su tratamiento en colaboración con su médico. En este sentido, el papel del cuidador es crucial para proporcionar explicaciones claras y accesibles, ayudando a los pacientes a distinguir entre los efectos esperados y las situaciones que requieren una consulta médica.

Efectos secundarios del tratamiento con hormonas tiroideas

La terapia con hormonas tiroideas, especialmente en forma de levotiroxina (que sustituye a la hormona tiroidea T4), es el tratamiento estándar para los pacientes que padecen hipotiroidismo. Este tratamiento compensa la producción insuficiente de hormonas tiroideas por parte de la glándula tiroides, restableciendo el metabolismo del paciente a un nivel normal. Sin embargo, es necesario ajustar las dosis para evitar desequilibrios hormonales, que pueden provocar diversos efectos secundarios.

Sobrecarga de hormonas tiroideas: síntomas de hipertiroidismo

Uno de los principales riesgos asociados al tratamiento con hormonas tiroideas es la sobredosis, que puede provocar **hipertiroidismo** inducido por el tratamiento. Esto significa que el organismo recibe demasiada hormona tiroidea, lo que acelera excesivamente el metabolismo. Los síntomas del hipertiroidismo incluyen:

- **Taquicardia** (taquicardia).
- **Palpitaciones**.
- **Pérdida rápida de peso** a pesar de mantener o aumentar el apetito.
- **Manos temblorosas.**
- **Nerviosismo** o **irritabilidad.**
- **Sudoración excesiva** e **intolerancia al calor**.

Es esencial que los pacientes reconozcan estos signos, ya que una sobredosis crónica puede provocar complicaciones cardiacas, en particular fibrilación auricular, un trastorno del ritmo cardiaco potencialmente peligroso. Si aparecen estos síntomas, es importante que el paciente consulte a su médico lo antes posible para ajustar la dosis del tratamiento.

Dosificación insuficiente: persistencia de los síntomas hipotiroideos

Por el contrario, si la dosis del tratamiento con hormonas tiroideas es insuficiente, los síntomas del hipotiroidismo pueden persistir o reaparecer. Los signos más frecuentes son

- **Fatiga** o **somnolencia persistentes.**
- **Aumento de peso** a pesar de una dieta controlada.
- **Escalofríos** o **intolerancia al frío**.
- **Estreñimiento.**
- **Piel seca**, **cabello quebradizo** y **uñas quebradizas**.
- **Depresión** o **apatía**.

Es esencial que los pacientes comprendan que estos síntomas pueden indicar que su organismo no está recibiendo suficiente hormona tiroidea para funcionar correctamente. Un ajuste de la dosis por parte del médico suele resolver estos síntomas. Es importante animar a los pacientes a que no cambien su dosis por sí mismos, sino que consulten a su profesional sanitario para realizar los ajustes oportunos.

Otros posibles efectos secundarios

Aparte de los efectos relacionados con la dosis, algunos pacientes pueden experimentar efectos secundarios menores como **problemas digestivos** (náuseas, diarrea) o **insomnio** leve, sobre todo si la levotiroxina se toma por la noche en lugar de por la mañana con el estómago vacío. Es aconsejable tomar la levotiroxina por la mañana, antes de las comidas, para optimizar su absorción.

Efectos secundarios de la insulinoterapia

La insulinoterapia es el tratamiento básico para los pacientes con diabetes de tipo 1, así como para determinados pacientes con diabetes de tipo 2 cuando los fármacos antidiabéticos orales ya no son suficientes para mantener un buen control glucémico. La insulina regula los niveles de azúcar en sangre ayudando a las células a absorber la glucosa. Sin embargo, la administración de insulina puede ir acompañada de ciertos efectos secundarios, principalmente relacionados con una dosificación incorrecta o errores de administración.

Hipoglucemia: el principal efecto secundario de la insulina

Uno de los principales riesgos del tratamiento con insulina es la **hipoglucemia** (descenso de la glucemia por debajo de 0,7 g/l). Esto ocurre cuando la dosis de insulina es demasiado alta en relación con la ingesta de alimentos o la actividad física del paciente. Los síntomas de la hipoglucemia incluyen :

- **Temblando**.
- **Sudoración** excesiva.
- **Palpitaciones**.
- **Mareos**.
- **Confusión mental** o **dificultad para concentrarse**.
- **Hambre intensa**.

Es esencial que los pacientes en tratamiento con insulina sepan reconocer estos signos y lleven siempre hidratos de carbono rápidos (como comprimidos de glucosa o zumo de fruta) para corregir rápidamente la hipoglucemia. Si una hipoglucemia grave no se trata a tiempo, puede provocar pérdida de conciencia o incluso coma, lo que requiere una intervención médica urgente.

Los pacientes también deben aprender a ajustar su dosis de insulina en función de las comidas y la actividad física, siguiendo los consejos de su diabetólogo. Es importante recordar a los pacientes que la insulina debe administrarse según un horario preciso, teniendo en cuenta las comidas para evitar desequilibrios.

Hiperglucemia y cetoacidosis diabética

Si la dosis de insulina es insuficiente o se olvida, el paciente puede sufrir **hiperglucemia** (niveles elevados de azúcar en sangre), caracterizada por síntomas como :

- **Sed excesiva.**
- **Ganas frecuentes de orinar.**
- **Fatiga intensa.**
- **Visión borrosa.**

La hiperglucemia no tratada puede derivar en **cetoacidosis diabética**, una complicación grave caracterizada por la formación de cuerpos cetónicos en la sangre, lo que provoca la acidificación del organismo. Los síntomas incluyen dolor abdominal, náuseas, vómitos, respiración acelerada y olor a acetona en el aliento. Esta situación requiere un tratamiento de urgencia.

Reacciones locales y alergias a la insulina

Algunos pacientes pueden desarrollar **reacciones locales** en el lugar de inyección de la insulina, como enrojecimiento, hinchazón o picor. Estas reacciones suelen ser leves y desaparecen por sí solas, pero si persisten, puede ser útil cambiar regularmente el lugar de inyección para evitar la acumulación de tejido cicatricial o la lipodistrofia (formación de bultos bajo la piel).

En raras ocasiones pueden producirse reacciones alérgicas más graves a la insulina, pero son poco frecuentes con las insulinas modernas. Si un paciente desarrolla una erupción generalizada, dificultades respiratorias o inflamación de la garganta, debe buscar atención médica inmediata.

Aumento de peso

Un efecto secundario frecuente del tratamiento con insulina, sobre todo en pacientes con diabetes de tipo 2, es el **aumento de peso**. Esto se debe a que la insulina favorece el almacenamiento de grasa y, al mejorar su absorción de glucosa, los pacientes pueden consumir más calorías que antes. Para limitar este aumento de peso, es importante que los pacientes estén informados de la necesidad de adoptar una dieta equilibrada y mantener una actividad física regular.

Ajuste de los tratamientos y seguimiento regular

Tanto si se trata de un tratamiento con hormonas tiroideas como con insulina, los pacientes deben comprender que el tratamiento debe ajustarse periódicamente. Las necesidades de insulina u hormonas tiroideas pueden cambiar con el tiempo, en función de los cambios en el estilo de vida, el estado general de salud u otros factores (estrés, embarazo, enfermedades intercurrentes).

Control médico y análisis de sangre periódicos

En el caso de la terapia con hormonas tiroideas, es necesario realizar análisis de sangre periódicos para comprobar los niveles de TSH (hormona estimulante del tiroides) y ajustar la dosis en función de los resultados. Del mismo modo, en el caso de la insulinoterapia, es esencial controlar periódicamente los niveles de azúcar en sangre, incluida la medición de la HbA1c, que permite evaluar el control a largo plazo de los niveles de azúcar en sangre.

Se debe animar a los pacientes a que no ajusten ellos mismos las dosis sin el consejo de su médico, y a que informen de cualquier síntoma nuevo o inusual que pueda indicar un desequilibrio en el tratamiento.

- Apoyo psicológico para los cambios hormonales (menopausia, andropausia, etc.)

El apoyo psicológico ante los cambios hormonales, como los asociados a la menopausia en las mujeres o la andropausia en los hombres, es esencial para acompañar a los pacientes en esta delicada fase de su vida. Estos periodos de transición marcan un importante trastorno hormonal que puede dar lugar no sólo a síntomas físicos, sino también a efectos psicológicos que a menudo se subestiman. Irritabilidad, ansiedad, problemas de sueño, disminución de la libido, cambios de humor y depresión son manifestaciones psicológicas que pueden acompañar a estos cambios hormonales. El papel del cuidador no se limita a controlar los síntomas físicos, sino que también incluye el apoyo psicológico para ayudar a las pacientes a superar este periodo con mayor serenidad y confianza.

Comprender el impacto psicológico de los cambios hormonales

Los cambios hormonales asociados a la menopausia y la andropausia no son fenómenos aislados. Afectan a todo el organismo, con importantes repercusiones en el equilibrio emocional y psicológico. Es importante que los cuidadores comprendan que estas transiciones pueden ser difíciles, ya que a menudo se perciben como una pérdida de vitalidad, juventud o control sobre el propio cuerpo.

Menopausia y trastornos psicológicos

La menopausia, que suele producirse entre los 45 y los 55 años en las mujeres, se caracteriza por un descenso de las hormonas femeninas, en particular de los estrógenos y la progesterona. Estas hormonas desempeñan un papel no sólo en la reproducción, sino también en el estado de ánimo, el sueño y el equilibrio emocional.

Los síntomas psicológicos más comunes durante este periodo incluyen :

- **Ansiedad** o **nerviosismo**.
- Aumento de la **irritabilidad**.
- **Fluctuaciones del estado de ánimo**, a veces con episodios depresivos.
- **Trastornos del sueño**, como el insomnio, que pueden exacerbar la fatiga y la inestabilidad emocional.
- **Disminución de la libido** y alteración de la autoimagen.

Para algunas mujeres, la menopausia puede vivirse como un periodo de pérdida, que simboliza el fin de la fertilidad y el comienzo del envejecimiento, lo que puede provocar sentimientos de vulnerabilidad. Por ello, el apoyo psicológico es esencial para ayudarlas a aceptar estos cambios y permitirles recuperar el control sobre su cuerpo y su bienestar.

La andropausia y sus efectos emocionales en los hombres

Del mismo modo, los hombres también experimentan una forma de transición hormonal, conocida como **andropausia**, aunque ésta es menos abrupta y más gradual que la menopausia. La andropausia se caracteriza por un descenso gradual de los niveles de testosterona, que comienza a los cuarenta o cincuenta años. Este declive hormonal puede provocar síntomas psicológicos similares a los de la menopausia:

- **Fatiga** crónica.
- **Depresión leve** o **tristeza** inexplicable.
- **Disminución de la libido**, que puede provocar insatisfacción sexual y afectar a la confianza en uno mismo.
- **Irritabilidad** o **cambios de humor**.
- **Trastornos del sueño**.

Para los hombres, estos cambios pueden experimentarse como un ataque a su virilidad o a su papel tradicional, lo que puede conducir a un sentimiento de pérdida o inutilidad. El apoyo psicológico puede contribuir a restar importancia a esta transición y ayudar a los hombres a centrarse en los aspectos positivos de esta fase de la vida.

Apoyar a los pacientes con empatía y escucha activa

Uno de los primeros pasos para proporcionar apoyo psicológico a las pacientes menopáusicas o andropáusicas es ofrecerles una escucha activa y comprensiva. Es esencial permitirles verbalizar sus sentimientos, miedos y preocupaciones sin juzgarlos. Esta escucha ayuda a validar sus emociones, normalizarlas y mostrarles que no están solas en esta experiencia.

Crear un entorno de confianza y diálogo

Como cuidador, es importante crear un entorno de confianza en el que los pacientes se sientan cómodos para hablar de sus dificultades. Esto incluye no sólo los síntomas físicos que puedan estar experimentando (sofocos, sudores nocturnos, dolor articular, etc.), sino también sus sentimientos de tristeza, inseguridad o pérdida de motivación. Validar estas emociones ayuda a las pacientes a sentirse comprendidas y apoyadas.

El cuidador debe procurar hacer preguntas abiertas que animen al paciente a expresarse:

- "¿Cómo te sientes emocionalmente en este momento?"
- "¿Hay algún cambio en su estado de ánimo o energía que le preocupe?".
- "¿Cómo afrontas estos cambios hormonales en tu día a día?".

Estas preguntas crean un espacio en el que los pacientes pueden expresar sus dudas, frustraciones y temores sin miedo a ser juzgados.

Explicar los efectos de las hormonas en el estado de ánimo y el bienestar

Otra forma de apoyo consiste en explicar al paciente el impacto que las hormonas pueden tener en su equilibrio emocional. Muchas personas no se dan cuenta de que sus síntomas psicológicos se deben en parte a fluctuaciones hormonales. Explicándoles estos mecanismos, podemos ayudarles a comprender mejor lo que están viviendo, y a no sentirse culpables por sentirse ansiosas, deprimidas o irritadas.

Por ejemplo, es útil explicar que una bajada de estrógenos o testosterona puede afectar a la producción de ciertos neurotransmisores, como la serotonina, encargada de regular el estado de ánimo. Esta sencilla explicación a menudo libera a los pacientes de su sentimiento de culpa y les da las claves para controlar mejor estos síntomas.

Promover soluciones para mejorar el bienestar psicológico

El papel del cuidador no se limita a escuchar: también incluye proponer soluciones concretas para mejorar el bienestar psicológico de los pacientes. Estas soluciones deben ser sencillas, prácticas y adaptadas a las necesidades y capacidades de cada individuo.

Fomentar la actividad física regular

La actividad física es una de las mejores maneras de mejorar el estado de ánimo y reducir los síntomas de depresión o ansiedad relacionados con los cambios hormonales. El deporte estimula la producción de endorfinas, las hormonas de la felicidad, y ayuda a estabilizar los niveles de energía. También ayuda a mejorar la imagen corporal, que a menudo se ve afectada durante la menopausia o la andropausia.

Es importante recomendar actividades físicas adaptadas al paciente, como caminar, yoga, natación o ciclismo. El objetivo es ofrecer un ejercicio moderado pero regular, que favorezca la sensación de bienestar y ayude a regular las fluctuaciones hormonales.

Asesoramiento sobre técnicas de relajación y gestión del estrés

Las técnicas de relajación como la meditación, la respiración profunda y la relajación muscular progresiva son especialmente eficaces para reducir la ansiedad y ayudar a restablecer el equilibrio emocional. Practicar la meditación de atención plena, por ejemplo, ayuda a alejarse de los pensamientos negativos y las emociones perturbadoras, aprendiendo a observarlos sin juzgarlos.

El cuidador también puede sugerir actividades relajantes como sofrología o sesiones de relajación guiada para ayudar a calmar la mente y reducir los efectos de las fluctuaciones hormonales en el estado de ánimo.

Fomentar un estilo de vida saludable

Por último, un estilo de vida saludable es esencial para mitigar los efectos de los cambios hormonales. Esto incluye consejos sobre el sueño, la dieta y la gestión del estilo de vida.

- **Mejorar el sueño**: los trastornos del sueño son frecuentes durante la menopausia o la andropausia, y pueden agravar los síntomas psicológicos. Es importante animar a los pacientes a adoptar una rutina de sueño regular, evitar las pantallas antes de acostarse y crear un entorno propicio para el descanso.
- **Dieta equilibrada**: La dieta también puede influir en el estado de ánimo y el bienestar. Aconsejar una dieta rica en fruta, verdura, omega-3 y fibra puede mejorar la energía y estabilizar el estado de ánimo.

- **Reducir el consumo de alcohol y cafeína**: Estas sustancias pueden exacerbar la ansiedad y los trastornos del sueño, por lo que es aconsejable consumirlas con moderación.

Ayudar a los pacientes a aceptar el cambio

Una de las etapas más difíciles para los pacientes suele ser aceptar los cambios hormonales y lo que simbolizan, sobre todo en términos de envejecimiento. El cuidador puede ayudar a restar importancia a estas transiciones explicando que la menopausia y la andropausia son etapas naturales de la vida, y que no son sinónimo de declive.

El apoyo psicológico también implica animar a los pacientes a volver a centrarse en los aspectos positivos de este periodo, como dedicarse más tiempo a sí mismos, participar en nuevas actividades o reforzar las relaciones personales.

Capítulo 10

Gestión de pacientes pediátricos endocrinológicos

1. Las particularidades de las enfermedades endocrinas en los niños

- Diabetes tipo 1 en niños: características específicas y tratamiento

La diabetes tipo 1 en niños es una enfermedad autoinmune crónica que requiere un tratamiento riguroso y específico. A diferencia de la diabetes de tipo 2, que suele estar relacionada con factores del estilo de vida, la diabetes de tipo 1 se produce cuando el sistema inmunitario ataca las células beta del páncreas, encargadas de producir insulina. La insulina es una hormona esencial para regular los niveles de azúcar en sangre y, sin ella, el organismo no puede utilizar la glucosa, que se acumula en la sangre. Esto provoca desequilibrios peligrosos para la salud del niño.

El tratamiento de la diabetes tipo 1 en niños es complejo, ya que implica no sólo el control diario de los niveles de glucosa en sangre y las inyecciones de insulina, sino también la adaptación de los cuidados a las necesidades cambiantes del niño, su desarrollo físico y emocional y la participación de la familia. El objetivo es mantener un control glucémico óptimo al tiempo que se permite al niño disfrutar de una infancia lo más normal posible.

Características específicas de la diabetes tipo 1 en niños

La diabetes tipo 1 en niños tiene características específicas que la distinguen de la forma adulta de la enfermedad, tanto en términos de diagnóstico como de tratamiento diario. Afecta principalmente a niños y adolescentes, con un diagnóstico máximo entre los 5 y los 14 años, aunque la enfermedad puede aparecer a cualquier edad. El tratamiento de esta enfermedad debe adaptarse a las necesidades específicas del niño y de su entorno familiar y escolar.

Inicio repentino de los síntomas

La diabetes tipo 1 en niños suele manifestarse de forma repentina, con síntomas característicos como :

- **Poliuria** (micción frecuente y copiosa).
- **Polidipsia** (sed excesiva).
- **Pérdida rápida de peso** a pesar de una dieta normal o incluso aumentada.
- **Fatiga significativa.**
- **Dolor abdominal**.

Estos síntomas suelen aparecer en pocas semanas, y en ocasiones se puede diagnosticar al niño de forma urgente una **cetoacidosis diabética**, una complicación grave en la que la falta de insulina provoca la producción de cuerpos cetónicos, acidificando la sangre. La detección precoz de los síntomas por parte de los padres y los profesionales sanitarios es esencial para evitar esta situación crítica.

Gestión cotidiana compleja

El tratamiento de la diabetes tipo 1 en niños implica inyecciones de insulina varias veces al día y un control constante de la glucemia. Los niños, sobre todo los más pequeños, suelen ser incapaces de gestionar su tratamiento por sí solos, por lo que es esencial la colaboración con padres y cuidadores.

El control glucémico es especialmente difícil de mantener en los niños debido a la variabilidad de las necesidades de insulina, en la que influyen diversos factores:

- **Crecimiento**: Durante el crecimiento, las necesidades de insulina cambian rápidamente. Es necesario ajustar regularmente las dosis de insulina.
- **Dieta**: los hábitos alimentarios de los niños suelen ser menos regulares, y su ingesta de hidratos de carbono puede variar mucho de una comida a otra. Por ello, la

educación nutricional de padres e hijos es crucial para adaptar las dosis de insulina a las comidas.

- **Actividad física**: La actividad física puede provocar un descenso de los niveles de azúcar en sangre, y es importante ajustar la ingesta de carbohidratos antes o después del ejercicio para evitar la hipoglucemia.

Impacto psicológico y social

La diabetes tipo 1 en los niños puede tener un impacto psicológico importante, entre otras cosas por el estricto control diario que impone la enfermedad. Los niños pueden sentirse diferentes de sus compañeros, lo que puede provocar problemas de autoestima, ansiedad o incluso depresión.

También es importante destacar el impacto en la familia. Los padres tienen que implicarse en la gestión de la enfermedad, lo que puede generar estrés, fatiga y ansiedad. Por lo tanto, el papel de los cuidadores es también apoyar a la familia en esta gestión diaria, proporcionando información, respondiendo a las preocupaciones y ayudando a establecer rutinas.

Tratamiento médico de la diabetes tipo 1 en niños

El tratamiento de la diabetes tipo 1 en niños se basa en tres pilares fundamentales: el tratamiento con insulina, la monitorización de la glucemia y la educación terapéutica. Estos aspectos deben ajustarse en función de la edad, el desarrollo y las actividades diarias del niño.

Tratamiento con insulina

El tratamiento se basa en la administración diaria de insulina. En los niños, suele preferirse un régimen de insulinoterapia intensiva, que incluye la administración de una insulina basal de acción prolongada (para cubrir las necesidades básicas del organismo) e inyecciones de insulina rápida o ultrarrápida antes de cada comida para cubrir la ingesta de hidratos de carbono.

Para los niños en edad escolar, la administración de inyecciones de insulina puede ser una fuente de estrés, sobre todo en el colegio. Cada vez se automatizan más los dispositivos de administración de insulina, como **las bombas de insulina**, que permiten una administración más continua y simplificada. Estos dispositivos ofrecen a los niños una mayor flexibilidad y reducen las limitaciones asociadas a las inyecciones múltiples.

Control de la glucemia

El control de la glucemia en los niños diabéticos debe ser riguroso y regular. Esto significa medir los niveles de azúcar en sangre varias veces al día utilizando medidores de glucosa o monitores continuos de glucosa, que cada vez se utilizan más para simplificar el seguimiento. Los sistemas de monitorización continua de la glucosa ofrecen la gran ventaja de poder controlar las variaciones de los niveles de glucosa en sangre a lo largo del día, con alertas en caso de hipo o hiperglucemia.

El seguimiento es especialmente importante durante los periodos de crecimiento rápido, enfermedad o cambios en el estilo de vida (actividad física, dieta).

Educación terapéutica

La educación terapéutica es un pilar esencial en el tratamiento de la diabetes tipo 1 en niños. Debe comenzar en cuanto se diagnostica la enfermedad y continuar durante toda la vida del niño. El objetivo de la educación terapéutica es capacitar a los niños y a sus familias en el manejo diario de su enfermedad, entrenándoles para..:

*   **Comprender el papel de la insulina y cómo debe ajustarse** en función de las comidas, la actividad física y acontecimientos específicos (enfermedad, estrés).
*   **Saber identificar y tratar la hipoglucemia**: Los niños deben aprender a reconocer los síntomas de la

hipoglucemia (temblores, sudoración, confusión) y responder comiendo hidratos de carbono rápidos.

- **Conocer los principios de una dieta equilibrada** y cómo evaluar el contenido en hidratos de carbono de los alimentos para ajustar las dosis de insulina.
- **Vigilar los signos de complicaciones** como la cetoacidosis diabética, que requiere tratamiento de urgencia.

La educación terapéutica debe adaptarse a la edad del niño. Los niños pequeños necesitarán el apoyo cercano de sus padres, mientras que los adolescentes necesitan que se les capacite gradualmente para gestionar su tratamiento de forma más independiente.

Atención psicosocial y apoyo familiar

La diabetes tipo 1 afecta a la vida cotidiana de los niños y sus familias. Por lo tanto, es crucial proporcionar apoyo psicosocial junto con el tratamiento médico. Esto implica ayudar a los niños a aceptar su enfermedad, a comprender que no les define y a permitirles participar en todas las actividades apropiadas para su edad (deporte, salidas escolares, etc.).

Apoyo en la escuela y en la vida social

La escuela es un entorno clave en el que los niños deben aprender a controlar su diabetes fuera del ámbito familiar. Es importante que los profesores y el personal educativo estén informados y formados en la gestión de emergencias relacionadas con la diabetes, como la hipoglucemia.

Los cuidadores pueden desempeñar un papel en el establecimiento de un **plan de acogida individualizado (PAI)** en la escuela, que defina claramente las responsabilidades de los profesores y el personal escolar en caso de emergencia, al tiempo que permite al niño participar plenamente en las actividades escolares y deportivas.

Apoyo psicológico para el niño y la familia

El apoyo psicológico suele ser necesario, no sólo para el niño, sino también para la familia. Los padres pueden sentir mucho estrés al controlar la diabetes de su hijo, y el niño puede sentirse aislado o diferente de sus compañeros.

El apoyo psicológico puede ayudar a los niños a convivir mejor con su enfermedad, expresar sus emociones y encontrar estrategias para superar las dificultades asociadas al manejo cotidiano de la diabetes. Para los padres, este apoyo puede ayudarles a gestionar mejor la ansiedad, la fatiga y cualquier conflicto familiar relacionado con la enfermedad.

• Hipotiroidismo y retraso del crecimiento: comprender los problemas en pacientes jóvenes

El hipotiroidismo es una enfermedad caracterizada por una producción insuficiente de hormonas tiroideas por parte de la glándula tiroides. Estas hormonas, principalmente la tiroxina (T4) y la triyodotironina (T3), desempeñan un papel fundamental en la regulación del metabolismo, el crecimiento y el desarrollo, sobre todo en los niños. Cuando se producen en cantidades insuficientes, muchos procesos fisiológicos se ralentizan, lo que provoca diversos síntomas, entre ellos el retraso del crecimiento. En los pacientes jóvenes, el hipotiroidismo puede tener un impacto importante en su desarrollo físico e intelectual, especialmente si no se diagnostica y trata a tiempo. Comprender las cuestiones específicas que rodean a esta afección en los niños es crucial para garantizar un tratamiento precoz y eficaz.

Comprender el papel de las hormonas tiroideas en el crecimiento

Las hormonas tiroideas son esenciales para el crecimiento normal de los niños. Influyen directamente en la maduración ósea, el desarrollo cerebral y el metabolismo general. Durante el crecimiento, el organismo necesita cantidades suficientes de estas hormonas para favorecer el desarrollo de los huesos largos y el funcionamiento de los órganos vitales.

Papel en el desarrollo óseo

Las hormonas tiroideas intervienen en la regulación de la formación ósea, en particular estimulando la proliferación de las células responsables del crecimiento óseo. En los niños pequeños, el cartílago de crecimiento de los extremos de los huesos largos es especialmente sensible a estas hormonas. En caso de hipotiroidismo, el crecimiento óseo se ralentiza, lo que provoca un retraso del crecimiento, es decir, una estatura inferior a la normal para la edad del niño.

Un retraso prolongado del crecimiento, si no se trata el hipotiroidismo, puede provocar anomalías permanentes en el desarrollo óseo. La estatura final del niño puede verse afectada, y también existe riesgo de displasia ósea (deformación de los huesos) si la patología persiste sin un tratamiento adecuado.

Impacto en el desarrollo cerebral

Las hormonas tiroideas también son esenciales para el desarrollo neurológico, sobre todo en la primera infancia. En los primeros meses de vida, desempeñan un papel clave en la maduración de los circuitos neuronales y el desarrollo de las funciones cognitivas. Una deficiencia grave de hormonas tiroideas durante este periodo crítico puede provocar retrasos intelectuales y déficits en el neurodesarrollo. Incluso después de esta fase de rápido desarrollo, el hipotiroidismo puede afectar a la concentración, la memoria y el aprendizaje.

Si el hipotiroidismo se diagnostica tarde en la vida de un niño, puede provocar dificultades en la escuela, un retraso general en el desarrollo y problemas con la motricidad fina. Por eso es esencial controlar regularmente la función tiroidea en los niños con síntomas que sugieran hipotiroidismo.

Reconocer los signos de hipotiroidismo en los niños

El hipotiroidismo en los niños puede manifestarse a través de una amplia gama de síntomas, algunos directamente relacionados con la ralentización del crecimiento, otros más sutiles, como cambios en el comportamiento o aumento de la fatiga. A menudo es más difícil diagnosticar esta afección en los niños que en los adultos, ya que los síntomas pueden desarrollarse lentamente y confundirse con otros trastornos.

Signos de retraso del crecimiento

El signo más evidente de hipotiroidismo en los niños es **el crecimiento lento de la estatura**. Los niños pueden parecer mucho más pequeños que sus compañeros, y su curva de crecimiento puede estancarse o incluso retroceder. Este retraso puede ir acompañado de un desarrollo físico general más lento, con retraso de la pubertad en los adolescentes.

El retraso en la osificación también puede observarse en las radiografías, lo que indica que los huesos del niño no se están desarrollando al ritmo esperado.

Otros signos físicos y de comportamiento

Además del retraso del crecimiento, el hipotiroidismo puede causar otros síntomas:

- **Fatiga excesiva** y falta de energía.
- **Aumento de peso inexplicable** o dificultad para perder peso a pesar de una dieta controlada.
- **Piel seca** y **cabello quebradizo**.
- **Estreñimiento crónico**.
- **Intolerancia al frío**.
- **Reflejos lentos** y enlentecimiento psicomotor.

Desde el punto de vista del comportamiento, los niños pueden volverse más **apáticos** y mostrar menos interés por los juegos o las actividades escolares. También pueden sufrir **dificultades de**

concentración y **problemas de memoria**, lo que puede provocar un descenso del rendimiento escolar.

Tratamiento del hipotiroidismo en pacientes jóvenes

El diagnóstico precoz del hipotiroidismo es esencial para evitar complicaciones graves a largo plazo. Una vez realizado el diagnóstico, el tratamiento es relativamente sencillo, pero requiere un seguimiento periódico para garantizar que el tratamiento se adapta a las necesidades del niño, que cambian a medida que crece.

Tratamiento con terapia hormonal sustitutiva

El tratamiento estándar del hipotiroidismo infantil es **la terapia hormonal sustitutiva** a base de **levotiroxina**, una forma sintética de la hormona tiroidea T4. Este tratamiento permite restablecer los niveles hormonales normales, impulsando el crecimiento y el metabolismo.

La dosis de levotiroxina se ajusta en función de la edad, el peso y la gravedad del hipotiroidismo. En los niños, la dosis puede ajustarse regularmente para satisfacer las crecientes necesidades del organismo a medida que crecen. En general, los niños deben tomar su tratamiento todos los días, preferiblemente por la mañana en ayunas, para asegurar una absorción óptima.

El objetivo del tratamiento es normalizar los niveles de TSH (hormona estimulante del tiroides) en sangre, un indicador del equilibrio hormonal. Es necesario realizar análisis de sangre periódicos para ajustar las dosis de levotiroxina y garantizar la eficacia del tratamiento.

Seguimiento del crecimiento y el desarrollo

El seguimiento médico regular es esencial para controlar el crecimiento y el desarrollo del niño en tratamiento. El pediatra o endocrinólogo vigila atentamente la curva de crecimiento del niño, su desarrollo físico y sus progresos escolares.

Además de las mediciones de talla y peso, pueden realizarse exámenes radiológicos para evaluar la maduración ósea, sobre todo en casos de retraso importante del crecimiento. Los cambios en los signos clínicos y biológicos sirven para comprobar que el tratamiento está bien equilibrado.

Apoyo psicológico y educativo

Además del tratamiento médico, los niños con hipotiroidismo y sus familias pueden necesitar apoyo psicológico y educativo, sobre todo si la enfermedad ha afectado a su desarrollo académico o social. Es importante ayudar al niño a superar los retos asociados a la enfermedad manteniendo una vida lo más normal posible.

Apoyo escolar

Los niños con hipotiroidismo, sobre todo los diagnosticados tardíamente, pueden experimentar dificultades en la escuela debido a la fatiga crónica, problemas de concentración o retraso cognitivo. Puede ser necesario un apoyo educativo personalizado, en forma de clases particulares o adaptaciones escolares, para ayudarles a compensar estas dificultades.

Apoyo psicológico

No debe pasarse por alto el impacto del hipotiroidismo en la autoestima, sobre todo si el niño presenta un retraso visible en el crecimiento en comparación con sus compañeros. El apoyo psicológico puede ayudar al niño a afrontar los sentimientos de inferioridad o aislamiento que puedan surgir. Es importante ayudarles a comprender que la enfermedad es manejable y que, con un tratamiento adecuado, podrán recuperar su retraso de crecimiento.

2. Apoyo a los padres

• Tranquilizar y guiar a los padres durante los tratamientos crónicos

Cuando a un niño se le diagnostica una enfermedad crónica que requiere tratamiento a largo plazo, la reacción de los padres suele oscilar entre la preocupación, la consternación y la necesidad de comprender. Estos sentimientos son naturales, porque el cuidado de un hijo con una enfermedad crónica implica una mayor vigilancia, un cambio en la dinámica familiar y, a menudo, una reorganización completa de la vida cotidiana. Los tratamientos crónicos, ya sean medicamentos o ajustes del estilo de vida, pueden parecer complejos y una fuente de ansiedad para los padres, que tienen que asegurarse de que se aplican correctamente. Por lo tanto, es esencial tranquilizar y guiar a los padres a lo largo de este proceso, proporcionándoles las herramientas y los conocimientos necesarios para afrontar la situación con calma y eficacia. El papel del cuidador es crear un espacio en el que los padres puedan confiar, escuchar y sentirse apoyados en esta tarea diaria.

Escuchar sus preocupaciones y normalizar sus emociones

El primer paso para tranquilizar a los padres es escucharles atenta y comprensivamente. A menudo necesitan verbalizar sus preocupaciones, hacer preguntas y expresar sus emociones. Cuando a un hijo le diagnostican una enfermedad crónica, los padres pueden sentir una mezcla de tristeza, rabia, frustración e incluso culpabilidad, preguntándose si podrían haber evitado la situación o si son capaces de gestionar esta nueva realidad.

Validar sus emociones

Es importante validar estas emociones sin juzgarlas, haciéndoles comprender que su reacción ante tal situación es normal. Los padres deben saber que es natural temer por el futuro de su hijo, sentirse abrumados por las exigencias del tratamiento o temer no estar a la altura de las circunstancias. El cuidador puede tranquilizarles diciéndoles que muchos padres pasan por las mismas etapas emocionales, pero que no son los únicos que se enfrentan a estos retos.

Fomentar la comunicación abierta con el equipo asistencial

La comunicación abierta con el equipo asistencial es esencial. Los padres deben sentir que pueden plantear todas sus preguntas, por sencillas o repetitivas que sean, sin temor a ser juzgados o ignorados. Esto ayuda a disipar malentendidos y a eliminar ambigüedades sobre el tratamiento. Al crear un clima de confianza, el cuidador ayuda a los padres a sentirse más competentes y serenos en la gestión cotidiana de su enfermedad.

Explicar los tratamientos de forma clara y accesible

Uno de los aspectos que más ansiedad provoca en los padres suele ser la aparente complejidad de los tratamientos crónicos, sobre todo si implican medicación, inyecciones o ajustes constantes. Es esencial simplificar al máximo la información médica para hacerla accesible, sin dejar de ser precisos sobre la importancia de los tratamientos para la salud del niño.

Desmitificar los tratamientos

Explicar el tratamiento de forma clara y didáctica es un modo eficaz de reducir la ansiedad de los padres. Por ejemplo, en el caso de un tratamiento farmacológico como la insulinoterapia para la diabetes tipo 1, es importante explicar cómo funciona la insulina, por qué es esencial y cómo ajustarla en función de las comidas o la actividad física. Al desglosar las tareas y explicarlas paso a paso, el cuidador permite a los padres familiarizarse con la rutina del tratamiento, sin que se sientan abrumados por los tecnicismos de los cuidados.

También puede ser útil mostrarles demostraciones prácticas (cómo administrar un medicamento, utilizar un dispositivo de medición, controlar los síntomas) y ofrecerles guías escritas o tutoriales en vídeo para que repasen en casa. Esto da a los padres puntos de referencia concretos y refuerza su sensación de competencia.

Explicar los beneficios a largo plazo

Los padres deben comprender la importancia del tratamiento a largo plazo para la salud de sus hijos. A veces los efectos positivos no se aprecian inmediatamente, sobre todo en el caso de enfermedades crónicas como el asma o las enfermedades autoinmunes. El cuidador debe explicar que, aunque a veces las mejoras sean lentas, un tratamiento regular puede evitar complicaciones más graves a largo plazo. Esto ayuda a los padres a mantener la motivación, incluso cuando se enfrentan a periodos de duda o desánimo.

Implicar a los padres en la gestión diaria de los cuidados

Los padres desempeñan un papel esencial en la gestión de los tratamientos crónicos, pero es importante recordarles que no tienen por qué gestionarlo todo ellos solos. El objetivo es implicarles de forma gradual y adaptada a sus capacidades, evitando sobrecargarles. Para ello, hay que darles herramientas prácticas para organizar los cuidados, el seguimiento y las citas médicas.

Proporcionar herramientas prácticas para estructurar la asistencia

Una forma de tranquilizar a los padres es darles herramientas prácticas para estructurar la gestión del tratamiento. Por ejemplo, el uso de **diarios de seguimiento, aplicaciones móviles** para la gestión de la medicación o **tablas de seguimiento de los síntomas** puede ayudar a los padres a sentirse organizados y en control.

Estas herramientas permiten centralizar la información importante: dosis de medicación, signos a los que hay que prestar atención, citas médicas, etcétera. Así se garantiza que nadie olvide nada y se puede seguir de cerca el estado del niño. Al implicar a los padres en este seguimiento, el cuidador les ayuda a darse cuenta de que desempeñan un papel activo en la mejora de la salud de su hijo.

Fomentar la autonomía progresiva de los niños

A medida que los niños crecen, también es importante implicarles en la gestión de su propia enfermedad. Esto no sólo les da un sentido de la responsabilidad, sino que también alivia a los padres al compartir parte de los cuidados con el propio niño. La autonomía puede desarrollarse gradualmente, por ejemplo enseñando a los niños a controlar sus niveles de azúcar en sangre si son diabéticos, o a reconocer los signos de un ataque de asma.

El papel de los padres evoluciona entonces hacia un papel de apoyo y supervisión, más que de gestión exclusiva. Esto también puede reforzar la confianza de los niños en sí mismos y ayudarles a aceptar su enfermedad.

Apoyar emocionalmente a los padres a largo plazo

Vivir con un hijo con una enfermedad crónica puede ser emocionalmente agotador para los padres. Los cuidados constantes, la gestión de las citas médicas y el miedo a las complicaciones pueden resultar agobiantes con el tiempo. Por eso es esencial proporcionar a los padres apoyo psicológico, al tiempo que se les remite a recursos de apoyo comunitarios o grupos de debate si es necesario.

Crear momentos de respiro

Es fundamental que los padres dispongan de momentos de respiro para recargar las pilas y evitar el agotamiento. El cuidador puede animarles a tomarse tiempo para sí mismos, a delegar ciertas tareas cuando sea posible (con otro miembro de la familia o un amigo íntimo), o a encontrar momentos de relajación para preservar su propio bienestar. Ayudar a los padres a aceptar que no pueden controlarlo todo, todo el tiempo, es un aspecto fundamental del apoyo emocional.

Remisión a grupos de apoyo

Los grupos de apoyo para padres de niños con enfermedades crónicas pueden ser extremadamente beneficiosos. Estos grupos ofrecen la oportunidad de compartir experiencias y consejos prácticos, y de romper el aislamiento que pueden sentir algunos padres. Saber que no están solos en estas dificultades puede tranquilizarles y ayudarles a sobrellevar mejor el día a día de su enfermedad.

El cuidador también puede remitirles a asesoramiento psicológico individual si detecta signos de agotamiento o depresión en los padres, a fin de prevenir la aparición **del agotamiento parental**.

- Enseñar a los padres a vigilar las señales de alarma de sus hijos (niveles de azúcar en sangre, comportamiento, etc.)

Enseñar a los padres a vigilar los signos de alarma de un niño con una enfermedad crónica, como la diabetes de tipo 1 o cualquier otra afección que requiera un tratamiento cuidadoso, es un paso esencial en el cuidado a largo plazo. Este seguimiento, que se basa en la observación de los niveles de azúcar en sangre, los cambios de comportamiento y otros indicadores físicos, permite reaccionar rápidamente en caso de complicaciones o desequilibrios. Los padres se convierten así en actores clave de la protección de la salud de sus hijos, y su formación es crucial para garantizar unos cuidados seguros y eficaces. Es importante proporcionarles herramientas prácticas y conocimientos accesibles para que puedan reconocer rápidamente las señales de alarma y actuar en consecuencia.

Comprender los fundamentos de la vigilancia: ¿por qué es esencial?

El primer paso para enseñar a los padres es hacerles comprender por qué es crucial el control diario. En enfermedades como la diabetes tipo 1, el control de la glucemia puede ser frágil, y los cambios bruscos en los niveles de azúcar en sangre pueden tener graves consecuencias si no se detectan a tiempo. Tanto la hiperglucemia (niveles de azúcar en sangre demasiado altos) como la hipoglucemia (niveles demasiado bajos) pueden provocar complicaciones peligrosas, como la cetoacidosis diabética en caso de hiperglucemia prolongada, o la pérdida de conciencia en caso de hipoglucemia grave. Los cambios de comportamiento, energía u otros parámetros físicos también pueden revelar desequilibrios hormonales, infecciones u otras complicaciones que deben tratarse rápidamente.

Asumir la responsabilidad sin preocuparse

Es importante tranquilizar a los padres sobre su papel: aunque tengan que estar atentos a ciertas señales de alerta, esto no significa que tengan que vivir en constante ansiedad. Con la formación adecuada, pueden identificar rápidamente los síntomas que requieren una actuación, manteniendo al mismo tiempo una mente tranquila y racional. El cuidador debe animarles a permanecer vigilantes, pero sin dejarse abrumar por la ansiedad. El objetivo es darles confianza para actuar adecuadamente.

Control de los niveles de azúcar en sangre: reconocer las variaciones peligrosas

Uno de los aspectos más importantes de la gestión de enfermedades como la diabetes es el control periódico de la

311

glucemia. Enseñar a los padres a medir correctamente los niveles de azúcar en sangre y a interpretar los resultados es esencial para evitar complicaciones.

Reconocer los signos de hipoglucemia

La hipoglucemia, definida como un descenso de los niveles de azúcar en sangre por debajo de 0,7 g/L, puede producirse tras una sobredosis de insulina, una comida inadecuada o una actividad física intensa sin una ingesta adecuada de hidratos de carbono. Puede manifestarse como :

- **Temblando**.
- **Sudoración excesiva**.
- **Palpitaciones**.
- **Irritabilidad o nerviosismo**.
- **Hambre intensa**.
- **Confusión**, dificultad para concentrarse o hablar.
- **Somnolencia** o **debilidad extremas**.

Es fundamental que los padres sepan reconocer estos síntomas, ya que una hipoglucemia grave no corregida puede conducir a la pérdida de conciencia o incluso al coma. Los padres deben tener siempre a mano soluciones, como comprimidos de glucosa o bebidas azucaradas, para tratar rápidamente la hipoglucemia. Es importante enseñarles a comprobar los niveles de azúcar en sangre inmediatamente después de que aparezcan estos signos y a actuar sin demora.

Reconocer los signos de hiperglucemia

Por el contrario, la hiperglucemia (glucemia superior a 1,8 g/l) se produce cuando el organismo no dispone de insulina suficiente para utilizar la glucosa correctamente. Puede deberse a una ingesta excesiva de hidratos de carbono, a la falta de insulina o al estrés (físico o emocional). Los signos de hiperglucemia son:

- **Sed intensa**.
- **Micción frecuente** (poliuria).

- **Cansancio inusual**.
- **Visión borrosa**.
- **Respiración rápida y profunda**)en casos de cetoacidosis diabética).
- **Náuseas o vómitos**.

La hiperglucemia prolongada, sobre todo si va acompañada de la presencia de cuerpos cetónicos en la orina o la sangre (signo de cetoacidosis diabética), debe suscitar atención médica inmediata. Debe enseñarse a los padres a ajustar la insulina en función de los resultados de glucemia y a consultar a un profesional sanitario en caso de persistencia de niveles elevados de glucosa en sangre, especialmente si el niño muestra signos de deshidratación o confusión.

Control del comportamiento: señales que hay que vigilar a diario

Los cambios de comportamiento en un niño con una enfermedad crónica pueden ser un indicador precoz de desequilibrios fisiológicos, pero también de sufrimiento psicológico ligado a la gestión de la enfermedad. Es esencial concienciar a los padres de estos signos para que puedan reaccionar adecuadamente.

Cansancio inusual o apatía

Si un niño muestra un cansancio excesivo, un descenso inusual de la energía o una falta de interés por sus actividades habituales, puede ser un signo de desequilibrio glucémico, en particular de hiperglucemia prolongada, pero también de anemia o infección. Los niveles de azúcar en sangre deben comprobarse rápidamente para descartar una causa metabólica. Si los niveles de azúcar en sangre son normales, es aconsejable consultar a un médico para comprobar si existen otros factores de salud.

Irritabilidad y cambios de humor

Un niño que de repente se vuelve irritable, agresivo o muestra cambios de humor inusuales puede estar sufriendo hipoglucemia o estrés relacionado con su enfermedad. Estos síntomas deben tomarse en serio, ya que también pueden indicar malestar psicológico. Los padres deben estar atentos a estos cambios y se les debe animar a que hablen con su hijo para entender si hay un desencadenante emocional o si podría ser un signo de desequilibrio de la glucemia.

Trastornos del sueño

Los trastornos del sueño, como despertares frecuentes, pesadillas o dificultad para conciliar el sueño, también pueden estar relacionados con variaciones en los niveles de azúcar en sangre. Un nivel de azúcar en sangre demasiado bajo por la noche puede provocar sudores nocturnos o temblores, mientras que la hiperglucemia puede provocar sed intensa u orinar con frecuencia, lo que altera el sueño del niño. Los padres deben ser conscientes de estos problemas y se les debe animar a controlar los niveles de azúcar en sangre antes de acostarse y al despertarse.

Otros signos físicos a tener en cuenta

Además de los signos de comportamiento y las variaciones en los niveles de azúcar en sangre, otros síntomas físicos pueden indicar que el niño tiene dificultades y que hay que hacer ajustes en el tratamiento.

Pérdida de peso inexplicable

En los niños, la pérdida inexplicable de peso puede ser una señal de alarma, sobre todo en caso de hiperglucemia crónica. Los padres deben vigilar de cerca el peso de su hijo, sobre todo si muestra signos de poliuria y sed excesiva, ya que esto puede indicar un problema con la gestión de la insulina. En ese caso, es necesaria una consulta médica.

Infecciones recurrentes o heridas de cicatrización lenta

Los niños diabéticos, sobre todo aquellos cuya diabetes está mal controlada, son más propensos a sufrir infecciones recurrentes (infecciones urinarias, infecciones cutáneas) y cicatrización lenta. Si los padres observan que su hijo sufre a menudo este tipo de problemas, es importante comprobar la gestión del tratamiento, ya que estos signos pueden indicar una hiperglucemia prolongada, que debilita las defensas inmunitarias.

Fomentar una comunicación abierta con el niño y el equipo médico

Es esencial animar a los padres a mantener un diálogo abierto con su hijo. En ocasiones, los niños pueden minimizar o no expresar claramente sus síntomas, bien porque no los entienden o porque no quieren preocupar a sus padres. Creando un clima de confianza, los padres pueden ayudar a su hijo a comprender mejor su cuerpo y a informar de cualquier cambio inusual.

Al mismo tiempo, la comunicación regular con el equipo médico es crucial. Hay que animar a los padres a que compartan todas sus observaciones con el médico o la enfermera, para poder hacer ajustes rápidamente si es necesario.

3. Enfoque psicológico y conductual con los niños

• Adaptar la comunicación y los cuidados a la edad del niño Adaptar la comunicación y los cuidados a la edad del niño es una necesidad en la atención a los pacientes jóvenes, sobre todo cuando padecen enfermedades crónicas que requieren un tratamiento diario, como la diabetes, el asma u otras patologías. Cada edad, desde la infancia hasta la adolescencia, tiene sus propias especificidades en términos de desarrollo cognitivo, emocional y físico, que influyen en la forma en que los niños perciben su enfermedad, sus tratamientos y su entorno. Un enfoque adaptado no sólo garantiza una mejor comprensión de los cuidados, sino que también fomenta la cooperación del niño, minimiza el estrés y favorece una relación de confianza entre el cuidador, el niño y los padres.

Atención y comunicación con lactantes y niños pequeños (0-5 años)

En los lactantes y niños muy pequeñosla , comunicación verbal es limitada y el desarrollo cognitivo aún no está lo suficientemente avanzado como para que comprendan plenamente su enfermedad o los cuidados que necesitan. Se trata de un periodo en el que los niños reaccionan principalmente a través de sus emociones y percepciones sensoriales. Por tanto, la relación de confianza con los padres y cuidadores desempeña un papel fundamental.

Comunicación y apaciguamiento

A esta edad, la comunicación no verbal es esencial. El tono de voz, el tacto, las expresiones faciales y un entorno tranquilizador son los principales medios de comunicación. Durante los cuidados, es importante crear un clima de calma y seguridad. Hablar en voz baja a los niños, aunque no entiendan las palabras, ayuda a reducir su ansiedad. Del mismo modo, el contacto físico reconfortante, como coger al niño de la mano, puede ayudar a calmar su miedo o malestar.

Los padres desempeñan un papel fundamental en la gestión de los cuidados a esta edad. Es necesario formarles y tranquilizarles sobre cómo manejar a su hijo durante los cuidados domiciliarios, como controlar los niveles de azúcar en sangre en caso de diabetes o administrar los inhaladores para el asma. El cuidador también debe asegurarse de que los propios padres estén tranquilos y bien informados, ya que su estrés puede ser percibido por el niño y aumentar su agitación.

Cuidados prácticos y distracción

La atención a los niños pequeños debe ser rápida y eficaz, ya que su paciencia y tolerancia al dolor o la incomodidad son limitadas. A menudo es útil utilizar técnicas de distracción, como juguetes, canciones o juegos interactivos, para desviar su atención de los cuidados que están recibiendo. Los objetos familiares, como un peluche o una manta, también pueden ayudar a tranquilizar al niño.

Adaptar la atención y la comunicación a los niños en edad escolar (6-12 años)

Entre los 6 y los 12 años, los niños empiezan a comprender mejor los conceptos de salud y enfermedad. A esta edad, suelen ser más curiosos, quieren entender lo que les ocurre y pueden participar más activamente en su propio cuidado. Sin embargo, también pueden tener un sentimiento de injusticia o diferencia respecto a sus compañeros, debido a las limitaciones que les impone su enfermedad.

Explicar de forma sencilla pero completa

A esta edad, es fundamental dar a los niños explicaciones adaptadas a su nivel de comprensión, evitando la jerga médica. Por ejemplo, en el caso de la diabetes, es posible explicarles que su cuerpo necesita insulina para convertir los alimentos en energía y que hay que inyectársela para que su organismo funcione correctamente. Utilizar metáforas o ilustraciones sencillas puede ser muy útil. Los niños también pueden disfrutar combinando estas explicaciones con imágenes o juegos educativos que les ayuden a entender mejor lo que ocurre en su cuerpo.

Fomentar la participación activa

Los niños de esta edad empiezan a desarrollar cierto nivel de independencia, y es importante animarles a participar en su propio

317

cuidado bajo la supervisión de un adulto. Por ejemplo, pueden aprender a controlar sus niveles de azúcar en sangre, a utilizar dispositivos como glucómetros o a reconocer los síntomas de la hipoglucemia. Felicitarles por su implicación refuerza su sensación de control sobre su enfermedad, lo que también puede reducir su ansiedad.

Gestionar las emociones y los miedos

Los niños en edad escolar pueden sentir a veces miedo, ansiedad o enfado por su enfermedad, sobre todo cuando se sienten diferentes de sus compañeros. Pueden tener miedo a las inyecciones o a los procedimientos médicos, o sentirse frustrados por las restricciones dietéticas o las limitaciones físicas. Es importante permitirles expresar sus emociones y escucharles atentamente. Explicarles por qué son necesarios los cuidados y tranquilizarles diciéndoles que no están solos en esta situación ayuda a reducir sus sentimientos de soledad o injusticia.

Adaptar la atención y la comunicación a los adolescentes (de 13 a 18 años)

La adolescencia es un periodo de transición complejo, marcado por la búsqueda de autonomía, las dudas sobre la identidad y una mayor sensibilidad a los juicios externos. Gestionar una enfermedad crónica a esta edad puede suponer un verdadero reto, ya que los adolescentes a menudo intentan encajar socialmente y pueden tener la tentación de descuidar sus cuidados para evitar sentirse diferentes de sus compañeros. Por lo tanto, es esencial adaptar la comunicación para respetar su necesidad de independencia, proporcionándoles al mismo tiempo un apoyo afectuoso.

Capacitar sin infantilizar

En la adolescencia, el objetivo es dar a los jóvenes un sentido de responsabilidad en la gestión de su enfermedad, al tiempo que se les proporciona apoyo para que no se sientan abandonados o sobrecargados. Por ejemplo, los adolescentes diabéticos pueden aprender a ajustar sus dosis de insulina en función de las comidas o la actividad física, sabiendo al mismo tiempo que pueden confiar en sus padres o cuidadores si tienen alguna duda.

Es importante no infantilizar a los adolescentes tomando todas las decisiones por ellos, sino invitarles a participar activamente en las discusiones sobre su tratamiento. Permitirles hacer preguntas y expresar sus preocupaciones es esencial para que se sientan respetados y comprendidos.

Fomentar la autonomía manteniendo la supervisión

Los adolescentes aspiran a una mayor libertad y autonomía, lo que a veces puede entrar en conflicto con la necesidad de cumplir estrictamente el tratamiento diario. Puede resultarles tentador "poner a prueba sus límites" descuidando sus cuidados o incumpliendo ciertas recomendaciones. Es importante encontrar un equilibrio entre la responsabilidad parental y la supervisión, asegurando que el adolescente no se sienta bajo vigilancia constante, sino bien apoyado. El papel del cuidador también es recordar a los padres que no deben ser demasiado intrusivos, pero que deben estar disponibles para ayudar si es necesario.

Abordar los problemas sociales y emocionales

La adolescencia es una etapa en la que la aceptación social se convierte en algo esencial. Un adolescente con una enfermedad crónica puede sentirse diferente, estigmatizado o incómodo con su cuerpo, sobre todo si tiene que tomar medicación, llevar dispositivos médicos visibles o seguir una dieta especial. El cuidador debe animar al adolescente a hablar de sus dificultades y proporcionarle las herramientas necesarias para explicar su enfermedad a sus amigos, insistiendo al mismo tiempo en que la gestión de su salud es un signo de madurez y fortaleza.

También es crucial hablar de temas delicados como el impacto de la enfermedad en la vida social (salir, relaciones románticas) y la actividad física, para restar importancia a las situaciones y encontrar soluciones prácticas.

- Crear un entorno tranquilizador para los pacientes jóvenes

Crear un entorno tranquilizador para los pacientes jóvenes es esencial para ayudarles a tener una mejor experiencia médica, ya sea durante las consultas, el tratamiento o la hospitalización. Un entorno relajante y tranquilizador ayuda a reducir la ansiedad, fomenta la cooperación del niño y mejora la calidad de la atención prestada. Los niños, especialmente los que reciben tratamiento regular por enfermedades crónicas, pueden sentirse muy vulnerables en el entorno médico. Por eso es crucial adoptar enfoques adecuados, tanto físicos como psicológicos, para que se sientan protegidos y comprendidos. Este entorno puede crearse mediante acciones concretas, actitudes afectuosas y una comunicación adecuada, con el fin de transformar la experiencia asistencial en una experiencia menos intimidatoria y más humana.

Comprender la ansiedad de los niños en el entorno médico

Para muchos niños, los hospitales y las consultas médicas están asociados a experiencias desagradables: inyecciones, tratamientos dolorosos, pruebas desconocidas y estar lejos de casa y de la familia. Estos momentos pueden generar mucha ansiedad, sobre todo porque a veces los niños no entienden muy bien las razones por las que tienen que someterse a determinados tratamientos. Esta ansiedad puede manifestarse en llanto, agitación, oposición o incluso cerrazón emocional. Es importante comprender que este miedo no sólo está relacionado con el dolor físico, sino también con lo desconocido, la falta de control y la sensación de ser diferente de los demás niños.

Distinguir entre los miedos de los niños a distintas edades

La naturaleza de esta ansiedad cambia según la edad del niño. Los niños muy pequeños pueden tener miedo de separarse de sus padres o asustarse por los ruidos y olores desconocidos de un entorno médico. Los niños mayores, en cambio, pueden sentir ansiedad por recibir un diagnóstico grave o someterse a tratamientos recurrentes. A los adolescentes, por su parte, puede preocuparles el impacto de la enfermedad en su independencia o en su imagen corporal. Adaptar la atención y la comunicación a la edad y madurez del niño es, por tanto, esencial para crear un entorno tranquilizador.

Adaptar el espacio físico para tranquilizar al niño

El entorno físico en el que los niños reciben atención desempeña un papel crucial en su capacidad para sentirse cómodos y seguros. Los hospitales y las consultas médicas pueden parecer fríos e impersonales, lo que refuerza la impresión de despersonalización de los niños. Por eso merece la pena replantearse el diseño de los espacios médicos para hacerlos más acogedores y menos intimidatorios.

Crear espacios coloridos y lúdicos

Los colores vivos y las decoraciones inspiradas en personajes de dibujos animados o temas naturales (animales, bosques, estrellas, etc.) pueden transformar la imagen que el niño tiene del entorno médico. Estos elementos decorativos aportan un toque de familiaridad y calidez a lugares que a menudo se perciben como preocupantes. Utilizar juguetes, libros o juegos en las salas de espera o incluso en las salas de tratamiento también puede distraer a los niños y reducir su estrés antes de una consulta o tratamiento.

Crear espacios para los padres

La presencia de los padres suele ser una fuente de consuelo para los niños, sobre todo para los más pequeños. Es importante que los padres puedan estar con sus hijos el mayor tiempo posible, ya sea en la sala de reconocimiento o en el hospital. Crear espacios cómodos para los padres ayuda a reforzar esta sensación de seguridad, ya que los niños se sienten más protegidos cuando no están solos en un entorno desconocido.

Utilizar una comunicación amable y adecuada

La forma en que los cuidadores hablan a los niños influye directamente en su percepción del cuidado. Una comunicación amable, afectuosa y adecuada a su edad contribuye a tranquilizarlos y a darles cierto control sobre lo que están experimentando.

Explicar con palabras sencillas

Es fundamental explicar al niño lo que va a ocurrir durante el tratamiento, aunque sea muy pequeño. Utilizar palabras sencillas, comprensibles y no amenazadoras ayuda a quitar dramatismo al tratamiento. Por ejemplo, en lugar de decir: "Te vamos a poner una inyección", puedes explicar: "Te vamos a dar un medicamento con una pequeña inyección para que te sientas mejor". También es importante decir a los niños cuánto va a durar el procedimiento, ya que así se preparan mentalmente para lo que van a experimentar. La incertidumbre suele ser fuente de ansiedad, y las explicaciones claras ayudan a reducir este miedo.

Implicar a los niños en el proceso

Los niños se sentirán más tranquilos si sienten que tienen cierto control sobre lo que ocurre. Es útil darles opciones sencillas siempre que sea posible, como en qué brazo prefieren recibir una inyección o si quieren sostener un juguete durante los cuidados. De este modo, el niño tiene la sensación de que participa activamente en su propio cuidado, lo que puede reducir su sensación de impotencia.

Utilizar un lenguaje positivo y alentador

Es fundamental utilizar siempre un lenguaje positivo y alentador con los pacientes jóvenes. Frases como "Lo estás haciendo muy bien", "Ya casi ha terminado" y "Eres muy valiente" pueden ayudar a aumentar su confianza en sí mismos. Animar y elogiar a los niños por su cooperación, incluso en los momentos difíciles, es una forma de recompensar sus esfuerzos y motivarles para que mantengan la calma durante los futuros cuidados.

Utilizar técnicas de distracción para calmar al niño

La distracción es una técnica eficaz para desviar la atención del niño de los cuidados, sobre todo durante procedimientos que pueden resultar desagradables, como las inyecciones, la toma de muestras de sangre o la administración de medicamentos. Existen varios métodos para captar la atención del niño y sumergirlo en una actividad agradable o divertida, reduciendo así la percepción de dolor o malestar.

Dispositivos visuales y auditivos

Proyectar vídeos, utilizar libros animados u ofrecer juegos interactivos en una tableta son formas de distraer al niño durante el tratamiento. Para los más pequeños, los objetos luminosos o los juguetes musicales también pueden desviar su atención. La distracción puede ser especialmente útil en las salas de tratamientodonde , el niño puede centrarse en elementos externos en lugar de en el propio procedimiento médico.

Juegos de rol e imaginación

Para los niños un poco mayores, los juegos de rol pueden ser una buena forma de controlar su ansiedad. Pedirles que jueguen a la enfermera o al médico con un muñeco o juguete antes de una consulta puede ayudarles a entender lo que va a pasar y a tomárselo con más calma. Esto les permite ver el tratamiento como una actividad normal, incluso lúdica, y no como un momento doloroso o aterrador.

Crear una relación de confianza entre el cuidador y el niño

La calidad de la relación entre el cuidador y el niño es vital para establecer un clima de confianza y seguridad. El primer contacto suele ser decisivo: un cuidador atento, paciente y empático hará que el niño se sienta a gusto y respetado, lo que facilitará su adhesión al tratamiento.

Tomarse el tiempo necesario para presentarse

Es importante que el cuidador se presente al niño en un tono amistoso y tranquilizador. Decir su nombre, explicar su papel y hablar con calma ayuda a romper el hielo y mostrar al niño que está siendo atendido por alguien que se interesa por él y por su bienestar. Esto humaniza la relación y disipa la imagen de una figura médica intimidatoria.

Construir una relación de continuidad

Cuando los niños necesitan cuidados regulares, es útil que los cuiden a menudo los mismos cuidadores. La continuidad de los cuidados crea una familiaridad que reduce la ansiedad asociada a la novedad o la incertidumbre. Un cuidador que conoce bien al niño será más capaz de comprender sus miedos y preferencias, y podrá adaptar su enfoque en función de lo que ya haya funcionado bien en el pasado.

Participación de los padres en la asistencia

Los padres desempeñan un papel esencial para tranquilizar a los niños. Su presencia, apoyo e implicación en el proceso de cuidado contribuyen a reforzar la sensación de seguridad del niño. Es importante que el cuidador oriente a los padres sobre la mejor manera de acompañar a su hijo durante el cuidado, explicándoles cómo pueden participar activamente en la gestión de la situación.

Animar a los padres a estar presentes

Salvo contraindicaciones específicas, siempre es preferible que los padres permanezcan con el niño durante el tratamiento. Su mera presencia física puede tener un efecto tranquilizador, y pueden ayudar a calmar al niño con gestos tranquilizadores o palabras amables.

Capítulo 11

Manejo de pacientes ancianos en endocrinología

1. Enfermedades endocrinas comunes en los ancianos

*   Hipertiroidismo e hipotiroidismo en personas mayores

El hipertiroidismo y el hipotiroidismo son dos trastornos comunes de la función tiroidea que pueden afectar específicamente a las personas mayores. La glándula tiroides, situada en la base del cuello, produce hormonas esenciales para regular el metabolismo, el crecimiento y la función celular. Cuando su funcionamiento es excesivo (hipertiroidismo) o insuficiente (hipotiroidismo), puede tener importantes repercusiones en el organismo, y estos efectos suelen ser más acusados en las personas mayores debido a los cambios asociados al envejecimiento. Por lo tanto, el tratamiento de estos trastornos en las personas mayores es delicado y requiere una vigilancia especial, ya que los síntomas pueden ser atípicos y el tratamiento debe adaptarse al estado general de salud del paciente y a otras patologías.

Hipotiroidismo en personas mayores: una forma a menudo infradiagnosticada

El hipotiroidismo, caracterizado por una producción insuficiente de hormonas tiroideas, es un trastorno relativamente frecuente en las personas mayores. Con la edad, la prevalencia de esta enfermedad aumenta, principalmente debido a los cambios naturales de la función tiroidea, pero también por el aumento de ciertas enfermedades autoinmunes como la tiroiditis de Hashimoto. Sin embargo, esta afección suele estar infradiagnosticada en las personas mayores, porque sus síntomas pueden confundirse con los del envejecimiento normal.

Síntomas específicos y presentación clínica atípica

En los ancianos, el hipotiroidismo puede manifestarse de forma más sutil que en los adultos jóvenes. Los síntomas clásicos como la fatiga, el aumento de peso, la frialdad o el estreñimiento pueden estar presentes, pero a menudo atenuados, y otros signos más atípicos pueden dominar el cuadro clínico. Por ejemplo, las personas mayores pueden presentar :

- **Fatiga extrema**: a menudo considerada como una simple consecuencia del envejecimiento, puede estar relacionada con un metabolismo generalmente más lento.
- **Depresión o apatía**: el hipotiroidismo puede exacerbar los trastornos del estado de ánimo, a menudo atribuidos a la soledad o al declive relacionado con la edad.
- **Trastornos cognitivos**: el deterioro de las funciones intelectuales, como los problemas de memoria, puede confundirse con los primeros signos de demencia, cuando en realidad está relacionado con la disfunción tiroidea.
- **Dolor muscular o rigidez articular**: común en personas mayores, este dolor puede verse agravado por el hipotiroidismo.

Este cuadro clínico impreciso hace que a menudo el hipotiroidismo se descubra tarde en los ancianos, a veces durante las revisiones rutinarias. Por lo tanto, los cuidadores deben permanecer atentos a estos signos y no dudar en considerar la posibilidad de realizar pruebas de detección de la función tiroidea, en particular mediante la medición de la TSH (hormona estimulante del tiroides) en pacientes que presenten síntomas inusuales.

Tratamiento del hipotiroidismo en ancianos

El hipotiroidismo se trata mediante la sustitución hormonal con **levotiroxina**, una hormona tiroidea sintética que compensa la falta de tiroxina (T4). Sin embargo, en el caso de las personas mayores, la gestión de este tratamiento requiere una atención particular. Es aconsejable empezar con dosis más bajas que en los adultos más jóvenes, porque los pacientes mayores son más sensibles al exceso de hormona tiroidea, lo que puede provocar complicaciones cardiovasculares como arritmias o empeoramiento de la cardiopatía coronaria.

El control regular de los niveles de TSH es esencial para ajustar la dosis de levotiroxina. Debe evitarse la sobredosificación, ya que podría provocar efectos secundarios graves, en particular hipertiroidismo iatrogénico, con un mayor riesgo de fracturas osteoporóticas debido a la aceleración del metabolismo óseo.

Hipertiroidismo en ancianos: una enfermedad de alto riesgo

El hipertiroidismo, causado por una sobreproducción de hormonas tiroideas, es menos frecuente que el hipotiroidismo, pero puede tener graves consecuencias en los ancianos. El hipertiroidismo senil suele estar causado por nódulos tiroideos tóxicos o por la enfermedad de Graves. En los ancianos, la presentación clínica también puede ser atípica, y los síntomas clásicos de hiperactividad, pérdida de peso y temblores pueden pasar desapercibidos.

Síntomas específicos y complicaciones graves

En los ancianos, el hipertiroidismo puede manifestarse con síntomas muy diferentes de los observados en adultos jóvenes. Los síntomas pueden incluir:

- **Fatiga**: paradójicamente, el hipertiroidismo en las personas mayores puede provocar una fatiga importante, en lugar de la inquietud y la hiperactividad típicas.
- **Pérdida de peso** inexplicable: a menudo confundida con un signo normal de envejecimiento, puede ser rápida e importante.
- **Taquicardia** y **palpitaciones**: los signos cardiovasculares como las arritmias (sobre todo la fibrilación auricular) son frecuentes y pueden pasar desapercibidos, pero aumentan el riesgo de insuficiencia cardiaca o ictus.
- **Osteoporosis y fracturas**: el hipertiroidismo no tratado puede acelerar la pérdida ósea, aumentando el riesgo de fracturas en las personas mayores.

Otro signo importante que hay que vigilar en los ancianos es la **disminución de la tolerancia al calor**. Este síntoma puede parecer inofensivo, pero puede ir acompañado de deshidratación o agotamiento si el paciente no está correctamente hidratado y vigilado durante los periodos de calor.

Tratamiento del hipertiroidismo en ancianos

El tratamiento del hipertiroidismo en los ancianos debe realizarse con cuidado, ya que las complicaciones son potencialmente más graves. Existen varias opciones de tratamiento, y la elección depende de la causa subyacente del hipertiroidismo y del estado general de salud del paciente.

- **Fármacos antitiroideos sintéticos**: fármacos como el metimazol o el propiltiouracilo se utilizan para inhibir la producción de hormonas tiroideas. Sin embargo, estos fármacos deben administrarse bajo estricta supervisión, ya que pueden provocar efectos secundarios, en particular problemas hepáticos o agranulocitosis (reducción de los glóbulos blancos).
- **Yodo radiactivo**: a menudo recomendado para las personas mayores, este tratamiento reduce gradualmente la actividad de la glándula tiroides. Es eficaz, pero puede provocar hipotiroidismo, que deberá tratarse con hormonas de sustitución.
- **Cirugía**: la tiroidectomía parcial o total rara vez se utiliza en los ancianos debido a los riesgos que conlleva, pero puede considerarse en ciertos casos de nódulos tóxicos o bocio compresivo.

El seguimiento médico es esencial después de cualquier tratamiento, para controlar el equilibrio hormonal y ajustar las dosis si es necesario. Los pacientes de edad avanzada también requieren una estrecha vigilancia cardiovascular, debido al mayor riesgo de trastornos del ritmo cardiaco o insuficiencia cardiaca asociados al hipertiroidismo.

Particularidades del seguimiento y apoyo a las personas mayores

El manejo de los trastornos tiroideos en los ancianos no se limita al tratamiento farmacológico o quirúrgico. Es fundamental garantizar un seguimiento regular y ayudar a los pacientes a controlar sus síntomas y tratamientos a largo plazo.

Seguimiento regular y ajustes terapéuticos

Tanto si se trata de hipotiroidismo como de hipertiroidismo, los ancianos requieren un seguimiento médico más frecuente, con revisiones periódicas para controlar los niveles de hormonas tiroideas (TSH, T4, T3) y ajustar los tratamientos en consecuencia. Los cuidadores deben estar atentos a los síntomas de sobredosificación o infradosificación, que pueden aparecer rápidamente y tener consecuencias graves.

Sensibilización sobre las interacciones farmacológicas

Los ancianos suelen tomar varios medicamentos para otras afecciones crónicas (hipertensión, diabetes, cardiopatías), lo que aumenta el riesgo de interacciones farmacológicas. Es esencial informar a los pacientes y a sus familias de los posibles efectos adversos e interacciones entre la medicación tiroidea y otros tratamientos. Es necesario un seguimiento cuidadoso para evitar complicaciones.

Prevención de complicaciones óseas y cardiovasculares

Los pacientes ancianos con trastornos tiroideos deben ser objeto de un seguimiento especialmente estrecho para prevenir complicaciones óseas (osteoporosis, fracturas) y cardiovasculares (fibrilación auricular, insuficiencia cardiaca). Puede recomendarse un cribado periódico de la densidad ósea, junto con un tratamiento específico para fortalecer los huesos y proteger el sistema cardiovascular.

- Diabetes de tipo 2 y gestión de las complicaciones a largo plazo (neuropatía, retinopatía, etc.)

La diabetes de tipo 2 es una enfermedad crónica compleja que, si no se controla adecuadamente, puede provocar graves complicaciones a largo plazo. Estas complicaciones, que incluyen neuropatía, retinopatía, nefropatía y enfermedades cardiovasculares, son principalmente el resultado de un control inadecuado de los niveles de azúcar en sangre durante varios años. Por lo tanto, el tratamiento de la diabetes de tipo 2 no se limita a regular los niveles de azúcar en sangre, sino que también implica un enfoque integral para prevenir, controlar y tratar estas complicaciones. Para mejorar la calidad de vida de los pacientes y prevenir las consecuencias más graves de la enfermedad, es esencial comprender los mecanismos de estas complicaciones e instaurar un tratamiento adecuado y continuado.

Diabetes de tipo 2: comprender los mecanismos de las complicaciones a largo plazo

La diabetes de tipo 2 se caracteriza por una resistencia a la insulina y una producción insuficiente de insulina por parte del páncreas, lo que provoca una hiperglucemia crónica. Este aumento prolongado de los niveles de azúcar en sangre daña progresivamente los vasos sanguíneos grandes y pequeños, lo que provoca daños en órganos y tejidos. El término "complicaciones microvasculares" se refiere al daño de los vasos pequeños, que afecta a los nervios (neuropatía), los ojos (retinopatía) y los riñones (nefropatía). Las "complicaciones macrovasculares", por su parte, afectan a las grandes arterias e incluyen enfermedades cardiovasculares como infartos de miocardio y accidentes cerebrovasculares.

Estas complicaciones suelen aparecer tras varios años de diabetes mal controlada, pero pueden prevenirse o ralentizarse con un control proactivo de la diabetes. El objetivo principal del control es mantener unos niveles normales de glucemia, tensión arterial y lípidos en sangre para prevenir el daño vascular.

Neuropatía diabética: daño nervioso progresivo

La neuropatía diabética es una de las complicaciones más frecuentes de la diabetes de tipo 2. Consiste en una lesión de los nervios, sobre todo de los pies y las manos. Consiste en el daño de los nervios, principalmente de los pies y las manos, como consecuencia de la hiperglucemia crónica, que interrumpe el riego sanguíneo de las fibras nerviosas. Esto puede provocar alteraciones de la sensibilidad, dolor o entumecimiento.

Síntomas y formas de neuropatía

La neuropatía puede adoptar distintas formas:

- **Neuropatía periférica**: afecta principalmente a los pies y las piernas, con síntomas como hormigueo, sensación de quemazón o frío, dolor o pérdida de sensibilidad. Esta forma es especialmente peligrosa porque la pérdida de sensibilidad puede provocar lesiones o ulceraciones en los pies, que el paciente no percibe y pueden empeorar sin tratamiento.
- **Neuropatía autonómica**: afecta a los nervios que controlan los órganos internos, lo que puede provocar problemas digestivos (estreñimiento o diarrea), problemas de vejiga (retención o incontinencia), problemas cardíacos (variaciones del ritmo cardíaco) o disfunciones sexuales.

Tratamiento de la neuropatía diabética

El primer paso en el tratamiento de la neuropatía es el control estricto de los niveles de azúcar en sangre, que ayuda a ralentizar la progresión del daño nervioso. En segundo lugar, el control periódico de la sensibilidad de los pies es esencial para prevenir la ulceración y la infección, que a veces pueden conducir a la amputación. Hay que animar a los pacientes a que comprueben a diario el estado de sus pies y a que utilicen calzado adecuado para evitar traumatismos.

En el caso del dolor neuropático, pueden prescribirse tratamientos específicos, como anticonvulsivantes, antidepresivos tricíclicos o analgésicos nerviosos (como gabapentina o pregabalina). Estos fármacos alivian el dolor, aunque no reparan el daño nervioso.

Retinopatía diabética: preservar la visión mediante la prevención

La retinopatía diabética es una complicación microvascular que afecta a los vasos sanguíneos de la retina, la parte del ojo responsable de la visión. La hiperglucemia debilita estos pequeños vasos, provocando fugas de líquido o hemorragias, que deterioran progresivamente la visión. La retinopatía diabética es una de las principales causas de ceguera en el mundo, pero puede prevenirse con un tratamiento precoz y un seguimiento regular.

Evolución de la retinopatía diabética

La retinopatía evoluciona en varias fases:

- **Retinopatía no proliferativa**: Es la fase inicial, en la que los pequeños vasos de la retina se debilitan y aparecen pequeñas hemorragias. En esta fase, la visión no suele verse afectada de forma significativa.
- **Retinopatía proliferativa**: Si la retinopatía progresa, se forman vasos sanguíneos anormales en la retina para compensar la falta de oxígeno. Estos vasos son frágiles y pueden provocar hemorragias masivas o desprendimientos de retina, con la consiguiente pérdida de visión.

Seguimiento y tratamiento de la retinopatía diabética

La detección precoz es fundamental para evitar las graves complicaciones de la retinopatía. Los pacientes diabéticos deben someterse a exámenes oftalmológicos periódicos, incluida la **fotografía del fondo de ojo**, para detectar los primeros signos de retinopatía antes de que aparezcan los síntomas visuales. Un control óptimo de la glucemia, la tensión arterial y los lípidos sanguíneos es esencial para frenar la progresión de la retinopatía.

Si la retinopatía progresa a pesar de un buen control metabólico, pueden ofrecerse tratamientos específicos, como **la fotocoagulación con láser**, cuyo objetivo es destruir los vasos sanguíneos anómalos, o inyecciones intraoculares de fármacos anti-VEGF, que limitan la formación de nuevos vasos y reducen el edema.

Nefropatía diabética: proteger los riñones para evitar la insuficiencia renal

La nefropatía diabética se caracteriza por un daño progresivo de los riñones, causado por la lesión de los pequeños vasos que filtran la sangre. Esta complicación puede reducir la capacidad de los riñones para eliminar productos de desecho y, a largo plazo, derivar en una insuficiencia renal que requiera diálisis o un trasplante.

Signos y evolución de la enfermedad renal

Los primeros signos de nefropatía diabética suelen ser discretos, pero pueden detectarse mediante análisis de orina que muestran la presencia de **proteinuria** (pérdida de proteínas en la orina). A medida que la enfermedad progresa, la función renal se deteriora, con un aumento de la creatinina y una disminución de la tasa de filtración glomerular (TFG).

Si no se trata, la nefropatía diabética puede desembocar en **insuficiencia renal terminal**, cuando los riñones ya no pueden filtrar la sangre adecuadamente, lo que hace necesaria la diálisis o un trasplante.

Prevención y tratamiento de la nefropatía diabética

Como ocurre con otras complicaciones de la diabetes, el tratamiento de la nefropatía depende de un control estricto de la glucemia y la presión arterial. Los inhibidores de la enzima convertidora (IECA) o los antagonistas de los receptores de la angiotensina II (ARA) se prescriben con frecuencia para proteger los riñones reduciendo la presión en los glomérulos renales, incluso en pacientes sin hipertensión.

El control periódico de la función renal es esencial para la detección precoz de signos de nefropatía. También es necesario informar a los pacientes sobre conductas protectoras, como una hidratación adecuada, reducir la ingesta de sal y evitar los fármacos nefrotóxicos.

Complicaciones cardiovasculares: un reto importante en el tratamiento de la diabetes

La diabetes de tipo 2 es un importante factor de riesgo de enfermedades cardiovasculares, como el infarto de miocardio y el ictus. La hiperglucemia crónica, combinada con la hipertensión, la dislipidemia y la inflamación, acelera el proceso de aterosclerosis, en el que las arterias se obstruyen progresivamente por depósitos de colesterol y células inflamatorias.

Prevenir los riesgos cardiovasculares

Para prevenir las enfermedades cardiovasculares, es esencial controlar no sólo los niveles de azúcar en sangre, sino también otros factores de riesgo, como :

- **Control de la tensión arterial**: El objetivo es mantener la tensión arterial por debajo de 140/90 mmHg, o incluso 130/80 mmHg en determinados pacientes de alto riesgo.
- **Control de los lípidos sanguíneos**: reducir los niveles de colesterol LDL es crucial para limitar la progresión de la

aterosclerosis. A menudo se recetan a los pacientes diabéticos fármacos como las estatinas para reducir su colesterol.

• **Adoptar un estilo de vida saludable**: una dieta equilibrada rica en fruta, verdura y fibra, así como la práctica regular de ejercicio, contribuyen a reducir el riesgo cardiovascular.

2. Gestión de las polipatologías

• Coordinación de la atención entre distintas especialidades (cardiología, nefrología, etc.)

La coordinación de la asistencia entre distintas especialidades médicas es fundamental para el tratamiento de los pacientes que padecen enfermedades crónicas complejas, como diabetes de tipo 2, hipertensión o enfermedad renal. Estas patologías suelen estar interconectadas, por lo que requieren la intervención de varios profesionales sanitarios de distintas disciplinas, como cardiología, nefrología, endocrinología, oftalmología y, en ocasiones, cirugía. Una buena coordinación entre estas especialidades no sólo ayuda a prevenir complicaciones graves, sino también a optimizar el tratamiento, mejorar la calidad de vida de los pacientes y reducir los ingresos hospitalarios.

Los retos de la coordinación asistencial

En el contexto de enfermedades crónicas como la diabetes, los pacientes suelen enfrentarse a varios problemas de salud al mismo tiempo. Un paciente diabético, por ejemplo, puede desarrollar complicaciones cardiacas, renales, oculares y neurológicas. Cada problema requiere la pericia de especialistas, pero estas intervenciones deben integrarse en un plan asistencial global y coherente. El objetivo de la coordinación asistencial es garantizar que todos los profesionales implicados trabajen juntos de forma armoniosa, para evitar redundancias, contradicciones o descuidos en la atención.

Los riesgos de una mala coordinación

Una atención mal coordinada puede acarrear una serie de problemas:

- **Tratamientos contradictorios**: a veces los médicos prescriben tratamientos sin tener en cuenta otras afecciones médicas del paciente, lo que puede dar lugar a interacciones farmacológicas o efectos secundarios indeseables.
- **Pérdida de información**: si la comunicación entre especialistas es inadecuada, puede pasarse por alto información importante, lo que puede comprometer la calidad de la atención.
- **Sentimiento de confusión o abandono**: Los pacientes pueden sentirse perdidos cuando tienen que hacer malabarismos con diferentes citas médicas, entender consejos contradictorios o gestionar varios tratamientos en paralelo. Esto también puede conducir a una falta de adherencia al tratamiento.

Para evitar estos escollos, la coordinación asistencial debe ser proactiva, organizada y centrada en las necesidades del paciente.

El papel del médico de cabecera en la coordinación de la asistencia

El médico de cabecera, a menudo generalista, desempeña un papel central en la coordinación de la asistencia. Es el primer punto de contacto del paciente y debe tener una visión global de su salud. Su función es servir de enlace entre los distintos especialistas y velar por que sus recomendaciones se incorporen a un plan asistencial coherente.

Garantizar una comunicación fluida entre especialistas

El médico de cabecera debe recopilar y centralizar toda la información pertinente de las distintas especialidades. Por ejemplo, un cardiólogo puede prescribir tratamientos para controlar la tensión arterial, mientras que un nefrólogo debe ajustar las dosis según la función renal. El médico de cabecera se asegura de que esta información se comparta y de que se realicen los ajustes necesarios. A menudo es el coordinador principal, asegurándose de que la atención prestada por cada especialidad sea compatible y complementaria.

Seguimiento regular de los pacientes

El médico de cabecera controla el estado de salud general del paciente a partir de los controles realizados por los especialistas (glucemia, pruebas de función renal, ecocardiogramas, etc.). También debe asegurarse de que el paciente comprende la importancia de cada tratamiento y sigue las recomendaciones, explicándole cómo encaja cada intervención en la gestión global de su enfermedad.

Comunicación interdisciplinar: un pilar de la coordinación

Una buena coordinación asistencial depende sobre todo de una comunicación fluida y regular entre las distintas disciplinas médicas. Para garantizar esta fluidez pueden utilizarse una serie de herramientas y estrategias.

Reuniones multidisciplinares

Las reuniones multidisciplinares, en las que médicos de distintas especialidades se reúnen (física o virtualmente) para debatir casos complejos, son una forma eficaz de coordinar la asistencia. Estas reuniones permiten a cada especialista compartir su opinión y alinear las estrategias terapéuticas. Por ejemplo, un paciente que sufra a la vez insuficiencia cardiaca y nefropatía diabética podría ajustar su tratamiento cardiaco a las recomendaciones del nefrólogo, evitando así efectos secundarios renales indeseables.

Estas reuniones también permiten establecer prioridades asistenciales, teniendo en cuenta las interacciones entre las distintas patologías. Si un paciente tiene una retinopatía diabética avanzada y un alto riesgo de infarto, los médicos pueden discutir la mejor manera de tratar ambos problemas simultáneamente, evitando al mismo tiempo sobrecargar al paciente.

Historias clínicas compartidas y herramientas digitales

Los historiales médicos compartidos, accesibles a todos los profesionales que intervienen en la atención al paciente, son una valiosa herramienta para facilitar la coordinación. Dan a cada especialista acceso al historial médico completo del paciente, incluidos diagnósticos, exámenes, tratamientos actuales y recomendaciones de otros médicos. Esto reduce el riesgo de exámenes redundantes y prescripciones contradictorias, y mejora la continuidad de la atención.

Las herramientas digitales, como las aplicaciones sanitarias y las plataformas seguras de intercambio de información, también desempeñan un papel importante. Permiten actualizar la información en tiempo real y agilizar la comunicación entre los distintos proveedores de asistencia, sobre todo cuando los profesionales no trabajan en el mismo establecimiento.

El papel de las enfermeras y otros profesionales sanitarios

La coordinación de los cuidados no se limita a los médicos. Enfermeros, farmacéuticos y otros profesionales sanitarios (dietistas, fisioterapeutas, etc.) también desempeñan un papel crucial en la aplicación de las recomendaciones y el seguimiento diario.

Enfermeros y asistencia a domicilio

Las enfermeras, sobre todo en la atención domiciliaria, están en primera línea a la hora de vigilar el estado de salud de los pacientes e informar de cualquier cambio. Pueden coordinarse con los médicos alertándoles de signos de descompensación, como un rápido aumento de peso en caso de insuficiencia cardiaca o el empeoramiento de un edema en un paciente nefrópata. Su función también es asegurarse de que los pacientes siguen correctamente sus tratamientos y ofrecerles apoyo educativo para mejorar la gestión de la enfermedad.

Los farmacéuticos y el control de las interacciones farmacológicas

Los farmacéuticos, en colaboración con los médicos, desempeñan un papel crucial en la prevención de las interacciones entre medicamentos. Los pacientes de edad avanzada, que suelen tomar varios medicamentos, pueden recibir prescripciones de varios especialistas, lo que aumenta el riesgo de sobredosis o reacciones adversas. Los farmacéuticos pueden alertar a los médicos de cabecera o a los especialistas sobre cualquier receta que pueda interactuar negativamente, y sugerir alternativas adecuadas.

Participación activa del paciente en la coordinación asistencial

Aunque los pacientes están en el centro del proceso de coordinación, a menudo se les percibe como actores pasivos. Sin embargo, su participación activa es esencial para garantizar una gestión adecuada de su asistencia. La educación terapéutica del paciente desempeña un papel fundamental para que éste comprenda los problemas que rodean a su enfermedad, cumpla los tratamientos y asuma la responsabilidad de coordinar su propia asistencia.

Educación terapéutica y capacitación

La educación terapéutica pretende dar a los pacientes las herramientas que necesitan para gestionar su enfermedad en el día a día. Esto incluye la comprensión de los tratamientos, las señales de alarma y la importancia de seguir las recomendaciones de cada especialista. Un paciente bien informado podrá detectar incoherencias en sus cuidados, informar de efectos secundarios o adaptar determinados aspectos de su tratamiento en colaboración con sus cuidadores.

La historia clínica del paciente

La historia clínica, ya sea física o digital, es una herramienta que permite a los pacientes centralizar su información médica. Este documento contiene el historial de consultas, resultados de pruebas, recetas y tratamientos en curso. Esto facilita al paciente el seguimiento de sus cuidados y la comunicación de esta información a los distintos profesionales con los que se reúne. De este modo, incluso en ausencia de transmisión directa entre especialistas, los pacientes pueden garantizar una cierta continuidad en su atención.

- Control de las interacciones farmacológicas frecuentes en pacientes de edad avanzada con medicación múltiple

La vigilancia de las interacciones farmacológicas en pacientes ancianos polimedicados es una preocupación importante, dada la complejidad de los tratamientos y la mayor vulnerabilidad de esta población. Los pacientes de edad avanzada suelen tomar varios fármacos simultáneamente para tratar diversas afecciones crónicas, como hipertensión, diabetes, insuficiencia cardiaca o enfermedades neurodegenerativas. Cada tratamiento puede tener efectos secundarios e interacciones con otras sustancias, lo que los hace especialmente difíciles de manejar. Un control deficiente de las interacciones farmacológicas puede provocar efectos adversos graves, alterar la eficacia de los tratamientos y empeorar el estado de salud del paciente.

La polifarmacia, definida como la toma de cinco o más medicamentos, es frecuente entre las personas mayores, y aumenta proporcionalmente el riesgo de interacciones perjudiciales. Para prevenir estas interacciones, es esencial adoptar un enfoque global que incluya la evaluación periódica de las prescripciones, una estrecha comunicación entre los profesionales sanitarios y la participación activa del paciente.

Las especificidades de los pacientes de edad avanzada en materia de interacciones farmacológicas

Los pacientes de edad avanzada son especialmente sensibles a las interacciones farmacológicas debido a una serie de factores asociados al envejecimiento. El organismo de una persona mayor ya no reacciona a los medicamentos del mismo modo que el de un adulto más joven, porque las funciones orgánicas, en particular las renales y hepáticas, se deterioran con la edad. Esto afecta a la absorción, distribución, metabolismo y eliminación de los medicamentos, aumentando el riesgo de acumulación de sustancias y toxicidad.

Cambios fisiológicos relacionados con la edad

El envejecimiento conlleva una serie de cambios que afectan a la forma en que los medicamentos actúan en el organismo:

- **Reducción de la función renal**: la tasa de filtración glomerular disminuye con la edad, lo que reduce la capacidad de los riñones para eliminar fármacos. Esto puede provocar una acumulación de sustancias en el organismo, aumentando el riesgo de toxicidad, sobre todo con fármacos nefrotóxicos como ciertos antibióticos o antiinflamatorios.
- **Disminución de la función hepática**: El hígado, principal órgano implicado en el metabolismo de los fármacos, pierde eficacia con la edad, lo que ralentiza la eliminación

de los medicamentos y también puede provocar interacciones con otros tratamientos.

- **Cambios en la composición corporal**: con la edad, la proporción de grasa corporal aumenta, mientras que la masa corporal magra y el porcentaje de agua corporal disminuyen. Esto altera la distribución de determinados fármacos, sobre todo de las sustancias liposolubles, que pueden permanecer más tiempo en el organismo.

Estos cambios explican por qué los pacientes ancianos son más propensos a sufrir efectos adversos cuando toman varios medicamentos. Esto subraya la importancia de vigilar cuidadosamente las interacciones farmacológicas y limitar la polimedicación innecesaria.

Interacciones medicamentosas frecuentes en pacientes de edad avanzada

Las interacciones entre medicamentos pueden tener varias consecuencias: o bien aumentan la toxicidad de ciertos tratamientos, o bien reducen la eficacia de otros fármacos. En los pacientes de edad avanzada, ciertas combinaciones son especialmente arriesgadas y requieren una vigilancia adicional.

Anticoagulantes y antiinflamatorios no esteroideos (AINE)

Los anticoagulantes, como la warfarina o los nuevos anticoagulantes orales (NOAC), se recetan con frecuencia a pacientes ancianos que sufren arritmias, ictus o cardiopatías. Cuando se combinan con **antiinflamatorios no esteroideos (AINE)**, como el ibuprofeno o el diclofenaco, estos fármacos aumentan considerablemente el riesgo de hemorragia gastrointestinal. Los AINE tienen un efecto irritante sobre la mucosa del estómago, mientras que los anticoagulantes reducen la capacidad de coagulación de la sangre, lo que puede provocar hemorragias internas potencialmente graves.

Antihipertensivos y diuréticos

Los fármacos antihipertensivos, como los inhibidores de la enzima convertidora de la angiotensina (IECA) o los antagonistas de los receptores de la angiotensina II (ARA), suelen combinarse con **diuréticos** para tratar la hipertensión y la insuficiencia cardiaca. Sin embargo, esta combinación puede provocar desequilibrios electrolíticos (sobre todo hipopotasemia, es decir, un descenso de los niveles de potasio), así como deshidratación. En los ancianos, esto puede provocar trastornos del ritmo cardiaco, debilidad muscular o fatiga excesiva.

Antidepresivos y anticolinérgicos

Los pacientes ancianos pueden ser tratados con **antidepresivos**, en particular antidepresivos tricíclicos (como la amitriptilina) o inhibidores selectivos de la recaptación de serotonina (ISRS). Cuando se combinan con **fármacos anticolinérgicos** (recetados para afecciones como la incontinencia urinaria, las alergias o los trastornos del sueño), estos medicamentos pueden causar efectos secundarios graves, como confusión, sedación excesiva, problemas de memoria o alucinaciones. Estos síntomas pueden confundirse con los de la demencia o las enfermedades neurodegenerativas, lo que complica el diagnóstico y el tratamiento.

Benzodiacepinas y opiáceos

Las benzodiacepinas, utilizadas para tratar la ansiedad o los trastornos del sueño, y **los opiáceos**, prescritos para el dolor crónico, se combinan a menudo en pacientes ancianos que sufren dolor o trastornos del sueño. Sin embargo, esta combinación es peligrosa, ya que aumenta el riesgo de depresión respiratoria, caídas, somnolencia excesiva y deterioro cognitivo. Por lo tanto, es importante limitar el uso conjunto de estos fármacos o buscar alternativas menos arriesgadas, como analgésicos no opiáceos o terapias no farmacológicas para los trastornos del sueño.

Estrategias de prevención y control de las interacciones farmacológicas

Para reducir el riesgo de interacciones farmacológicas en pacientes ancianos con medicación múltiple, es esencial adoptar un enfoque proactivo basado en una serie de factores: reevaluación periódica de los tratamientos, comunicación entre los profesionales sanitarios, uso de herramientas de monitorización y educación terapéutica del paciente.

Revisión periódica de los tratamientos

Uno de los pasos cruciales para prevenir las interacciones es la **reevaluación periódica de las prescripciones**. En cada consulta, es importante comprobar si todos los fármacos prescritos siguen siendo necesarios, y plantearse la "desprescripción" para reducir el número de fármacos innecesarios o potencialmente peligrosos. Esto ayuda a limitar la polifarmacia, que es uno de los principales factores de riesgo de las interacciones.

Los criterios de Beers o STOPP/START (Screening Tool of Older Persons' Prescriptions) son herramientas de uso frecuente para identificar medicamentos potencialmente inapropiados en pacientes ancianos. Ayudan a los médicos a identificar los medicamentos de riesgo y sugerir alternativas más seguras.

Colaboración entre profesionales sanitarios

La colaboración entre médicos, farmacéuticos, enfermeros y otros profesionales sanitarios es esencial para garantizar un seguimiento eficaz de las interacciones farmacológicas. Los farmacéuticos, en particular, desempeñan un papel clave en la identificación de posibles interacciones, ya que suelen tener una visión de conjunto de todos los tratamientos prescritos por distintos especialistas.

Las reuniones multidisciplinares o los intercambios periódicos entre profesionales permiten debatir casos complejos y ajustar los tratamientos en función de las necesidades del paciente. Por ejemplo, un cardiólogo y un nefrólogo pueden coordinar sus actuaciones para ajustar las dosis de fármacos en casos de insuficiencia renal.

Utilización de herramientas informáticas de control

La informatización de los datos médicos ha mejorado considerablemente el seguimiento de las interacciones farmacológicas. Numerosas bases de datos, programas informáticos y aplicaciones permiten detectar interacciones entre distintos medicamentos, teniendo en cuenta patologías específicas y características de los pacientes (edad, función renal, etc.). Estas herramientas son especialmente útiles para los profesionales sanitarios, ya que alertan en caso de riesgo y sugieren alternativas terapéuticas más seguras.

Educación terapéutica del paciente

Los pacientes deben participar activamente en la gestión de su tratamiento. Es importante informarles sobre los medicamentos que toman, su función y las posibles interacciones. Los pacientes ancianos, que a menudo toman varios medicamentos, no siempre entienden por qué toman determinados fármacos o pueden caer en la tentación de cambiar su tratamiento sin consultar al médico.

La educación terapéutica consiste en enseñar a los pacientes y sus familias la importancia de seguir estrictamente las prescripciones, informar rápidamente de cualquier efecto adverso y no tomar nuevos medicamentos o complementos alimenticios sin hablar con su médico. También incluye el control de los fármacos de automedicación, como los AINE, que pueden interactuar con los tratamientos actuales.

3. Mantener la independencia y la calidad de vida de los pacientes de edad avanzada

•   Ayuda a la movilidad y la nutrición

La ayuda a la movilidad y a la alimentación es esencial en el cuidado diario de los pacientes, sobre todo los ancianos o los que padecen enfermedades crónicas o discapacitantes. Estos dos aspectos están íntimamente ligados al bienestar general y la independencia del paciente, y su gestión requiere un enfoque tanto físico como psicológico. Ya sea en un hospital, en una residencia de ancianos o en casa, el cuidador desempeña un papel fundamental para proporcionar un apoyo adaptado a las capacidades del paciente, preservando al mismo tiempo su independencia en la medida de lo posible.

Ayuda a la movilidad: mantener la independencia y prevenir riesgos

La movilidad, parcial o total, es uno de los pilares de la independencia. Cuando la capacidad de movimiento se ve mermada por la edad, una enfermedad o un accidente, el papel del cuidador es permitir que el paciente mantenga o recupere la mayor movilidad posible, velando al mismo tiempo por su seguridad.

Evaluación de las capacidades motrices

Antes de proporcionar asistencia para la movilidad, es fundamental evaluar las capacidades motoras del paciente. Esta evaluación ayuda a determinar el grado de asistencia necesario, así como los dispositivos o equipos que deben utilizarse. Tiene en cuenta varios aspectos:

- **Equilibrio**: algunas personas pueden tener problemas de equilibrio que aumenten su riesgo de caídas, sobre todo los pacientes que padecen enfermedades neurológicas u osteoartritis.
- **Fuerza muscular**: la debilidad muscular, ligada a la edad o a enfermedades crónicas como la osteoporosis o la insuficiencia cardiaca, puede limitar la capacidad del paciente para ponerse de pie, caminar o subir escaleras.
- **Dolor**: el dolor articular o muscular, frecuente entre las personas mayores, suele limitar la movilidad. Por ello, un buen tratamiento del dolor, acorde con las prescripciones médicas, es esencial para favorecer el movimiento.

Ayudarle a desplazarse y prevenir las caídas

Para los pacientes que conservan cierta independencia de movimientos pero necesitan apoyo, la ayuda para desplazarse es crucial. Esto puede implicar ayudarles a levantarse de la cama, sentarse en una silla o caminar con la ayuda de bastones, andadores o sillas de ruedas.

El objetivo es animar al paciente a participar activamente en sus desplazamientos, proporcionándole al mismo tiempo un apoyo seguro para evitar caídas. Los cuidadores deben enseñar a los pacientes a levantarse con suavidad, cambiar de postura o desplazarse con ayuda de dispositivos de asistencia. Al mismo tiempo, la distribución del espacio vital debe adaptarse para limitar los obstáculos que puedan provocar caídas, como alfombras, muebles bajos o suelos resbaladizos.

En el hospital o en casa, las barras de apoyo, las sillas de ducha y las camas ajustables pueden facilitar los movimientos cotidianos. Estos equipos permiten a los pacientes desplazarse con seguridad y mayor comodidad, reduciendo la sensación de dependencia.

Movilización pasiva de pacientes encamados

Algunos pacientes, sobre todo los que padecen enfermedades graves o inmovilidad de larga duración, son incapaces de moverse por sí mismos. Para ellos, la **movilización pasiva** es esencial. Consiste en mover suavemente las extremidades del paciente para evitar complicaciones asociadas a la inmovilidad, como escaras, rigidez articular y trombosis venosa.

El cuidador realiza estos movimientos con regularidad, asegurándose de que el paciente está cómodo y respeta sus límites de dolor. La movilización pasiva favorece la circulación sanguínea, mantiene flexibles las articulaciones y ayuda a mantener un cierto nivel de comodidad para el paciente.

Estimulación y fomento de la rehabilitación

Para los pacientes que pueden recuperar parte de su movilidad, la rehabilitación es esencial. Debe llevarse a cabo en colaboración con fisioterapeutas o terapeutas ocupacionales, pero el papel del cuidador sigue siendo fundamental para animar y estimular al paciente. Es importante animarle a practicar ejercicios sencillos de movilidad y reforzar su confianza en sus capacidades físicas.

El objetivo es mantener o mejorar la independencia, incluso para las acciones más sencillas, como caminar distancias cortas, levantarse o permanecer de pie unos minutos. Al estimular regularmente la movilidad del paciente, el cuidador también fomenta un mejor estado psicológico, ya que la independencia física suele ir ligada a la autoestima.

Ayuda alimentaria: apoyo al bienestar y la salud

La alimentación es otro aspecto fundamental del bienestar diario, y para algunas personas, sobre todo ancianos o enfermos, puede convertirse en una tarea difícil de llevar a cabo en solitario. La ayuda para comer implica no solo proporcionar comidas o asistencia física, sino también garantizar la calidad de la nutrición y el respeto de las preferencias alimentarias.

Evaluar las necesidades nutricionales del paciente

Antes de proporcionar una ayuda alimentaria, es importante evaluar las necesidades nutricionales específicas del paciente. Las personas mayores o los pacientes que padecen enfermedades crónicas pueden tener necesidades nutricionales particulares debido a la pérdida de apetito, problemas digestivos, patologías específicas (diabetes, insuficiencia renal) o la toma de determinados medicamentos.

- **Hidratación**: los pacientes ancianos suelen estar deshidratados debido a una menor sensación de sed. El cuidador debe asegurarse de que el paciente beba regularmente a lo largo del día.
- **Ingesta de proteínas**: En pacientes encamados o convalecientes, es esencial garantizar una ingesta de proteínas suficiente para mantener la masa muscular y favorecer la cicatrización de los tejidos.
- **Equilibrio de nutrientes**: En función de la patología del paciente, puede ser necesario controlar la ingesta de sal, azúcar o grasas. El cuidador debe trabajar con un dietista para garantizar que las comidas se adaptan a las restricciones dietéticas del paciente, sin dejar de ser variadas y agradables.

Asistencia física durante las comidas

Algunos pacientes pueden tener dificultades para comer por sí solos debido a problemas de movilidad, temblores o debilidad muscular. La asistencia física para comer consiste en ayudarles a manejar los cubiertos, cortar la comida o darles de comer directamente, manteniendo un entorno cómodo que respete su dignidad.

El acto de dar de comer debe realizarse con calma, tomándose el tiempo necesario para que el paciente coma a su ritmo, sin prisas. También es esencial comprobar que el plato está bien presentado y que la textura de los alimentos se adapta a la capacidad del paciente para masticar y tragar. Por ejemplo, algunos pacientes pueden necesitar alimentos licuados o líquidos espesados para evitar el riesgo de atragantamiento.

Estimulación del apetito y placer de comer

Una de las dificultades habituales a las que se enfrentan los pacientes ancianos o enfermos es la pérdida de apetito, a menudo relacionada con la enfermedad, la medicación o la depresión. Por ello, los cuidadores deben asegurarse de que las comidas no sólo sean nutritivas, sino también agradables. Variar los sabores, respetar las preferencias alimentarias del paciente y presentar los alimentos de forma apetitosa son formas sencillas pero eficaces de estimular el apetito.

No hay que descuidar el placer de comer. Incluso para los pacientes con restricciones dietéticas, es importante conservar cierto placer gustativo para mantener una calidad de vida satisfactoria. Incorporar pequeños placeres ocasionales, como un postre favorito o un sabor reconfortante, puede contribuir en gran medida a mejorar el estado de ánimo y las ganas de comer.

Control de los trastornos de la deglución (disfagia)

En algunos pacientes, sobre todo los que padecen enfermedades neurodegenerativas (como la enfermedad de Parkinson o un ictus), **la disfagia** o dificultad para tragar es un problema importante. La vigilancia de la deglución es crucial para evitar vías de deglución falsas, que pueden provocar infecciones pulmonares graves (neumonía por aspiración).

Los cuidadores deben estar formados para detectar signos de disfagia, como tos durante o después de las comidas, dificultad para masticar o tragar, o un cambio de voz después de comer. La adaptación de las texturas de los alimentos y el uso de técnicas específicas de alimentación (como inclinar la cabeza o utilizar cubiertos adaptados) son esenciales para reducir los riesgos y garantizar una alimentación segura.

- Prevención de caídas y gestión del riesgo de osteoporosis

La prevención de las caídas y el control del riesgo de osteoporosis son dos aspectos esenciales del cuidado de los pacientes ancianos, ya que están estrechamente relacionados con la preservación de la independencia y la calidad de vida. Las caídas entre los ancianos constituyen un importante problema de salud pública, ya que pueden provocar fracturas graves, como las de cuello de fémur, a menudo asociadas a una pérdida permanente de movilidad. La osteoporosis, enfermedad caracterizada por una reducción de la densidad ósea, hace que los huesos sean más frágiles y más propensos a fracturarse en caso de caída. La prevención de las caídas y la gestión de la osteoporosis son, por tanto, prioridades que requieren un enfoque global, que combine cambios en el entorno, supervisión médica y mejora de la forma física.

Prevenir las caídas: una prioridad para la seguridad de los pacientes mayores

Las caídas son una de las principales causas de accidentes domésticos entre las personas mayores, con consecuencias físicas y psicológicas a veces graves. Pueden provocar fracturas, traumatismos craneoencefálicos y pérdida de confianza en uno mismo, incluso miedo a caminar, lo que hace que algunos pacientes limiten sus movimientos, haciéndolos aún más dependientes.

Identificar los factores de riesgo de caídas

El primer paso para prevenir las caídas es identificar los factores de riesgo, que pueden ser tanto intrínsecos (relacionados con el estado de salud del paciente) como extrínsecos (relacionados con el entorno).

- **Factores intrínsecos**: con la edad, una serie de cambios fisiológicos aumentan el riesgo de caídas, como la reducción de la fuerza muscular, la pérdida de equilibrio, los problemas visuales (como las cataratas) o las enfermedades neurológicas que afectan a la coordinación de los movimientos. Los problemas auditivos también pueden influir, ya que el oído interno contribuye al equilibrio.
  Algunos medicamentos, como las benzodiacepinas o los antihipertensivos, pueden provocar somnolencia, hipotensión ortostática o mareos, aumentando el riesgo de caídas. Por lo tanto, es esencial evaluar regularmente la farmacoterapia del paciente para detectar cualquier tratamiento que pueda contribuir a la inestabilidad.

- **Factores extrínsecos**: El entorno doméstico también puede ser una fuente de peligro. Las alfombras resbaladizas, los suelos irregulares, la falta de iluminación o la ausencia de barras de sujeción en los cuartos de baño son factores que pueden contribuir a las caídas. Por ello, un mobiliario doméstico adecuado es crucial para prevenir accidentes.

Adaptar el entorno para reducir riesgos

Para reducir el riesgo de caídas, pueden realizarse adaptaciones sencillas pero eficaces en el entorno del paciente. Entre ellas figuran:

- **Elimine obstáculos**: Retire alfombras, cables eléctricos expuestos o cualquier otro objeto del suelo que pueda hacerle tropezar.
- **Mejorar la iluminación**: Garantice una buena visibilidad, sobre todo en pasillos, escaleras y el cuarto de baño, instalando luces auxiliares o detectores de movimiento para que las zonas clave estén bien iluminadas.
- **Instalar pasamanos y rampas**: En baños, aseos y cerca de las escaleras, los pasamanos ofrecen un apoyo adicional para desplazarse.
- **Utilizar ayudas para caminar**: Fomentar el uso de bastones o andadores para estabilizar a los pacientes con problemas de equilibrio o debilidad muscular.

Mejorar la movilidad y el equilibrio

La actividad física adaptada es una de las formas más eficaces de prevenir las caídas. Fortalecer los músculos y mejorar el equilibrio y la coordinación son esenciales para reducir la inestabilidad en las personas mayores.

Los programas de ejercicios específicos, como caminar, gimnasia suave, yoga o Tai Chi, son especialmente eficaces para mejorar el equilibrio y la fuerza muscular. Estas actividades también aumentan la confianza en uno mismo, lo que puede ayudar a superar el miedo a las caídas. La rehabilitación, bajo la supervisión de un fisioterapeuta, se recomienda a las personas que ya se han caído o que corren un alto riesgo de caerse.

Controlar el riesgo de osteoporosis: proteger la resistencia ósea

La osteoporosis es una enfermedad que debilita los huesos reduciendo su densidad, haciéndolos más frágiles y más propensos a fracturarse en caso de caída. Afecta sobre todo a las mujeres después de la menopausia, pero también puede afectar a los hombres mayores. El tratamiento de la osteoporosis tiene por objeto frenar la pérdida de masa ósea, fortalecer los huesos y prevenir las fracturas.

Detección y diagnóstico de la osteoporosis

El cribado de la osteoporosis se basa en la **densitometría ósea**, una prueba indolora que mide la densidad mineral ósea. Esta prueba se recomienda a las mujeres posmenopáusicas y a los hombres mayores de 70 años, así como a las personas con factores de riesgo como antecedentes de fracturas, uso prolongado de corticosteroides o antecedentes familiares de osteoporosis.

El diagnóstico precoz permite adoptar medidas preventivas para fortalecer los huesos y evitar fracturas. En pacientes que ya muestran signos de osteoporosis, es necesario un tratamiento médico y dietético para frenar la progresión de la enfermedad.

Dieta y suplementos

La dieta desempeña un papel clave en la salud ósea. Para mantener unos huesos fuertes, es importante garantizar una ingesta adecuada de **calcio** y **vitamina D**.

- **Calcio**: El calcio es un mineral esencial para la formación de huesos fuertes. Las necesidades diarias de calcio aumentan con la edad, y a menudo es necesario complementar la ingesta dietética con suplementos, sobre todo en personas que consumen pocos productos lácteos o que tienen problemas digestivos que limitan la absorción de calcio.

Entre los alimentos ricos en calcio figuran los productos lácteos (leche, queso, yogur), las verduras de hoja verde, las almendras y pescados como las sardinas o el salmón en conserva.

- **Vitamina** D: La vitamina D es esencial para la absorción del calcio. En las personas mayores, la producción de vitamina D por la piel disminuye con la edad, especialmente en ausencia de una exposición suficiente a la luz solar. La carencia de vitamina D aumenta el riesgo de osteoporosis y fracturas. A menudo se recomiendan suplementos de vitamina D, especialmente en invierno o para pacientes que viven en instituciones.

Tratamientos médicos de la osteoporosis

Además de las medidas nutricionales, existen varios tratamientos médicos para frenar la pérdida ósea y prevenir las fracturas. **Los bifosfonatos** son los fármacos más recetados para tratar la osteoporosis, ya que reducen la degradación ósea. Pueden tomarse en forma de comprimidos o inyectados.

También se utilizan **moduladores selectivos de los receptores estrogénicos (SERM)**, terapia hormonal sustitutiva (THS) y otros agentes como **el denosumab** o **la teriparatida**, en función de las necesidades específicas de la paciente. Estos tratamientos suelen tolerarse bien, pero deben ser supervisados por un médico para evaluar su eficacia y los posibles efectos secundarios.

Prevención de fracturas en pacientes osteoporóticos

Para los pacientes que ya padecen osteoporosis, es crucial prevenir las fracturas, que pueden dar lugar a complicaciones graves. **Las fracturas de cadera** son especialmente temidas, ya que suelen requerir cirugía y una larga rehabilitación, lo que aumenta el riesgo de pérdida de independencia.

Además de prevenir las caídas, es importante **fortalecer los músculos** y fomentar la actividad física regular para mantener los huesos fuertes y mejorar la coordinación. Los ejercicios de resistencia (como cargar pesos ligeros) y las actividades de bajo impacto (como caminar o montar en bicicleta) ayudan a fortalecer el esqueleto y a prevenir las fracturas.

Capítulo 12

Utilizar la tecnología para controlar a los pacientes

1. Nuevas herramientas para controlar la diabetes

- Uso de sensores continuos de glucosa

El uso de monitores continuos de glucosa representa un gran avance en el control de la diabetes, sobre todo para los pacientes con diabetes de tipo 1 y 2 que requieren un control riguroso de sus niveles de glucosa. A diferencia de los métodos tradicionales de monitorización de la glucemia, que implican la extracción puntual de sangre mediante un pinchazo en la yema del dedo, los sensores de monitorización continua de la glucosa (MCG) miden las fluctuaciones de la glucosa en el líquido intersticial en tiempo real, lo que proporciona una monitorización mucho más precisa y exhaustiva de las variaciones de la glucemia a lo largo del día y la noche.

Esta tecnología mejora la calidad de vida de los pacientes al reducir la necesidad de inyecciones frecuentes, al tiempo que proporciona datos más ricos para ajustar los tratamientos. También permite prevenir la hipo e hiperglucemia, optimizar la administración de insulina y adaptar el comportamiento dietético y la actividad física con mayor eficacia. Comprender y utilizar estos dispositivos se ha convertido en un elemento clave del tratamiento moderno de la diabetes.

Cómo funcionan los sensores continuos de glucosa

Los monitores continuos de glucosa son pequeños dispositivos que se colocan sobre la piel, normalmente en el abdomen o el brazo. Estos sensores tienen un fino filamento que se introduce en el líquido intersticial que hay bajo la piel. El filamento capta los cambios en los niveles de glucosa en este fluido en tiempo real, reflejando fielmente los niveles de glucosa en sangre, aunque con un ligero desfase temporal.

A continuación, los datos se transmiten a un receptor o directamente a un smartphone a través de una aplicación específica, donde se muestran en forma de gráficos en tiempo real. La mayoría de los dispositivos modernos también están equipados con alarmas que alertan al paciente si se superan los umbrales de glucosa, ya sea en caso de hipoglucemia (demasiado baja) o hiperglucemia (demasiado alta), lo que permite una reacción inmediata para corregir la situación.

Principales elementos del sistema

- **El sensor**: se inserta bajo la piel y controla continuamente los niveles de glucosa en el líquido intersticial. En general, un sensor permanece colocado entre 7 y 14 días, según el modelo.
- **El transmisor**: Esta pequeña caja acoplada al sensor envía los datos de glucosa a un receptor o smartphone.
- **El receptor o la aplicación**: es el dispositivo donde se recogen y muestran los datos. Puede ser un dispositivo dedicado o una aplicación en un smartphone.

Algunos sistemas de MCG también pueden conectarse a **bombas de insulina**, lo que permite una gestión automatizada del tratamiento. En estos casos, la bomba ajusta automáticamente las dosis de insulina en función de los datos de glucemia transmitidos por el sensor, ofreciendo un mejor control de la glucemia sin intervención humana constante.

Las ventajas de los monitores continuos de glucosa

Los sensores continuos de glucosa ofrecen muchas ventajas sobre los métodos de control convencionales, tanto en términos de precisión como de comodidad. Proporcionan una visión general de las variaciones de los niveles de glucosa en sangre durante un periodo de 24 horas, lo que resulta imposible con las mediciones puntuales mediante pinchazos capilares.

Control más preciso y exhaustivo de la glucemia

Una de las principales ventajas de los monitores continuos de glucosa es la **gran cantidad de datos que** proporcionan. A diferencia del control de la glucemia capilar, que sólo proporciona una instantánea de los niveles de glucosa en un momento dado, los MCG miden los niveles de glucosa en tiempo real, proporcionando información sobre las tendencias y variaciones a lo largo del día. Esto permite :

- **Identificación de patrones de glucemia**: los pacientes pueden identificar más fácilmente los periodos de riesgo de hipoglucemia o hiperglucemia, como después de las comidas, durante el ejercicio o por la noche. Esto permite comprender mejor las variaciones de la glucemia y realizar ajustes más precisos en el tratamiento.
- **Reaccionar rápidamente en caso de hipoglucemia**: Gracias a las alarmas integradas, los sensores alertan al paciente cuando la hipoglucemia es inminente, evitando episodios graves que pueden ser peligrosos, especialmente durante el sueño.

Mejor gestión de la insulina y los tratamientos

Los datos continuos que proporcionan los MCG permiten gestionar el tratamiento con insulina con mayor precisión. En lugar de basarse en unas pocas mediciones diarias, los ajustes de dosis pueden realizarse teniendo en cuenta las variaciones de los niveles de azúcar en sangre a lo largo del día. Los pacientes pueden, por ejemplo, ajustar las dosis antes de las comidas o en función de su actividad física.

Los sensores son especialmente útiles para los pacientes que utilizan **bombas de insulina**, ya que permiten basalizar la insulina (es decir, ajustar las dosis basales de insulina) en tiempo real. Además, algunas bombas pueden conectarse al sensor y ajustar automáticamente la administración de insulina en función de los datos recogidos, lo que reduce el riesgo de error humano.

Mayor comodidad y mejor calidad de vida

Uno de los aspectos más apreciados por los pacientes que utilizan monitores continuos de glucosa es la **comodidad que** proporcionan. Estos dispositivos reducen o incluso eliminan la necesidad de pincharse los dedos varias veces al día, un procedimiento que a menudo se percibe como restrictivo y doloroso.

Además, la posibilidad de controlar los niveles de glucosa en sangre en tiempo real, con alertas en caso de problemas, aporta una mayor tranquilidad. Los pacientes ya no tienen que controlar activamente sus niveles de azúcar en sangre todo el tiempo, lo que reduce el estrés y la ansiedad asociados al control de la diabetes.

Límites y retos del uso de los MCG

A pesar de sus muchas ventajas, los monitores continuos de glucosa no están exentos de limitaciones y retos. Su uso requiere una formación adecuada y la adaptación del paciente a esta nueva tecnología.

El desfase temporal con los niveles de glucosa en sangre

Los monitores continuos de glucosa miden los niveles de glucosa en el **líquido intersticial**, en lugar de hacerlo directamente en la sangre. Esto puede dar lugar a un desfase de entre 5 y 10 minutos con respecto a los niveles reales de glucosa en sangre, sobre todo cuando se producen cambios rápidos, como después de una comida o durante el ejercicio. Por lo tanto, es importante que los pacientes comprendan que los datos del MCG no reflejan inmediatamente los cambios en los niveles de glucosa en sangre y que pueden tener que esperar un poco para ajustar su tratamiento.

Coste y accesibilidad

Los MCG siguen siendo relativamente caros, aunque su precio tiende a bajar con el tiempo y su reembolso por los sistemas sanitarios está mejorando en muchos países. Sin embargo, su coste puede seguir siendo un obstáculo para su uso por parte de algunos pacientes, sobre todo los que no disponen de una cobertura médica adecuada.

Necesidad de un seguimiento y una formación rigurosos

El uso de monitores continuos de glucosa requiere un seguimiento riguroso y una **formación adecuada**. Hay que enseñar a los pacientes a utilizar el sensor, leer e interpretar los datos y ajustar el tratamiento en función de los resultados. Además, aunque los MCG reducen la necesidad de realizar pruebas de punción, algunos modelos siguen requiriendo una calibración periódica con un medidor de glucosa convencional.

También es importante recordar que estos dispositivos, aunque eficaces, no sustituyen al seguimiento médico regular ni a la consulta con un endocrinólogo o diabetólogo. Los MCG proporcionan datos valiosos, pero deben interpretarse como parte de un plan de tratamiento global supervisado por profesionales sanitarios.

Perspectivas de futuro de los monitores continuos de glucosa

La tecnología de monitorización continua de la glucosa evoluciona constantemente. Los nuevos modelos son cada vez más precisos, menos invasivos y más fáciles de usar. El objetivo es hacer estos dispositivos aún más accesibles y mejorar su integración con otras tecnologías de control de la diabetes, como **las bombas de insulina de circuito cerrado** o las aplicaciones de seguimiento de la salud.

Los lazos cerrados, también conocidos como "páncreas artificiales", son un sistema que combina un sensor de glucosa en sangre con una bomba de insulina inteligente capaz de ajustar automáticamente las dosis de insulina en función de los datos de glucemia. Este tipo de dispositivo podría revolucionar el tratamiento de la diabetes al limitar aún más la intervención humana y ofrecer un control glucémico prácticamente autónomo.

- Teleconsultas y seguimiento a distancia de pacientes diabéticos

Las teleconsultas y el seguimiento a distancia de los pacientes diabéticos representan un gran avance en la gestión de esta enfermedad crónica, ya que permiten un seguimiento más frecuente y personalizado, al tiempo que reducen las limitaciones asociadas a los desplazamientos y la disponibilidad de los médicos. La diabetes, ya sea de tipo 1 o de tipo 2, requiere un seguimiento regular para ajustar los tratamientos, vigilar las complicaciones y ayudar a los pacientes a gestionar su vida cotidiana. Gracias a las tecnologías modernas, las consultas a distancia y las herramientas de telemedicina ofrecen nuevas perspectivas para mejorar la calidad de la asistencia, al tiempo que facilitan el acceso de los pacientes a sus profesionales sanitarios, sobre todo en las zonas rurales o para las personas que tienen dificultades para desplazarse.

Ventajas de las teleconsultas para pacientes diabéticos

La diabetes requiere un seguimiento médico riguroso para ajustar el tratamiento en función de los cambios en los niveles de azúcar en sangre, los resultados de los análisis de sangre y los cambios en el estilo de vida de los pacientes (dieta, actividad física). Tradicionalmente, esto se ha traducido en visitas periódicas a la consulta, que a veces pueden percibirse como restrictivas para los pacientes, sobre todo los que tienen una vida laboral ajetreada o viven lejos de los centros de salud. Las teleconsultas dan respuesta a estas limitaciones, ofreciendo un acceso más flexible e inmediato a la atención sanitaria.

Control más frecuente y flexible

Una de las principales ventajas de las teleconsultas es la **flexibilidad** que ofrecen, tanto para pacientes como para cuidadores. Los pacientes diabéticos pueden programar consultas a distancia sin tener que desplazarse, lo que reduce considerablemente las bajas laborales, los gastos de transporte y el estrés asociado a las citas médicas. Esta facilidad de acceso también permite aumentar la frecuencia de los seguimientos, sobre todo en el caso de pacientes que requieren ajustes periódicos de su tratamiento.

Además, poder ponerse en contacto rápidamente con un profesional sanitario en caso de que surja un problema, como una hiperglucemia incontrolada o efectos secundarios relacionados con el tratamiento, significa que puede **reaccionar con mayor rapidez** y evitar que la situación se deteriore. Este enfoque proactivo es especialmente beneficioso para prevenir las complicaciones a largo plazo de la diabetes, como la retinopatía, la nefropatía y la neuropatía.

Apoyo más personalizado

Las teleconsultas también permiten adaptar el seguimiento a las necesidades específicas de cada paciente, ofreciendo un apoyo más **personalizado**. Por ejemplo, los pacientes pueden hablar directamente con su médico o diabetólogo sobre los resultados de sus análisis de azúcar en sangre, cualquier dificultad que tengan para controlar su dieta o su actividad física, y recibir consejos en tiempo real.

Al integrar los datos de los sensores continuos de glucosa o las bombas de insulina, los profesionales sanitarios pueden obtener una visión general de los cambios en los niveles de azúcar en sangre y adaptar el tratamiento con mayor rapidez. Esto permite realizar ajustes más precisos, ya sea en términos de dosis de insulina, recomendaciones dietéticas o gestión de la actividad física, basándose en los datos específicos del paciente, y no solo en promedios o consultas puntuales.

Reducir las desigualdades en el acceso a la atención sanitaria

Para los pacientes que viven en zonas rurales o lejos de los grandes centros médicos, las teleconsultas son una oportunidad real de reducir **las desigualdades en el acceso a la asistencia**. Los diabetólogos y endocrinos suelen concentrarse en las grandes ciudades, y muchos pacientes diabéticos se encuentran en situaciones en las que las consultas a especialistas son poco frecuentes o de difícil acceso. Con la telemedicina, estos pacientes pueden consultar a un especialista a distancia sin tener que recorrer cientos de kilómetros, lo que contribuye a mejorar la calidad y la frecuencia de su seguimiento.

Herramientas de seguimiento a distancia para pacientes diabéticos

Las teleconsultas no serían tan eficaces sin la integración de herramientas de monitorización a distancia, que permiten recabar información valiosa en tiempo real o de forma periódica sobre el control de la diabetes del paciente. Han surgido varias tecnologías para facilitar esta monitorización, desde simples glucómetros conectados hasta sensores continuos de glucosa y aplicaciones móviles de control de la diabetes.

Monitores continuos de glucosa y bombas de insulina conectadas

Los monitores continuos de glucosa (MCG) se han convertido en herramientas esenciales para muchos pacientes diabéticos, en particular los que padecen diabetes de tipo 1. Estos dispositivos miden continuamente el nivel de glucosa en el líquido intersticial, lo que permite un seguimiento constante de las fluctuaciones de los niveles de azúcar en sangre. Acoplados a aplicaciones de gestión de la diabetes, estos sensores envían los datos directamente a smartphones o plataformas de monitorización remota, donde pueden ser consultados por el paciente y también por el médico durante las teleconsultas.

Las bombas de insulina conectadas ofrecen otra forma de control a distancia. Ajustan automáticamente las dosis de insulina en función de los datos de glucemia suministrados por los sensores, y esta información se transmite a los médicos, que pueden analizarla a distancia para optimizar el tratamiento.

Estos dispositivos permiten un seguimiento más detallado, y los pacientes pueden compartir estos datos con su médico antes de la teleconsulta para que puedan ser interpretados en tiempo real. De este modo, los profesionales sanitarios pueden elaborar recomendaciones con un grado de precisión que no era posible con las mediciones puntuales.

Aplicaciones móviles y plataformas de gestión de la diabetes

Numerosas **aplicaciones móviles** permiten a los pacientes gestionar sus datos sanitarios, incluidos los resultados de glucosa en sangre, las dosis de insulina administradas, el consumo de alimentos y la actividad física. Estas aplicaciones facilitan la autogestión de la diabetes al ofrecer a los pacientes una visión general de su evolución, al tiempo que identifican los momentos críticos en los que es necesario realizar ajustes.

Estas aplicaciones también pueden conectarse a plataformas de monitorización remota, donde los profesionales sanitarios pueden consultar los datos en tiempo real o entre dos consultas. Esto permite a los médicos tomar decisiones basadas en datos fiables y actualizados, mejorando la calidad del seguimiento y la eficacia de las intervenciones.

Sistemas de vigilancia y alerta a distancia

Algunas plataformas de monitorización a distancia permiten a los profesionales sanitarios realizar un seguimiento proactivo a distancia de los pacientes con diabetes. Esto significa que los datos de glucosa en sangre, las alarmas de los sensores (como una alerta de hipoglucemia) u otros parámetros de salud pueden enviarse en tiempo real a los cuidadores, que pueden reaccionar en caso de emergencia.

Por ejemplo, un paciente con hiperglucemia recurrente durante la noche puede identificarse rápidamente gracias a estos dispositivos, y un médico puede ponerse en contacto con él para ajustar su tratamiento sin esperar a la siguiente consulta. Este tipo de **seguimiento proactivo** reduce el riesgo de complicaciones agudas, como el coma diabético, y permite una gestión más reactiva de la diabetes.

Retos y límites de las teleconsultas y la televigilancia

Aunque las teleconsultas y la monitorización a distancia ofrecen muchas ventajas, también hay retos y limitaciones que deben tenerse en cuenta.

Barreras tecnológicas y acceso a la telemedicina

La telemedicina se basa en el uso de herramientas digitales, y no todos los pacientes son iguales cuando se trata de tecnología. Los pacientes mayores o los que no están familiarizados con las herramientas digitales pueden tener dificultades para utilizar los dispositivos conectados o las aplicaciones de monitorización, lo que limita los beneficios potenciales de la teleconsulta. Por lo tanto, es esencial ofrecer orientación, formación y apoyo técnico para que estos pacientes puedan aprovechar al máximo estas tecnologías.

Además, el acceso a una **conexión a Internet** puede ser un obstáculo para ciertas poblaciones que viven en zonas mal comunicadas. Sin una conexión estable y rápida, las teleconsultas y la transferencia de datos pueden resultar complicadas, si no imposibles.

Gestión de la relación médico-paciente

Aunque las teleconsultas facilitan el acceso a la asistencia, no siempre sustituyen a la **relación cara a cara** entre paciente y médico, que sigue siendo importante para establecer la confianza y una comunicación más fluida. Algunos aspectos del seguimiento médico, como los exámenes físicos o la observación del comportamiento del paciente, no pueden realizarse a distancia, y las consultas presenciales siguen siendo necesarias en muchos casos.

Protección de los datos sanitarios

La monitorización a distancia depende de la recopilación de una gran cantidad de datos sensibles, como la información médica del paciente, los resultados de glucosa en sangre, las recetas, etc. Es crucial garantizar la **seguridad y confidencialidad** de estos datos. Los sistemas de monitorización remota deben cumplir las normas de protección de datos médicos (como el RGPD en Europa), y los pacientes deben ser informados sobre cómo se almacenan y utilizan sus datos.

2. Tecnologías para el manejo de la enfermedad tiroidea

- Avances en las pruebas de diagnóstico del tiroides

Los avances en las pruebas de diagnóstico del tiroides han mejorado considerablemente la capacidad de detectar y tratar los trastornos tiroideos, que pueden incluir afecciones como el hipertiroidismo, el hipotiroidismo, los nódulos tiroideos y el cáncer de tiroides. Los avances tecnológicos y científicos en este campo permiten ahora obtener diagnósticos más rápidos, precisos y menos invasivos, al tiempo que facilitan el tratamiento personalizado de los pacientes. La mejora de las pruebas diagnósticas, combinada con un mejor conocimiento de los mecanismos tiroideos, ha transformado la forma de evaluar y tratar estas afecciones, permitiendo optimizar las intervenciones terapéuticas.

Análisis de sangre: marcadores hormonales cada vez más precisos

Los análisis de sangre siguen siendo la base del diagnóstico de las enfermedades tiroideas. Miden los niveles de las principales hormonas producidas o reguladas por el tiroides: tiroxina (T4), triyodotironina (T3) y hormona estimulante del tiroides (TSH). La medición de la TSH, en particular, se ha convertido en una prueba de referencia para evaluar la función tiroidea. Los avances significativos han mejorado la sensibilidad y precisión de estas pruebas, proporcionando diagnósticos más fiables.

TSH ultrasensible (TSHus)

La TSH (hormona estimulante del tiroides), producida por la hipófisis, desempeña un papel clave en la regulación del tiroides, y su medición es una de las primeras pruebas que se prescriben cuando se sospecha un trastorno tiroideo. Las modernas pruebas **ultrasensibles de TSH** (o TSHus) pueden detectar variaciones muy pequeñas en los niveles de TSH, lo que facilita la detección precoz de trastornos de la función tiroidea. En particular, estas pruebas permiten diagnosticar formas subclínicas de hipertiroidismo o hipotiroidismo, es decir, disfunciones que aún no provocan síntomas marcados, pero que pueden evolucionar hacia formas más graves si no se tratan.

T4 libre y T3 libre

Las pruebas que miden los niveles de **T4 libre** y **T3 libre** también son esenciales para afinar el diagnóstico de los trastornos tiroideos. A diferencia de la T4 y la T3 totales, las pruebas de T4 y T3 libres miden las hormonas que no están unidas a proteínas plasmáticas, es decir, las hormonas que son biológicamente activas. Esto ofrece una imagen más precisa de la función tiroidea y permite ajustar los tratamientos con mayor eficacia, sobre todo en casos complejos en los que los niveles de TSH por sí solos no bastan para establecer un diagnóstico claro.

Marcadores específicos y nuevas biomoléculas para el diagnóstico del tiroides

Los avances de la biotecnología han permitido identificar **biomarcadores específicos** que mejoran la detección de las patologías tiroideas, en particular las enfermedades autoinmunes y los cánceres de tiroides. Estos marcadores, detectados mediante análisis de sangre o biopsias, pueden utilizarse para afinar los diagnósticos y proponer tratamientos más específicos.

Anticuerpos antitiroideos (anti-TPO y anti-Tg)

En las enfermedades tiroideas autoinmunes, como **la tiroiditis de Hashimoto** o **la enfermedad de Graves**, la detección de anticuerpos dirigidos contra el tiroides es un elemento diagnóstico crucial. Los **anticuerpos antitiroperoxidasa (anti-TPO)** y los **anticuerpos antitiroglobulina (anti-Tg)** son los principales marcadores utilizados para diagnosticar estas enfermedades. Su presencia en la sangre indica un ataque del sistema inmunitario a la glándula tiroides, que provoca una inflamación y, en el caso de la tiroiditis de Hashimoto, la destrucción progresiva de la glándula, lo que conduce al hipotiroidismo.

La medición de estos anticuerpos no sólo permite realizar un diagnóstico más preciso, sino también evaluar la gravedad de la enfermedad y seguir su evolución a lo largo del tiempo.

Calcitonina y tiroglobulina: marcadores del cáncer de tiroides

La calcitonina es un marcador clave en el cribado y seguimiento de **los cánceres de tiroides**, en particular de los carcinomas medulares. Esta hormona, producida por las células C del tiroides, suele estar elevada en los cánceres medulares, y su medición es una herramienta esencial de diagnóstico y seguimiento.

Del mismo modo, **la tiroglobulina**, una proteína producida por las células foliculares del tiroides, se utiliza como marcador para controlar la recurrencia de los cánceres de tiroides diferenciados tras la ablación del tiroides (tiroidectomía). Tras una tiroidectomía completa, los niveles de tiroglobulina deben ser indetectables. Un aumento de los niveles de tiroglobulina puede indicar una recidiva del tumor, que requiere un tratamiento rápido.

Imagen tiroidea: técnicas cada vez más eficaces

Las técnicas de imagen también son esenciales para diagnosticar los trastornos tiroideos, en particular para evaluar los nódulos, identificar las anomalías estructurales y orientar las intervenciones médicas. En los últimos años, los avances en ecografía, gammagrafía y resonancia magnética (RM) han mejorado la precisión diagnóstica al tiempo que han reducido la invasividad de los exámenes.

Ecografía de alta resolución

La ecografía tiroidea se ha convertido en una de las herramientas de diagnóstico más utilizadas para evaluar los nódulos y las anomalías estructurales del tiroides. Las nuevas tecnologías permiten obtener imágenes de alta resolución, lo que facilita la detección incluso de nódulos pequeños. La ecografía también puede utilizarse para distinguir los nódulos sólidos de los quistes, medir su tamaño y evaluar los criterios de alerta que podrían sugerir un cáncer de tiroides, como la vascularidad, la presencia de microcalcificaciones o los bordes irregulares.

La ecografía también puede combinarse con técnicas como la elastografía, que mide la dureza de los nódulos, otro criterio para distinguir las lesiones benignas de las malignas.

Centellografía tiroidea

La gammagrafía tiroidea se utiliza para evaluar la función de los nódulos tiroideos. Consiste en inyectar una pequeña cantidad de isótopo radiactivo (como yodo-123 o tecnecio-99m) que es captado por la glándula tiroides. Esto permite visualizar la actividad funcional de la glándula y distinguir los nódulos "calientes" (hiperfuncionales) de los "fríos" (hipofuncionales). Por lo general, los nódulos fríos tienen más probabilidades de ser cancerosos, mientras que los nódulos calientes suelen ser benignos, pero pueden estar asociados a hipertiroidismo.

Resonancias magnéticas y PET

En algunos casos, sobre todo para la evaluación de cánceres de tiroides avanzados o complejos, pueden utilizarse técnicas de imagen más avanzadas, como la **resonancia magnética (RM)** o **la** tomografía por emisión de positrones **(PET)**. La IRM proporciona imágenes detalladas de los tejidos blandos, mientras que la PET puede detectar metástasis evaluando la actividad metabólica de las células cancerosas.

Biopsias tiroideas: de la citología convencional a las nuevas técnicas moleculares

La biopsia con aguja fina es un método clásico para evaluar los nódulos tiroideos, en particular para detectar el cáncer. Los avances recientes han mejorado tanto la precisión de estas biopsias como el análisis de los resultados.

Aspiración con aguja fina (AAF)

La aspiración con aguja fina (PAAF) es un procedimiento sencillo y mínimamente invasivo que consiste en extraer células de un nódulo tiroideo para su análisis citológico. Se realiza bajo control ecográfico para garantizar que la aguja extrae realmente las células del nódulo que se van a evaluar. La PAF permite diferenciar los nódulos benignos de los sospechosos o malignos con un alto grado de precisión. Sin embargo, en algunos casos, la citología por sí sola no es suficiente para distinguir entre nódulos benignos y malignos, sobre todo en los nódulos foliculares, donde la distinción entre adenomas benignos y cánceres requiere un análisis más profundo.

Análisis molecular de los nódulos tiroideos

Los recientes avances en **genética molecular** han llevado un paso más allá el diagnóstico de los nódulos tiroideos indeterminados. Cuando una biopsia no puede establecer con certeza si un nódulo es canceroso, el análisis genético puede revelar mutaciones o reordenamientos específicos asociados al cáncer de tiroides, como mutaciones en los genes **BRAF** o **RAS**, o la presencia de reordenamientos de los genes **RET/PTC**.

Estos análisis permiten mejorar el diagnóstico, reduciendo los falsos positivos y los falsos negativos, y orientar la gestión hacia la cirugía o el seguimiento, en función de los resultados.

- Uso de aplicaciones para controlar los tratamientos hormonales

El uso de aplicaciones para controlar los tratamientos hormonales representa un avance significativo en la gestión de patologías endocrinas, como el hipotiroidismo, el hipertiroidismo, los trastornos ligados a la menopausia o la andropausia, o la diabetes. Estas enfermedades crónicas requieren a menudo tratamientos hormonales a largo plazo, como la levotiroxina para la enfermedad tiroidea, la insulina para la diabetes o la terapia hormonal sustitutiva para los desequilibrios hormonales relacionados con la edad. En este contexto, las aplicaciones de monitorización ofrecen una forma práctica y eficaz de mejorar la adherencia a los tratamientos, personalizar la gestión de las dosis y controlar los efectos secundarios, al tiempo que favorecen una mejor comunicación con los profesionales sanitarios.

Las ventajas de las apps para controlar los tratamientos hormonales

Los tratamientos hormonales requieren una regularidad estricta y un seguimiento meticuloso para ser eficaces. Olvidar una dosis o ajustar mal el tratamiento puede provocar desequilibrios hormonales que repercuten considerablemente en la salud del paciente. Al automatizar ciertas tareas y centralizar la información médica, las aplicaciones de seguimiento ayudan a los pacientes a gestionar mejor su tratamiento y a controlar su estado de salud.

Recordatorios sobre la toma de medicamentos

Una de las primeras ventajas de estas aplicaciones es que envían **recordatorios periódicos** para tomar la medicación. Los tratamientos hormonales, como la levotiroxina para el hipotiroidismo, suelen tener que tomarse a una hora concreta del día (a menudo con el estómago vacío por la mañana), y el cumplimiento escrupuloso del horario es esencial para mantener estables los niveles hormonales en el organismo.

Las aplicaciones permiten a los pacientes programar alarmas diarias o semanales para avisarles de cuándo deben tomar su medicación. Esto reduce el riesgo de olvidos, sobre todo en el caso de los pacientes que toman varios medicamentos o tienen una agenda muy apretada. Es más, algunas aplicaciones incluyen funciones que permiten registrar cada dosis de medicación tomada, para poder llevar un registro preciso del cumplimiento del tratamiento.

Seguimiento de las dosis y ajustes personalizados

Los tratamientos hormonales suelen requerir **ajustes periódicos** en función de los análisis de sangre, los síntomas o las recomendaciones médicas. Las aplicaciones de monitorización ofrecen un espacio dedicado en el que los pacientes pueden introducir y seguir las variaciones de la dosis, en colaboración con su médico.

Para los pacientes que toman insulina o levotiroxina, por ejemplo, la dosis puede ajustarse en función de los resultados de los análisis de glucosa en sangre o TSH. Las aplicaciones pueden utilizarse para registrar estos datos y seguir los cambios de dosis a lo largo del tiempo, lo que facilita una gestión proactiva de los tratamientos. Los pacientes también pueden recibir recomendaciones o alertas que les indiquen cuándo deben acudir al médico para reevaluar su tratamiento.

Control de los síntomas y efectos secundarios

Los tratamientos hormonales pueden provocar **efectos secundarios** o requerir ajustes en función de los síntomas experimentados. Por ejemplo, una dosis insuficiente de levotiroxina en una persona con hipotiroidismo puede causar síntomas como fatiga, aumento de peso o frialdad, mientras que una sobredosis puede provocar palpitaciones, ansiedad o insomnio. Como parte de la terapia hormonal sustitutiva (THS) para la menopausia, pueden aparecer efectos secundarios como sofocos, cambios de humor o dolor mamario.

Las aplicaciones permiten a los pacientes **registrar y hacer** un **seguimiento** detallado **de sus síntomas**, lo que les ayuda a comprender mejor el impacto del tratamiento en su organismo. Estos datos pueden compartirse con el médico durante las consultas, lo que facilita el ajuste del tratamiento en función de las sensaciones reales del paciente, en lugar de limitarse a controles puntuales. Este seguimiento proactivo ayuda a anticipar posibles complicaciones y a optimizar el tratamiento a lo largo del tiempo.

Personalizar e integrar los hábitos de vida

Algunas aplicaciones también ofrecen la posibilidad de hacer un seguimiento de otros aspectos de la vida cotidiana que pueden influir en la eficacia de los tratamientos hormonales, como la dieta, la actividad física o el sueño. En la gestión de las hormonas en el organismo influyen muchos factores, y el seguimiento de estos hábitos de vida ayuda a optimizar los tratamientos.

Por ejemplo, los pacientes en tratamiento **con insulina** pueden registrar sus comidas, niveles de actividad física y dosis de insulina para comprender mejor la relación entre estos factores y sus niveles de azúcar en sangre. Del mismo modo, las personas en **tratamiento por hipotiroidismo** pueden controlar sus hábitos alimentarios para evitar interacciones con determinados alimentos o suplementos, como el calcio o el hierro, que pueden interferir en la absorción de la levotiroxina.

Estas funciones de seguimiento del estilo de vida permiten personalizar los tratamientos hormonales y adoptar un enfoque más holístico, teniendo en cuenta los factores ambientales y de comportamiento que influyen en la salud.

Aplicaciones y comunicación con los profesionales sanitarios

Otra gran ventaja de las aplicaciones de seguimiento del tratamiento hormonal es su capacidad para **facilitar la comunicación** entre pacientes y profesionales sanitarios. Estas herramientas permiten centralizar y compartir rápidamente la información sobre la evolución del tratamiento, lo que mejora la coordinación de la asistencia.

Compartir datos con el médico

Los datos recogidos por las aplicaciones pueden **compartirse directamente** con el médico durante las consultas, o enviarse a través de plataformas seguras de telemedicina. De este modo, los médicos tienen acceso a un historial completo de la medicación tomada, las dosis, los resultados de los análisis de sangre y los síntomas comunicados por el paciente. Con acceso a datos más detallados y actualizados, los profesionales sanitarios pueden ajustar los tratamientos con mayor rapidez y precisión.

Esto es especialmente útil en los casos en que el paciente recibe tratamiento a distancia, como en zonas rurales, o cuando le resulta difícil acudir a una consulta. El médico puede seguir el estado de salud del paciente en tiempo real e intervenir más rápidamente si es necesario.

Alertas y prevención de errores médicos

Algunas aplicaciones incluyen sistemas **automáticos** de **alerta** de posibles errores de medicación, como interacciones peligrosas entre distintos tratamientos hormonales o el uso incorrecto de medicamentos. Por ejemplo, pueden alertar a un paciente que está tomando su tratamiento en un momento del día en que la absorción podría verse reducida por otro fármaco o alimento, o prevenir una sobredosis si se recetan por error varios medicamentos similares.

Las aplicaciones también ayudan a prevenir **efectos secundarios graves** señalando ciertos síntomas críticos a los que hay que estar atento e indicando a los pacientes cuándo deben consultar rápidamente a un médico.

Límites y retos de las aplicaciones de seguimiento del tratamiento hormonal

A pesar de sus muchas ventajas, las aplicaciones de seguimiento del tratamiento hormonal tienen ciertas limitaciones que es importante tener en cuenta.

Acceso a la tecnología y competencias digitales

El uso de estas aplicaciones requiere acceso a un teléfono inteligente o una tableta, así como **familiaridad con las herramientas digitales**. Esto puede suponer un obstáculo para algunos pacientes, sobre todo los ancianos o los que no se sienten cómodos con la tecnología. A menudo se requiere una formación y un apoyo adecuados para que estos pacientes puedan hacer pleno uso de estas herramientas y beneficiarse de sus ventajas.

Adhesión al uso de aplicaciones

Para que las aplicaciones sean eficaces, los pacientes deben ser **asiduos** en su uso diario. Esto significa no sólo registrar cada dosis de medicación que toman, sino también anotar regularmente sus síntomas y seguir las recomendaciones de la aplicación. Algunas personas pueden encontrar esto restrictivo, sobre todo si no están acostumbradas a seguir su tratamiento rigurosamente. Por eso es importante integrar estas aplicaciones en un proceso de motivación y concienciación sobre la importancia del seguimiento.

Protección de datos personales

Recopilar y compartir datos médicos sensibles, como tratamientos hormonales y chequeos médicos, plantea **problemas de seguridad** y confidencialidad. Es imprescindible que las aplicaciones cumplan normas estrictas de protección de datos, como el RGPD (Reglamento General de Protección de Datos) en Europa, y que los usuarios estén plenamente informados sobre cómo se almacenan y utilizan sus datos.

3. Ventajas y limitaciones de la tecnología en la asistencia sanitaria

* Cómo los asistentes sanitarios pueden optimizar el uso de las nuevas tecnologías

Los asistentes sanitarios desempeñan un papel esencial en el apoyo diario a los pacientes, y optimizar el uso de las nuevas tecnologías puede mejorar significativamente la calidad de la atención que prestan. Con el rápido desarrollo de las herramientas digitales y los dispositivos médicos conectados, los auxiliares sanitarios se encuentran en la encrucijada de la innovación y la asistencia. Al integrar estas tecnologías en su práctica, no solo pueden ser más eficientes, sino también mejorar su capacidad para supervisar a los pacientes, prevenir complicaciones y mejorar la comodidad de las personas a las que cuidan.

Nuevas tecnologías para auxiliares sanitarios

Las nuevas tecnologías disponibles en el sector médico son muy variadas: desde dispositivos conectados de vigilancia de la salud hasta aplicaciones de seguimiento de tratamientos, pasando por la telemedicina y la gestión digital de historiales asistenciales. Los auxiliares asistenciales están cada vez más obligados a utilizar estas herramientas, no solo para garantizar un seguimiento riguroso de los pacientes, sino también para facilitar su propia organización y la colaboración con otros profesionales sanitarios.

Dispositivos conectados y vigilancia de la salud

Los dispositivos conectados, como los sensores continuos de glucosa en sangre, los tensiómetros conectados o los smartwatches que miden parámetros vitales, permiten controlar el estado de salud de los pacientes en tiempo real. Los auxiliares asistenciales, que suelen estar en primera línea en el seguimiento de los pacientes, pueden aprovechar estas tecnologías para mejorar la calidad de los cuidados que prestan.

Por ejemplo, en el caso de un paciente diabético, un sensor de glucosa en sangre conectado permite al cuidador controlar continuamente las variaciones de los niveles de glucosa en sangre, detectar rápidamente episodios de hipoglucemia o hiperglucemia y actuar en consecuencia. Del mismo modo, los dispositivos que miden la tensión arterial o la saturación de oxígeno facilitan el seguimiento de los pacientes con riesgo cardiovascular o respiratorio. Estas tecnologías evitan la necesidad de realizar frecuentes mediciones manuales y ofrecen una vigilancia más reactiva y exhaustiva, reduciendo el riesgo de complicaciones graves.

Aplicaciones de gestión de cuidados y recordatorios de tratamientos

Los auxiliares asistenciales también pueden utilizar **aplicaciones de gestión asistencial** para llevar un control de los regímenes de medicación de los pacientes, registrar los cuidados que han recibido y organizar su jornada de forma más eficiente. Las aplicaciones pueden utilizarse para establecer **recordatorios automáticos** de administración de medicación, garantizando que cada paciente reciba su tratamiento a tiempo, lo que resulta especialmente útil en entornos asistenciales complejos en los que varios pacientes requieren atención periódica.

Estas herramientas también pueden facilitar la trazabilidad de la asistencia, ya que permiten a los asistentes registrar los procedimientos realizados, las constantes vitales tomadas o las observaciones clínicas directamente en una tableta o un teléfono inteligente. A continuación, esta información puede compartirse con el resto del equipo asistencial, lo que evita omisiones o errores de transmisión y garantiza una mejor continuidad de la asistencia.

Telemedicina y teleconsultas

El uso de **la telemedicina** y las **teleconsultas** es otro ámbito en el que los asistentes sanitarios pueden desempeñar un papel clave. Al facilitar el acceso de los pacientes a consultas médicas a distancia, contribuyen a mejorar la gestión de patologías crónicas o situaciones que requieren ajustes rápidos del tratamiento.

En un contexto en el que algunos pacientes tienen dificultades para desplazarse o viven en zonas remotas, el asistente sanitario puede preparar al paciente para una teleconsulta, recopilar los datos necesarios (como los resultados de las pruebas de glucosa en sangre o de tensión arterial) y asistirle durante la consulta a distancia. De este modo, se convierten en un vínculo esencial entre el paciente y el médico, al tiempo que garantizan un seguimiento riguroso tras la consulta para aplicar las recomendaciones médicas.

Historias clínicas compartidas y plataformas de coordinación asistencial

La integración de **las historias clínicas electrónicas** y las **plataformas de coordinación asistencial** permite a los asistentes acceder en tiempo real a la información médica de los pacientes, lo que facilita la atención. Estas plataformas ofrecen una visión global del historial médico, las alergias, los tratamientos actuales y las revisiones recientes, lo que reduce el riesgo de errores o duplicidades en la atención.

Los auxiliares de cuidados también pueden introducir sus observaciones directamente en estos registros compartidos, proporcionando al equipo médico información actualizada sobre el estado de salud del paciente. Esto facilita la comunicación entre los distintos profesionales sanitarios y garantiza una continuidad asistencial óptima, sobre todo cuando se produce un cambio de equipo o cuando un paciente pasa de un servicio a otro (hospital, centro de rehabilitación, domicilio).

Optimización de las nuevas tecnologías por los asistentes sanitarios: retos y soluciones

A pesar de las ventajas que ofrecen estas nuevas tecnologías, su integración en la práctica de los auxiliares de cuidados plantea una serie de retos que deben tenerse en cuenta.

Formación y familiarización con las herramientas digitales

Uno de los principales retos es **formar a** los auxiliares asistenciales en el uso de las tecnologías digitales. Algunos asistentes, sobre todo los que tienen menos experiencia con las herramientas digitales, pueden sentirse abrumados por estos nuevos dispositivos. Por lo tanto, es esencial establecer programas de formación adecuados que les permitan dominar el uso de dispositivos conectados, aplicaciones de monitorización y plataformas de coordinación de cuidados.

Esta formación debe ser continua e incluir sesiones prácticas para garantizar que cada asistente sanitario se sienta cómodo con las herramientas a su disposición. Además, deben ofrecerse tutoriales, soportes digitales y apoyo técnico para facilitar el aprendizaje de estas nuevas tecnologías.

Adaptarse a una asistencia centrada en la tecnología sin perder la dimensión humana

Aunque la tecnología puede hacernos más eficientes, es importante que los asistentes sanitarios sigan manteniendo una **relación humana de calidad** con los pacientes. La tecnología no debe sustituir a la interacción directa con el paciente, sino complementarla para mejorar la atención.

Por tanto, los auxiliares asistenciales deben aprender a encontrar un equilibrio entre el uso de herramientas tecnológicas y la atención a las necesidades emocionales y psicológicas de los pacientes. Por ejemplo, el uso de un sensor de glucosa en sangre o de una plataforma de monitorización no debe sustituir las conversaciones con los pacientes sobre sus sentimientos, temores o expectativas en relación con su enfermedad.

Protección de datos y seguridad de la información

Con el creciente uso de herramientas digitales, la **protección de los datos médicos** se está convirtiendo en una preocupación importante. Los auxiliares sanitarios deben formarse en cuestiones de seguridad de la información para garantizar que los datos de los pacientes están protegidos y cumplen la normativa vigente, como el RGPD (Reglamento General de Protección de Datos).

Es esencial que las plataformas y aplicaciones utilizadas sean seguras y que se establezcan procedimientos estrictos para garantizar la confidencialidad de la información médica. También es necesario concienciar a los asistentes sanitarios sobre buenas prácticas, como el uso de contraseñas seguras, la desconexión de dispositivos tras su uso y el uso de redes seguras para transferir datos.

Mejorar la calidad de la asistencia mediante la tecnología

Al optimizar el uso de las nuevas tecnologías, los asistentes sanitarios pueden mejorar varios aspectos clave de su práctica. En primer lugar, ganan en **eficiencia**, al automatizar ciertas tareas repetitivas y acceder rápidamente a la información que necesitan para atender a los pacientes. Esto les permite dedicar más tiempo a la atención y el apoyo directos al paciente.

En segundo lugar, las tecnologías facilitan la **personalización de la asistencia**. Las aplicaciones de seguimiento permiten conocer mejor las necesidades individuales de cada paciente, ajustar los tratamientos o seguir su evolución con mayor precisión. Por último, el uso de dispositivos conectados permite **una prevención más proactiva**, al detectar antes posibles complicaciones (como un descenso de los niveles de azúcar en sangre o un empeoramiento de la hipertensión) y reaccionar con rapidez para evitar la hospitalización o intervenciones más extensas.

- Límites que deben controlarse (cuestiones de confidencialidad, coste, accesibilidad)

El creciente uso de las nuevas tecnologías en la asistencia sanitaria, aunque ofrece muchas ventajas, también plantea una serie de retos que hay que tener en cuenta. Entre los límites que hay que vigilar figuran cuestiones como la **confidencialidad de los datos**, el **coste de** estas tecnologías y su **accesibilidad** para todos los pacientes. Estas cuestiones requieren especial atención para garantizar que las innovaciones tecnológicas no creen nuevas desigualdades y que su uso siga siendo beneficioso para todos los pacientes y profesionales sanitarios.

Cuestiones de confidencialidad de los datos

Una de las principales preocupaciones que suscita el uso de las nuevas tecnologías en el sector sanitario es la protección de los datos personales y médicos. La información sanitaria es extremadamente sensible y debe protegerse de divulgaciones no autorizadas. Los dispositivos conectados, las aplicaciones de seguimiento de tratamientos y las plataformas de telemedicina recopilan datos valiosos sobre el estado de salud de los pacientes, que pueden incluir su historial médico, diagnósticos, tratamientos y síntomas cotidianos. La gestión de esta información plantea una serie de retos en términos de seguridad y privacidad.

Riesgos asociados a los ciberataques

Los ciberataques son una amenaza creciente para los sistemas sanitarios. El pirateo de datos médicos puede dar lugar a vulneraciones de la confidencialidad de los pacientes, así como a manipulaciones peligrosas de dispositivos médicos conectados, como bombas de insulina o monitores cardíacos. Para limitar estos riesgos, es crucial que las plataformas digitales y los dispositivos conectados cumplan normas de seguridad muy estrictas, como el cifrado de datos y las comunicaciones seguras entre dispositivos.

Cumplimiento de la normativa sobre datos personales

La protección de los datos de los pacientes se rige por leyes estrictas en muchos países, como el **RGPD** (Reglamento General de Protección de Datos) en Europa. Esta legislación exige que la información médica se recopile y almacene de forma segura, y que se informe a los pacientes sobre cómo se utilizan sus datos. Sin embargo, en la práctica puede resultar difícil garantizar que todas las aplicaciones y dispositivos cumplan estas normas, sobre todo cuando los datos se almacenan en servidores extraterritoriales o en la nube. Tanto los profesionales sanitarios como los pacientes deben estar alerta y optar por soluciones certificadas que garanticen el máximo nivel de seguridad posible.

Sensibilizar a pacientes y profesionales sobre la protección de datos

Los usuarios, ya sean pacientes o profesionales sanitarios, deben conocer las buenas prácticas para proteger la información médica. Por ejemplo, es importante utilizar **contraseñas seguras**, evitar acceder a aplicaciones o plataformas sanitarias a través de redes Wi-Fi públicas no seguras y asegurarse de que se desconectan de los sistemas después de cada uso. Las instituciones médicas también deben formar a su personal en estas prácticas y asegurarse de que los protocolos de seguridad se respetan rigurosamente en toda su infraestructura.

El coste de las tecnologías sanitarias

Otro reto importante que hay que tener en cuenta es el **coste** asociado a las nuevas tecnologías sanitarias. Aunque estos dispositivos pueden mejorar la calidad de la atención, su elevado coste puede suponer un obstáculo, sobre todo para los pacientes con ingresos modestos o que viven en zonas donde los recursos son limitados.

Coste de los dispositivos conectados y aplicaciones médicas

Los **dispositivos conectados**, como los monitores continuos de glucosa, los tensiómetros inteligentes o las bombas de insulina, suelen ser caros, al igual que las aplicaciones de monitorización que requieren suscripciones de pago. Estas herramientas, aunque eficaces para mejorar la gestión de las enfermedades crónicas, pueden no estar al alcance de todos, sobre todo si su coste no está cubierto por los sistemas sanitarios o los seguros.

Además, algunas tecnologías requieren sustituciones frecuentes (por ejemplo, los sensores de glucosa en sangre deben cambiarse cada 7 o 14 días), lo que supone una carga económica recurrente para los pacientes.

Desigualdades de acceso en función de los recursos financieros

El coste **de** las tecnologías puede agravar **las desigualdades en el acceso a la atención sanitaria**, creando una brecha entre los pacientes que pueden permitirse estos dispositivos y los que no. Para que las tecnologías sanitarias beneficien realmente a todos los pacientes, los dispositivos esenciales deben integrarse en los sistemas de **reembolso de los** seguros o la seguridad social. Algunos países ya han tomado medidas para incluir ciertas tecnologías sanitarias en la asistencia reembolsada, pero estas iniciativas siguen siendo insuficientes en muchas partes del mundo.

Coste para las instituciones sanitarias

Además del coste para los pacientes, la **integración de las tecnologías** en los establecimientos sanitarios (hospitales, centros médicos, etc.) también representa una inversión importante. Las infraestructuras digitales, los sistemas de protección de datos y la formación del personal sanitario requieren recursos financieros que no todas las instituciones pueden movilizar. Estos costes deben tenerse en cuenta en las políticas de salud pública para garantizar que determinadas instituciones no se vean desfavorecidas en su capacidad para adoptar las nuevas tecnologías.

Accesibilidad a las tecnologías sanitarias

La **accesibilidad** de las nuevas tecnologías es otra limitación importante que hay que vigilar, sobre todo en lo que respecta a las personas mayores, las poblaciones aisladas o los pacientes con discapacidad. La adopción de estas tecnologías debe tener en cuenta la diversidad de los pacientes y sus necesidades específicas para garantizar un uso universal y equitativo.

Barreras tecnológicas y competencias digitales

Las tecnologías sanitarias se basan a menudo en herramientas digitales (aplicaciones para teléfonos inteligentes, plataformas en línea, dispositivos conectados), lo que puede representar una barrera para algunos pacientes, en particular los que no están familiarizados con la tecnología moderna. **Las** personas **mayores** o que no están acostumbradas a utilizar smartphones pueden tener dificultades para entender y utilizar correctamente estas herramientas, lo que reduce los beneficios potenciales de los dispositivos.

Para remediar esta situación, es esencial poner en marcha **programas de formación** adecuados, con un apoyo técnico continuo que ayude a los pacientes a sacar el máximo partido de estas tecnologías. Además, las interfaces de las aplicaciones y dispositivos deben diseñarse de forma sencilla e intuitiva, teniendo en cuenta las necesidades específicas de los usuarios, como las personas con problemas de visión o motrices.

Desigualdades geográficas y acceso a Internet

En algunas regiones, sobre todo en zonas rurales o países en desarrollo, el acceso **a Internet** sigue siendo limitado, lo que dificulta el uso de aplicaciones y dispositivos sanitarios conectados. Muchas tecnologías dependen de una conexión estable a Internet para transmitir datos en tiempo real o permitir consultas a distancia a través de la telemedicina. La falta de infraestructuras digitales en determinadas regiones puede, por tanto, obstaculizar la implantación de estas tecnologías y privar a parte de la población de sus beneficios.

Los gobiernos y las instituciones sanitarias deben esforzarse por **reducir la brecha digital** invirtiendo en infraestructuras de Internet y garantizando que los habitantes de zonas remotas o marginadas puedan acceder a las tecnologías sanitarias. Esto implica también iniciativas para desarrollar soluciones que funcionen sin conexión permanente o que puedan utilizarse sin conexión, para ofrecer continuidad asistencial, incluso en zonas desatendidas.

Capítulo 13

Ética en la función del celador de endocrinología

1. Respeto de la autonomía del paciente

- Ayudar a los pacientes a tomar decisiones informadas sobre su tratamiento

Ayudar a los pacientes a tomar decisiones informadas sobre su tratamiento es una parte esencial de la relación cuidador-paciente y un componente clave de la atención centrada en el paciente. Esto significa dar a los pacientes la información que necesitan, de forma clara y comprensible, para tomar decisiones informadas sobre su salud. Este enfoque no sólo refuerza su autonomía, sino que también mejora su adherencia al tratamiento, ya que se sienten más implicados en su atención. El proceso de toma de decisiones compartida debe basarse en un intercambio abierto entre el profesional sanitario y el paciente, teniendo en cuenta sus preferencias, valores y necesidades específicas.

La importancia de la educación y la información médica

Para que los pacientes puedan tomar una decisión informada sobre su tratamiento, es fundamental que **reciban información precisa y adecuada**. Muchos pacientes se encuentran en una situación de incertidumbre o ansiedad cuando se enfrentan a una decisión médica, debido a la complejidad de los términos médicos o al desconocimiento de su estado de salud. Aquí es donde los cuidadores tienen un papel clave: deben ser capaces de explicar las opciones de tratamiento de forma sencilla pero completa, destacando los beneficios, los riesgos y las posibles alternativas.

Explicar las opciones de tratamiento de forma accesible

Es esencial que la información se transmita en un lenguaje comprensible, evitando en lo posible la jerga médica. Esto no significa simplificar en exceso las explicaciones, sino encontrar analogías o ejemplos concretos para ilustrar conceptos médicos complejos. Por ejemplo, para un paciente que sufre hipertensión, en lugar de hablar de "vasodilatadores" o "inhibidores de la enzima de conversión", es posible explicar cómo la medicación ayuda a **relajar los vasos sanguíneos** y a **reducir la presión en las arterias**, abordando al mismo tiempo los posibles efectos secundarios de forma clara.

También es importante detallar cada opción de tratamiento disponible, ya sea tratamiento farmacológico, cirugía o medidas no farmacológicas (como cambios en el estilo de vida). Para cada opción, deben explicarse los beneficios esperados, así como los posibles riesgos y alternativas. Por ejemplo, si la cirugía es una opción, es importante hablar de la posibilidad de complicaciones, al tiempo que se explican los beneficios que puede aportar en comparación con el tratamiento médico conservador.

Medios de información adicionales

En muchos casos, la información dada oralmente puede no ser suficiente, debido a la cantidad de información que hay que asimilar. Ofrecer **apoyo escrito o digital** puede ayudar a los pacientes a comprender mejor y reflexionar sobre sus opciones después de la consulta. Esto puede incluir folletos explicativos, sitios web de referencia o vídeos educativos que expliquen el tratamiento que se está considerando.

Las ayudas visuales, como diagramas o infografías, pueden ser especialmente útiles para explicar procedimientos complejos, como intervenciones quirúrgicas o tratamientos prolongados. Por ejemplo, para un paciente diabético, un folleto que ilustre el funcionamiento de la insulina en el organismo puede ayudarle a entender por qué es necesario el tratamiento y cómo funciona, además de explicar cómo se administra y las precauciones que hay que tomar.

Fomentar la participación activa de los pacientes

Un aspecto crucial para ayudar a los pacientes a tomar decisiones informadas es animarles a **hacer preguntas** y expresar sus preocupaciones. Muchos pacientes son reacios a hacer preguntas, ya sea porque temen ser molestados o porque no saben exactamente qué preguntar. Por lo tanto, el cuidador debe crear un entorno en el que el paciente se sienta cómodo haciendo todas las preguntas necesarias para comprender plenamente su situación.

Escuchar las preferencias y preocupaciones del paciente

Las decisiones sobre el tratamiento deben tener siempre en cuenta **los valores personales**, las **preferencias** y el estilo de vida del paciente. Algunos pacientes, por ejemplo, pueden preferir un tratamiento menos invasivo, aunque sea menos eficaz, por miedo a la cirugía. Otros pueden desear someterse a un tratamiento más agresivo, aunque sea de alto riesgo, para maximizar sus posibilidades de recuperación. Al escuchar las preferencias y preocupaciones de los pacientes, los cuidadores pueden adaptar mejor sus recomendaciones a cada persona.

Además, es esencial abordar cualquier **temor** o **malentendido** que puedan tener los pacientes. Por ejemplo, un paciente puede ser reacio a tomar un tratamiento hormonal por temor a efectos secundarios graves. En este caso, es importante discutir los beneficios del tratamiento en relación con los riesgos y dar explicaciones sobre cómo controlar los efectos secundarios.

Implicar al paciente en la toma de decisiones

La toma de decisiones compartida es un proceso en el que el cuidador y el paciente trabajan juntos para elegir el tratamiento más adecuado. Esto implica proporcionar no sólo información, sino también un espacio para que el paciente exprese sus preferencias, dudas y objetivos de salud. Los cuidadores pueden orientar a los pacientes haciéndoles preguntas como las siguientes: "*¿Cuáles son sus objetivos de salud a corto y largo plazo? ¿Qué importancia tiene para usted la calidad de vida frente a la longevidad? ¿Preferiría un tratamiento menos invasivo, aunque sea menos eficaz a corto plazo?*".

La participación activa del paciente en el proceso de toma de decisiones también es crucial para garantizar **una mejor adherencia al tratamiento**. Cuando los pacientes se sienten implicados en la elección del tratamiento, están más motivados para seguir las recomendaciones médicas, tomar la medicación con regularidad y cumplir las instrucciones de seguimiento.

Presentar los riesgos de forma equilibrada

Las decisiones terapéuticas suelen implicar un equilibrio entre **los beneficios esperados** y los **riesgos potenciales**. Para que un paciente tome una decisión informada, es esencial presentar los riesgos de forma equilibrada, sin minimizarlos ni exagerarlos. Uno de los retos para los cuidadores es explicar estos riesgos de forma que sean comprensibles sin asustar innecesariamente al paciente.

Utilizar ejemplos concretos y probabilidades claras

Los riesgos médicos suelen expresarse en porcentajes, pero para muchos pacientes estas cifras pueden parecer abstractas. Resulta útil traducir estos porcentajes a términos concretos. Por ejemplo, si un tratamiento tiene un riesgo del 1% de causar un efecto secundario grave, el cuidador podría explicar: *"Esto significa que una de cada cien personas que reciben este tratamiento podría tener este efecto secundario."*

Esto permite al paciente comprender mejor la **probabilidad real** y poner en perspectiva los riesgos frente a los beneficios del tratamiento. Además, los cuidadores pueden ayudar a los pacientes a evaluar los riesgos en el contexto de sus circunstancias personales, como la edad, los antecedentes médicos y otros factores de riesgo.

Afrontar la incertidumbre con transparencia

También es importante abordar **las incertidumbres**. En algunos casos, puede no haber un consenso claro sobre el mejor tratamiento, o los resultados de una intervención pueden ser impredecibles. En tales situaciones, es esencial que el cuidador sea transparente con el paciente, explicándole que existen áreas de incertidumbre y que la elección del tratamiento se basa en la información disponible en ese momento. Esta transparencia refuerza la confianza del paciente en el proceso de toma de decisiones y le permite tomar decisiones más informadas, incluso ante la incertidumbre.

Apoyo en la toma de decisiones

Tomar una decisión sobre un tratamiento médico puede ser una fuente de estrés para muchos pacientes. El apoyo a lo largo de este proceso es crucial para que se sientan respaldados y confiados. Los cuidadores no sólo deben proporcionar información, sino también actuar como **aliados** en este proceso.

Dejar tiempo para reflexionar y consultar otras fuentes

No hay que precipitarse a la hora de tomar decisiones terapéuticas importantes. Es esencial dar tiempo a los pacientes para que **reflexionen** sobre la información que han recibido, la comenten con sus seres queridos y, si es necesario, busquen una **segunda opinión médica**. Los cuidadores deben animar a los pacientes a que lo hagan, asegurándoles que es normal que quieran tomarse tiempo para pensar y estando a su disposición para cualquier pregunta.

Ofrecer apoyo emocional

Por último, no hay que subestimar la dimensión emocional de la toma de decisiones. El estrés, el miedo y la incertidumbre asociados a una enfermedad pueden influir en la forma en que los pacientes perciben sus opciones de tratamiento. El cuidador debe ofrecer **apoyo emocional**, adoptando una actitud afectuosa y empática y animando al paciente a expresar sus emociones.

También pueden ofrecer la ayuda de profesionales como psicólogos o consejeros si es necesario, para ayudar a gestionar la ansiedad o la preocupación.

- Cómo tratar las negativas al tratamiento o los desacuerdos con el equipo médico

Tratar los rechazos de tratamiento o los desacuerdos entre el paciente y el equipo médico es una situación delicada que requiere empatía, escucha y diplomacia. Los pacientes siempre tienen derecho a rechazar un tratamiento, pero estas situaciones pueden plantear retos al equipo sanitario, sobre todo cuando la intervención se considera necesaria para la salud del paciente. Ante un desacuerdo o una negativa, es esencial comprender las razones subyacentes a la decisión y entablar un diálogo constructivo. El objetivo es apoyar la reflexión del paciente y respetar sus elecciones, proporcionándole al mismo tiempo toda la información que necesita para tomar una decisión informada. De este modo se refuerza la relación de confianza y se mantiene una asistencia médica respetuosa y centrada en el paciente.

Escuchar y comprender las motivaciones del paciente

Cuando los pacientes expresan su **rechazo al tratamiento** o **su desacuerdo** con las recomendaciones médicas, el primer paso es **escuchar** sus razones sin juzgarlos. Es esencial comprender por qué el paciente se resiste a seguir el tratamiento propuesto, ya que las causas pueden ser variadas y estar muy arraigadas. Pueden temer los efectos secundarios, malinterpretar la naturaleza del tratamiento, tener creencias personales o culturales, o haber tenido una mala experiencia de atención médica en el pasado.

Crear un entorno propicio a la escucha

Es importante establecer un **clima de confianza** en el que los pacientes se sientan libres para expresar sus dudas y preocupaciones. El equipo médico debe adoptar una actitud abierta y atenta, formulando preguntas abiertas para explorar las motivaciones del paciente. Por ejemplo, en lugar de decir "¿Por qué rechaza este tratamiento?", puede ser más productivo preguntar "¿Qué le preocupa o le retrae de este tratamiento?". Este planteamiento permite al paciente compartir sus sentimientos de forma más matizada.

Identificar creencias o malentendidos

El rechazo del tratamiento puede deberse a veces a **malentendidos** o **creencias erróneas**. Por ejemplo, un paciente puede rechazar un tratamiento de quimioterapia porque ha oído informes negativos o porque cree que le causará un sufrimiento innecesario. En estos casos, el equipo sanitario debe corregir la información errónea con claridad, explicando los **hechos médicos** sin minimizar las preocupaciones del paciente. Explicar los beneficios y riesgos reales, al tiempo que se responde a las preguntas, es esencial para disipar los malentendidos y aclarar la situación.

Fomentar el debate y la toma de decisiones compartida

Una vez aclarados los motivos de rechazo o desacuerdo, el siguiente paso es **debatir las opciones** en un proceso de **toma de decisiones** colaborativo y **compartido**. Es importante reconocer que el paciente es un actor central en su atención y tiene derecho a participar activamente en la toma de decisiones sobre su cuerpo y su salud.

Presentar posibles alternativas

En algunos casos, el rechazo del tratamiento puede superarse **proponiendo alternativas**. Si un paciente rechaza un tratamiento debido a efectos secundarios específicos o a limitaciones logísticas (como un tratamiento que requiere hospitalizaciones frecuentes), puede ser posible proponer una opción menos invasiva o más compatible con las expectativas y el estilo de vida del paciente. El equipo médico debe estar preparado para **explorar soluciones alternativas** que respondan a las preocupaciones del paciente, garantizando al mismo tiempo la eficacia del tratamiento.

Por ejemplo, si un paciente rechaza la cirugía para tratar un problema cardiaco, el equipo puede explorar otras opciones, como un tratamiento farmacológico más agresivo o procedimientos menos invasivos. El paciente debe estar plenamente informado de las **consecuencias** de cada opción, pero también de las posibles repercusiones de no seguir el tratamiento recomendado.

Adaptar el discurso médico a los valores del paciente

Las decisiones sanitarias suelen estar influidas por los **valores personales** del paciente, ya sean culturales, espirituales o filosóficos. Algunos pacientes pueden rechazar el tratamiento por creencias religiosas, por ejemplo los Testigos de Jehová que rechazan las transfusiones de sangre, o prefieren los tratamientos naturales. En lugar de enfrentarse directamente a estos valores, es más eficaz **respetar estas creencias** y trabajar con el paciente para encontrar soluciones que se ajusten tanto a sus valores como a los requisitos médicos.

En estas situaciones, el equipo médico también puede incluir **mediadores culturales** o **asesores espirituales para** facilitar el debate y ayudar a encontrar un compromiso que respete tanto las creencias del paciente como sus necesidades médicas.

Informar a los pacientes de las consecuencias de su elección

Es esencial que el paciente tome una decisión con conocimiento de causa, y esto incluye comprender las **posibles consecuencias** de rechazar el tratamiento. Sin ser coercitivo, el equipo médico debe explicar claramente lo que podría ocurrir si el paciente no sigue el tratamiento recomendado. Esto implica exponer de forma objetiva los riesgos para la salud del paciente, su calidad de vida o incluso su supervivencia.

Aclarar riesgos y beneficios

Para que los pacientes puedan tomar una decisión con conocimiento de causa, es importante **presentar los riesgos y beneficios** de forma equilibrada. Por ejemplo, si un paciente rechaza la quimioterapia, debe comprender las implicaciones de este rechazo para la evolución de su enfermedad, pero también lo que podría ganar en términos de calidad de vida o comodidad sometiéndose al tratamiento. La información debe darse de forma objetiva, sin dramatizar ni minimizar la gravedad de la situación, para que el paciente pueda sopesar racionalmente las consecuencias de su elección.

Respetar la decisión final del paciente

Aunque el equipo médico considere que un tratamiento es crucial para la supervivencia o el bienestar del paciente, es esencial **respetar la elección del paciente,** incluso si decide rechazarlo. Al respetar la autonomía del paciente, el equipo refuerza la relación de confianza. Un paciente que se siente escuchado y respetado en sus decisiones estará más dispuesto a colaborar con el equipo médico en otros aspectos de su atención, aunque persista el desacuerdo en algunos puntos.

Acompañamiento del paciente durante el resto del tratamiento

Rechazar el tratamiento no significa que el equipo médico deba abandonar al paciente. Al contrario, es esencial seguir **apoyándolo,** aunque elija otro tratamiento. Esto puede implicar ofrecerle cuidados paliativos o de confort, tratamientos alternativos o un seguimiento periódico de la evolución de la enfermedad.

Mantener una comunicación abierta y sin confrontaciones

Incluso después de un rechazo del tratamiento, el equipo debe mantener **una comunicación abierta** con el paciente. Los pacientes pueden cambiar de opinión con el tiempo, y es importante que sepan que pueden volver al equipo médico en cualquier momento si desean discutir de nuevo su tratamiento. Adoptando una actitud no conflictiva y afectuosa, el equipo muestra a los pacientes que no se les juzgará por su elección, sino que se les seguirá apoyando durante todo el tratamiento.

Garantizar la continuidad asistencial y un seguimiento personalizado

En algunos casos, aunque se rechace el tratamiento principal, es posible establecer un **plan de cuidados alternativo**. Éste puede incluir **un estrecho seguimiento** del estado del paciente, con revisiones periódicas para controlar la evolución de la enfermedad. Por ejemplo, un paciente que rechaza la cirugía de un tumor podría ser sometido a un estrecho seguimiento con pruebas de imagen periódicas para detectar cualquier complicación.

En todos los casos, es esencial ofrecer **un apoyo personalizado** basado en las necesidades y prioridades del paciente. Así se garantiza el mantenimiento de un marco asistencial adecuado, incluso en ausencia del tratamiento recomendado.

Conclusión

- Importancia del papel del celador de endocrinología

Los auxiliares sanitarios desempeñan un papel fundamental en el servicio de endocrinología, donde la atención al paciente requiere tanto una atención médica rigurosa como un apoyo humano continuo. Las patologías endocrinas, como la diabetes, los trastornos tiroideos o las disfunciones hormonales, tienen un profundo efecto en la vida de los pacientes a largo plazo. Estas enfermedades crónicas requieren cuidados regulares, educación terapéutica y apoyo constante para ayudar a los pacientes a gestionar su tratamiento y adaptarse a cambios en su estilo de vida, a veces complejos. En este contexto, el auxiliar de enfermería desempeña un papel esencial de apoyo, coordinación y proximidad, garantizando una relación de confianza con los pacientes y contribuyendo al mismo tiempo a la calidad de los cuidados prestados por el equipo médico.

Un actor clave en el apoyo diario a los pacientes

La función principal del auxiliar de enfermería de endocrinología es proporcionar una **presencia continua** a los pacientes, que a menudo padecen enfermedades crónicas que requieren un seguimiento regular. Los cuidados que se prestan en esta especialidad requieren un conocimiento detallado de las necesidades cotidianas de los pacientes, y es aquí donde el auxiliar de enfermería cobra todo su sentido. Al trabajar **en estrecha colaboración con los pacientes**, son capaces de responder a sus necesidades inmediatas, evaluar su estado general e informar de cualquier cambio en su estado físico o emocional.

Control de los parámetros vitales

En un servicio de endocrinología, el auxiliar de enfermería suele encargarse de **controlar** los **parámetros vitales** de los pacientes, como la tensión arterial, los niveles de azúcar en sangre y el peso, indicadores esenciales para el seguimiento de enfermedades como la diabetes o el hipertiroidismo. Estas mediciones periódicas no sólo permiten detectar rápidamente cualquier anomalía o complicación, sino que también ayudan a los médicos y enfermeros a ajustar los tratamientos. El auxiliar de enfermería se convierte así en un **actor clave en la prevención de complicaciones**, al identificar los primeros signos de descompensación glucémica, hipoglucemia o hiperglucemia, por ejemplo.

Apoyo en los cuidados cotidianos

Además de prestar cuidados técnicos, el auxiliar de enfermería también ayuda a los pacientes en sus **actividades cotidianas**, como lavarse, comer y desplazarse. Estas tareas, aunque fundamentales, adquieren una dimensión particular en endocrinología, donde algunos pacientes pueden estar físicamente limitados por su enfermedad o por los efectos secundarios del tratamiento. Por ejemplo, un paciente diabético que sufre neuropatía puede tener dificultades para desplazarse o sentir heridas en los pies, lo que requiere un apoyo atento y gestos adecuados por parte del cuidador para evitar complicaciones como infecciones o úlceras.

Un papel educativo esencial en la gestión de las enfermedades crónicas

Uno de los principales aspectos del papel del cuidador endocrinológico es su **implicación en la educación terapéutica** de los pacientes. Las enfermedades endocrinas, en particular la diabetes, requieren un conocimiento profundo del tratamiento, la dieta y los hábitos de vida. Al trabajar en estrecha colaboración con los pacientes, el auxiliar de enfermería desempeña un papel crucial a la hora de impartir **conocimientos prácticos** y ayudarles a aprender a gestionar su enfermedad en el día a día.

Educación para el control de la glucemia

En el caso de los pacientes diabéticos, el asistente sanitario suele estar en primera línea para ayudarles a entender cómo controlar y gestionar sus niveles de azúcar en sangre. Puede, por ejemplo, explicar la **técnica de la glucemia capilar**, mostrando cómo utilizar un glucómetro y concienciando a los pacientes de la importancia de comprobar periódicamente sus niveles de azúcar en sangre. Además, pueden ayudar a adaptar los cuidados en función de los resultados obtenidos, en colaboración con el equipo médico, informando de cualquier variación anormal o síntoma preocupante.

Apoyo a la gestión del tratamiento

El auxiliar de enfermería también desempeña un papel crucial en la **administración y el seguimiento** de **los tratamientos hormonales**, ya sea insulina para los pacientes diabéticos o fármacos como la levotiroxina para quienes padecen trastornos tiroideos. Ayuda a los pacientes a **comprender la importancia de un tratamiento regular**, los momentos en que debe tomarse y las precauciones que deben tomarse para maximizar la eficacia de la medicación. Este aspecto educativo es esencial, ya que un tratamiento que no se siga correctamente puede dar lugar a complicaciones graves.

El auxiliar de enfermería también puede desempeñar un papel de **alerta** cuando los pacientes muestran signos de mala adherencia al tratamiento (olvido de tomar los medicamentos, errores en las dosis), trabajando en colaboración con el equipo médico para corregir la situación y reforzar la educación del paciente.

Apoyo psicológico esencial

El tratamiento de las enfermedades endocrinas suele ser largo y psicológicamente difícil. Los pacientes pueden sentirse **desmoralizados** por la necesidad de un tratamiento de por vida o por los efectos secundarios de la medicación. El auxiliar de enfermería, a través de su contacto diario y su disponibilidad, desempeña un papel clave a la hora de ofrecer **apoyo psicológico a** los pacientes. Esta presencia es especialmente importante en momentos de duda o desánimo.

Escucha cotidiana y empatía

El auxiliar de enfermería desempeña un papel esencial **a** la hora de **escuchar** las preocupaciones de los pacientes. Permiten a los pacientes expresar sus miedos, frustraciones o preguntas, y ofrecen una respuesta adecuada, aunque sea simplemente para tranquilizarles o dirigirles al médico o a la enfermera para preguntas más específicas. Esta **relación de confianza** ayuda a los pacientes a sentirse apoyados, a afrontar mejor su tratamiento y a aceptar su enfermedad.

Prevenir la angustia emocional

Los auxiliares sanitarios también pueden detectar signos de **angustia emocional** o **depresión** en pacientes que padecen enfermedades crónicas. La diabetes, por ejemplo, se asocia a menudo con ansiedad o trastornos depresivos, ya que los pacientes pueden sentirse atrapados por un tratamiento restrictivo. Al detectar estas señales tempranas, el cuidador puede alertar al equipo médico para que se ponga en marcha el apoyo psicológico, evitando así un deterioro de la salud mental del paciente.

Un eslabón esencial en la coordinación asistencial

Los auxiliares de enfermería también desempeñan un papel fundamental en la **coordinación de la atención** endocrinológica. Trabajan en estrecha colaboración con enfermeras, médicos, nutricionistas y otros profesionales sanitarios para garantizar que los pacientes reciban una atención adaptada a sus necesidades específicas.

Comunicación eficaz con el equipo médico

La **comunicación** entre los distintos miembros del equipo asistencial es esencial para garantizar la continuidad de una asistencia de calidad. A través de su contacto directo con los pacientes, los auxiliares sanitarios observan muchos detalles sobre su estado de salud, su estado de ánimo o sus dificultades cotidianas. Estas observaciones, cuando se comparten con el resto del equipo, permiten ofrecer una atención más completa y mejor adaptada a las necesidades de cada paciente. El auxiliar de enfermería se convierte así en un **pivote** de la circulación de la información y de la coordinación de las acciones entre los distintos profesionales.

Trabajar con familias y cuidadores

Por último, los auxiliares de enfermería de endocrinología a menudo tienen que trabajar con **las familias** y los **cuidadores de** los pacientes, sobre todo cuando los pacientes son dependientes. Implicándoles en la gestión de los cuidados cotidianos, explicándoles las instrucciones médicas o formándoles en determinadas técnicas (como el control de los niveles de azúcar en sangre o la administración de medicamentos), el auxiliar de enfermería desempeña un papel clave en el refuerzo del apoyo que se presta al paciente en su domicilio.

- Ánimo para perseverar

Perseverar en el camino de trabajar como celador de endocrinología es una decisión marcada por un profundo compromiso con el cuidado, el acompañamiento y el apoyo a los pacientes. Este camino, aunque a veces exigente, es rico en **satisfacciones personales** y **recompensas humanas**. Los cuidadores que eligen esta especialidad desempeñan un papel fundamental en la vida de sus pacientes, que a menudo se enfrentan a enfermedades crónicas que requieren un seguimiento regular y un apoyo continuo. Cada día, al estar a su lado, tienes la oportunidad de **cambiar vidas**, de mejorar el día a día de las personas que dependen de tus cuidados y tu presencia. Sin embargo, este camino también está sembrado de retos, y es precisamente en la superación de estos retos donde reside el verdadero valor del trabajo que realizas.

Impacto positivo en el centro de la asistencia

Cada interacción que mantiene con sus pacientes deja una impresión duradera. Incluso los gestos más sencillos -una sonrisa, un oído atento, ayuda diaria con tareas básicas- pueden marcar una gran diferencia en su bienestar físico y emocional. Los pacientes de endocrinología, que a menudo padecen enfermedades crónicas como diabetes, trastornos tiroideos o desequilibrios hormonales, pasan por momentos difíciles, no sólo física sino también psicológicamente.

Como cuidador, a menudo eres la **primera persona** con la que hablan de sus miedos, frustraciones y dudas. Desempeñas un papel crucial ayudándoles a comprender mejor su tratamiento, a cuidarse y a adoptar hábitos de vida que les ayuden en su lucha contra la enfermedad. Esta **relación de confianza** que construyes con tus pacientes es una verdadera fuente de fortaleza para ellos, y un recordatorio constante de lo esencial que es tu papel.

Perseverar a pesar de los retos emocionales

No se puede negar que ser auxiliar de cuidados puede ser un trabajo exigente, sobre todo en endocrinología, donde los pacientes a veces tienen que hacer frente a complicaciones graves o a tratamientos largos y exigentes. Los cuidadores se enfrentan a menudo a situaciones en las que el sufrimiento o el cansancio de los pacientes se hace palpable, y puede ser difícil no sentirse abrumado por estas emociones. Sin embargo, es precisamente en esos momentos cuando su **perseverancia** se convierte en una fuente de consuelo y estabilidad para sus cuidadores.

Al perseverar, aprendes a **gestionar tus emociones** sin dejar de estar disponible y ser empático con tus pacientes. Desarrollas una **resiliencia** que te permite seguir prestando una atención de calidad, incluso cuando las situaciones son complejas o están cargadas emocionalmente. Esta resiliencia es una habilidad valiosa no sólo para sus pacientes, sino también para usted mismo, ya que le permite **crecer profesionalmente** y prosperar en esta profesión.

Experiencia en constante evolución

El campo de la endocrinología evoluciona constantemente, con avances regulares en el tratamiento y la comprensión de las enfermedades hormonales. Al elegir esta carrera, se compromete a un proceso **de aprendizaje continuo**. Tendrá la oportunidad de mantenerse al día de la evolución de la asistencia, conocer nuevas técnicas y tecnologías y contribuir a mejorar las prácticas asistenciales.

Esto significa que su papel como asistente sanitario **se enriquece** constantemente. No sólo se está convirtiendo en un experto en el cuidado de pacientes con enfermedades endocrinas, sino que también está ayudando a aplicar innovaciones que mejorarán la calidad de vida de sus pacientes. Cada año de práctica te hace más competente, más a gusto en situaciones complejas y más capaz de aportar soluciones concretas a los retos médicos a los que se enfrentan tus pacientes.

Satisfacción personal y reconocimiento

Trabajar como auxiliar de endocrinología es una fuente de **profunda satisfacción personal**. La sensación de ayudar a las personas a superar las dificultades asociadas a su enfermedad, de ver sus progresos, por pequeños que sean, y de saber que tu trabajo contribuye a su bienestar diario es una recompensa inestimable. Cada sonrisa, cada agradecimiento, cada mejora en la salud de tus pacientes es un recordatorio del **valor** y la importancia de lo que haces.

Los pacientes, sus familias y el equipo médico reconocen el trabajo que hacéis. Sois un pilar de la asistencia y, sin vuestra contribución, la calidad de los cuidados se vería innegablemente mermada. Las relaciones que entabláis con los pacientes suelen estar marcadas por una **profunda gratitud**, porque estáis ahí, día tras día, para apoyarles en su cuidado.

El significado de una profesión centrada en los demás

Uno de los puntos fuertes de la profesión de enfermero es su **orientación hacia los demás**. Es un trabajo que da **sentido** a cada acción, a cada día dedicado a atender a personas necesitadas. En un mundo en el que las acciones individuales a veces pueden parecer intrascendentes, tu trabajo tiene un **impacto directo** y visible en la vida de los pacientes. Es este sentido de **la abnegación**, este deseo de apoyar y mejorar la vida de los demás, lo que hace que esta profesión sea excepcional.

Perseverar en este camino significa que aceptas que estás al servicio de algo más grande: las personas, la salud y la solidaridad. Formas parte de una red de profesionales que, juntos, permiten a los pacientes vivir mejor, comprender su enfermedad y adoptar soluciones para gestionarla mejor. Es una vocación que requiere valor, empatía y un deseo inquebrantable de ayudar, pero la **recompensa humana** es incomparable.

Prosperar en los cuidados

Más allá de los aspectos técnicos y médicos, el auxiliar de enfermería desempeña un papel fundamental en la **humanización de los cuidados**. A menudo eres la primera cara conocida que ven los pacientes, la que les tranquiliza, anima y apoya en los momentos difíciles. Tu papel va mucho más allá de los procedimientos médicos: aportas una presencia afectuosa, ofreces consuelo y permites a los pacientes atravesar su recorrido asistencial con dignidad y serenidad.

Esta **humanización de la asistencia** le convierte en un actor indispensable del sistema sanitario. Perseverar de este modo significa no sólo cumplir los requisitos técnicos y médicos de la profesión, sino también **prosperar** en la relación humana que construyes con los pacientes. Tu capacidad para permanecer a su lado, escuchar sus necesidades, comprender sus temores y animarles te convierte en un cuidador completo, a la vez competente y profundamente humano.

- Mensaje de motivación para futuros auxiliares de endocrinología

Queridos futuros celadores de endocrinología,

Está a punto de entrar en un campo en el que cada día cuenta, en el que cada acción que realice tendrá un impacto directo en la vida de sus pacientes. Al elegir este camino, está eligiendo una profesión que es exigente, sí, pero profundamente gratificante. Trabajará junto a personas que, cada día, luchan contra enfermedades crónicas como la diabetes, los trastornos tiroideos y otros desequilibrios hormonales. No serás sólo un cuidador; serás un **apoyo, una guía** y, a menudo, un **punto de referencia** para estos pacientes en su viaje asistencial.

Trabajar en endocrinología significa aprender a gestionar la **complejidad de la asistencia al** tiempo que se desarrollan **relaciones humanas únicas**. Usted será la persona que vigila, cuida y educa, así como la que **escucha** y **tranquiliza**. Tus pacientes contarán contigo para que les ayudes en los momentos difíciles, para que les apoyes en la gestión de tratamientos a veces pesados, pero sobre todo para que les animes a perseverar en la toma de las riendas de su salud.

Esta profesión es mucho más que un trabajo, es una **vocación**. Requiere **paciencia**, **empatía** y una gran **capacidad de recuperación**. Te empujará a dar lo mejor de ti mismo, pero te verás ampliamente recompensado por la **gratitud de** tus pacientes, por las pequeñas victorias que experimentarás a su lado y por la **satisfacción de** saber que estás contribuyendo directamente a su bienestar.

Siéntete orgulloso del camino que has elegido. Cada paso del camino **te enseñará lecciones de vida** y te permitirá crecer no sólo como profesional, sino también como ser humano. Te convertirás en un pilar de apoyo para los pacientes y en un miembro indispensable del equipo sanitario.

Manténgase motivado, no pierda nunca de vista la importancia de su trabajo y recuerde que cada sonrisa que aporta, cada atención que presta, cambia la vida de alguien. Has elegido un camino de **compromiso, compasión** y **dedicación**. Siéntete orgulloso de ello y persevera con valentía.

Bienvenido a una extraordinaria aventura humana y profesional.

¡Buena suerte a todos los futuros cuidadores!

www.ingramcontent.com/pod-product-compliance
Lightning Source LLC
Chambersburg PA
CBHW072133290526
45794CB00004B/1296